AME科研时间系列医学图书009

聪明统计学

主编　周支瑞　胡志德

中南大学出版社
www.csupress.com.cn

AME
Publishing Company

图书在版编目（CIP）数据

聪明统计学/周支瑞，胡志德主编. —长沙：中南大学出版社，2016.5（2021.9重印）

ISBN 978 - 7 - 5487 - 2289 - 2

I.①聪　II.①周...　②胡...　III.①统计学-通俗-读物 IV.①C8-49

中国版本图书馆CIP数据核字（2016）第115311号

AME 科研时间系列医学图书 009

聪明统计学

CONGMING TONGJIXUE

周支瑞　胡志德　主编

□丛书策划	汪道远　昌　兰
□责任编辑	陈海波　孙娟娟
□责任校对	石曼婷
□责任印制	唐　曦　潘飘飘
□版式设计	胡晓艳　林子钰
□出版发行	中南大学出版社
	社址：长沙市麓山南路　　　　邮编：410083
	发行科电话：0731-88876770　　传真：0731-88710482
□策 划 方	AME Publishing Company
	地址：香港沙田石门京瑞广场一期，16 楼 C
	网址：www.amegroups.com
□印　　装	天意有福科技股份有限公司

□开　　本	720×1000　1/16　□印张 18　□字数 350 千字　□插页
□版　　次	2016 年 5 月第 1 版　□2021 年 9 月第 2 次印刷
□书　　号	ISBN 978 - 7 - 5487 - 2289 - 2
□定　　价	49.00 元

主编：

　　周支瑞　复旦大学附属肿瘤医院

　　胡志德　济南军区总医院

副主编：

　　章仲恒　浙江大学金华医院

　　张天嵩　上海市静安区中心医院

　　沈亚星　复旦大学附属中山医院

　　郑炜平　福建医科大学省立临床医学院

编委：

　　汪道远　AME Publishing Company

　　叶晓华　浙江大学金华医院

　　张晓玲　浙江大学金华医院

　　何　潇　浙江大学金华医院

　　范昊哲　浙江大学金华医院

丛书介绍

很高兴，由AME出版社、中南大学出版社和丁香园网站联合策划的"AME科研时间系列医学图书"，如期与大家见面！

虽然学了四年零三个月医科，但是，仅仅做了三个月实习医生，就选择弃医了，不务正业，直到现在在做医学学术出版和传播这份工作。2015年，毕业十周年。想当医生的那份情结依旧有那么一点，有时候不经意间会触动到心底深处……

2011年4月，我和丁香园的创始人李天天一起去美国费城出差，参观了一家医学博物馆——马特博物馆(Mütter Museum)。该博物馆隶属于费城医学院，创建于1858年，如今这里已经成为一个展出各种疾病、伤势、畸形案例，以及古代医疗器械和生物学发展的大展厅，展品逾20 000件，其中包括战争中伤者的照片、连体人的遗体、侏儒的骸骨以及人体病变结肠等。此外还有世界上独一无二的收藏，比如一个酷似肥皂的女性尸体、一个长有两个脑袋的儿童的颅骨等。该博物馆号称"The Birth of American Medicine"。走进一个礼堂，博物馆的解说员介绍宾夕法尼亚大学医学院开学典礼都会在这个礼堂举行。当时，我忍不住问了李天天一个问题：如果当初你学医的时候，开学典礼在这样的礼堂召开的话，你会放弃做医生吗？他的回答是：不会。

2013年5月，参加BMJ的一个会议，会议之后，有一个晚宴，BMJ对英国一些优秀的医疗团队颁奖，BMJ的主编和BBC电台的著名节目主持人共同主持这个年度颁奖晚宴。令我惊讶的是，BMJ给每个获奖团队的颁奖词，从未提及该团队在过去几年在什么大牛杂志上发表过什么大牛论文，而是，关注这些团队在某个领域提高医疗服务质量，减轻病患痛苦，降低医疗费用等方面所作出的贡献。

很多朋友好奇地问我，AME是什么意思？

AME的意思就是，Academic Made Easy, Excellent and Enthusiastic。2014年9月3日，我在朋友圈贴出3张图片，请大家帮忙一起从3个版本的AME宣传彩页中选出一个喜欢的。最后，上海中山医院胸外科的沈亚星医生竟然给出一个AME的"神翻译"：欲穷千里目，快乐搞学术。

AME是一个年轻的公司，拥有自己的梦想。我们的核心价值观第一条是：Patients Come First！以"科研(Research)"为主线。于是，2014年4月24日，我们的微信公众号上线，取名为"科研时间"。"爱临床，爱科研，也爱听故事。我是科研时间，这里提供最新科研资讯，一线报道学术活动，分享科研背后的故事。用国际化视野，共同关注临床科研，相约科研时间。"希望我们的AME平台，能够推动医学学术向前进步，哪怕是一小步！

如果说酒品如人品，那么，书品更似人品。希望我们"AME 科研时间系列医学图书"丛书能将临床、科研、人文三者有机结合到一起，像西餐一样，烹调出丰富的味道，搭配出一道精美的佳肴，一一呈现给各位。

汪道远
AME出版社社长

写一本适合临床医生阅读的统计学

2014年，微信正火，各种微信公众号让人应接不暇，但其中鱼目混珠、良莠不齐。2014年7月AME出版社有了自己的微信公众号——"科研时间"。从创办之初，我们就希望在这个平台上推出一些对临床医生有用的信息，通俗地说，我们希望这个平台推出的都是"干货"。我的好友胡志德第一次把自己的一些统计学体会放在了AME出版社的"科研时间"微信公众号上，反响不错，后来他又陆续写了几篇，反响依然不错。彼时我正坐在复旦大学医学院的课堂里，上着无聊透顶但又经常随堂点名的博士阶段必修课程，想来我们的教育也只能堕落到如此地步了。与其浪费时间，不如写点东西吧，我心里想：我写出的小文多少能够给大家提供点有用的信息。当我决定做一件事，我会变得非常专注与高效。短短的一个多月的时间里，我为"科研时间"微信公众号写了十几篇循证医学与统计学相关的文章，而且全部放在了"循证杂谈"专栏里。文章在微信平台推出后反响还行，至少其中提到的信息对于临床医生来说是有价值的。与此同时，胡志德的"AME统计"专栏也红红火火。就这样积累到20多篇文章的时候，AME出版社的汪道远社长提议：把统计专栏与循证医学专栏的文章编纂成册出版，书名就定为《傻瓜统计学》。当时我并不十分赞同编纂出版，主要基于两个考虑：第一，文章数量有限，未成系统；第二，语言太过通俗，算不上"雅"，但我保留了我的意见。这本书后来顺利出版了，而且不到一年的时间里卖出了近万册。当然我们并不指望这本书赚什么钱，现如今出版行业不景气，出本书只要自己不掏腰包赔钱都算赚了。我和胡志德完全是凭着爱好与热情在做这件事情，而且凭着这股劲儿，我们希望把这件事情坚持下去。

自《傻瓜统计学》出版以来，我们就一直在筹划着再做一本姊妹篇，其实书名是早就定好的，名曰《聪明统计学》。总觉得名字有点"俗"，但是"俗"的另外一面就是"接地气"，是的，我们就要做一本接地气的、通俗易懂的、可以复制和模仿的、适合各层次临床医生阅读的统计学书籍。亲爱的同行，如果您有缘接触到这本《聪明统计学》，而且有足够的耐心阅读了前言，那么下面两个问题是我要重点阐述的，而且我相信下面两个问题对于临床医生学好统计学大有裨益：

为什么要写这本书？

过去的一年中，我们AME College（亦塾）主办了一个旨在提高临床医生

SCI论文写作水平与投稿技巧的培训项目，在这个课程中有3个小时的时间专门用于讲授与临床科研暨SCI论文写作密切相关的统计学知识，这个培训课程的主要受众是在读医学研究生以及年轻的临床医生。理论上说，这些具有高学历的临床医生，至少在本科教育阶段与研究生教育阶段都系统学习过《医学统计学》，然而让我感到吃惊的是，绝大多数同行连基本的统计学知识都没有掌握，统计学知识的匮乏程度让我觉得不可思议。后来，在与他们的交流中，我总结造成这种局面的原因主要有以下几点：第一，无论大学还是研究生阶段，统计学压根就没有学好，基本是应付考试过关。这到底是学生没有学好还是老师没有教好？在我看来后者的可能性更大。教授统计学的老师，多半是统计学专业出身，他们的思维方式与临床医生或医学生的思维方式有很大不同，前者更倾向于逻辑思维，后者更倾向于形象思维，这如何能让医学生在大学就学好统计学？第二，我们使用的统计学教材过度强调知识结构与表达的严谨性，而忽略了教材的可读性。我的家里有各种统计学教材几十本，国内统计学教材无一例外是一堆的统计学公式与符号，还有繁琐的公式推导过程，而这些符号与公式让人眼花缭乱，实在提不起来阅读的兴趣。反观一些国外的教材，公式很少见，插图做得很精美，读起来让人觉得轻松。第三，我们的教育方式重基础理论，轻视实践运用。而医学统计学这门学科恰恰应该以案例教育为主，怎么强调实际运用都不为过。我们在培训过程中也发现，有些同行理论知识相对扎实，但是却很难把理论知识运用到具体的实际案例中去，这种情况就是典型的教学方式不恰当造成的。因此我们要做一本与众不同的适合临床医生阅读的统计学教材。

我们为什么写得好？

细心的读者可以发现，无论是《傻瓜统计学》还是这一本《聪明统计学》，我们的编者队伍是清一色的临床医生，这就是为什么我们能把这本书写好的根本原因。具体说来有以下几点：第一，前文也提到，国内的统计学教材的编者多数是统计专业出身，他们的思维方式与我们这些医生可能不同。也许在他们看来公式符号之类的就是美丽的音符，而事实上对于我们临床医生来说，公式与符号就是不可逾越的鸿沟。因此，我们更了解临床医生应该怎样学好统计学，概括起来说就一句话：以案例为主。事实上对于繁琐的公式我们并不需要掌握，我们的重点在于实际运用，而非理论。在我看来，临床医生只需掌握统计学的三把斧：正确地选择统计方法，统计软件得出结果，最后正确地解读结果。第二，我们更了解临床医生需要什么，我们更了解SCI论文写作中需要什么样的统计结果与统计图表。本书中介绍的统计学方法都是临床医生使用频率很高的方法，比如生存分析、三大回归分析、倾向性匹配得分、样本量估算等等。举个例子，我们在报告生存曲线的时候，经常涉及计算"历险数

（Numbers at risk）"并在生存曲线底部显示，这种小细节在正统的统计学书籍里找不到答案，但在我们这本书里有完整的解决方案。第三，我与胡志德认识多年，我们的成长轨迹就是一个普通临床医生学好统计学的励志故事。起初我们的统计学也就是在大学里学的三脚猫功夫，但是我们两个有个共同特点：热心肠。经常有同行会问到我们这样那样的棘手的统计学问题，我们凭着这股热心肠的劲儿，帮助别人一个一个解决问题。当解决的问题慢慢多了，我们也在一次一次帮助别人的过程中慢慢成熟了。所以本书中讨论的大部分问题都是基于临床医生面对的现实问题，绝大多数问题被不同的人反复咨询过，而非空谈统计学理论。综上，能把医学统计学写得这么"接地气"，舍我其谁？

最后，简单介绍本书的逻辑架构，本书共分为四个专题：统计学趣谈、统计软件实战、大数据与科研、数据纵横。"统计学趣谈"专题主要由胡志德医生操刀，其中丁香园鼎鼎大名的四叶虫——郑炜平医生，号称临床医生中统计学最好的张天嵩医生也加入其中，贡献了一把火。这一专题力图以"趣谈"的形式让艰涩深奥的统计学知识润物细无声。"统计软件实战"专题以案例的形式讲解具体统计学方法的软件实战，把第一部分的理论知识化为实际的战斗力，这一部分主要由上海静安区中心医院的张天嵩、复旦大学附属中山医院沈亚星、胡志德，以及我本人操刀。"大数据与科研"专题属于目前临床科研领域较热门的话题，我们也赶了趟时髦，希望能给读者一些启发。最后一个专题"数据纵横"，由浙江大学金华医院的章仲恒医生操刀，章医生也是我们的朋友，擅长临床数据收集与处理、临床数据库构建、数据统计分析，看起来这也是他业余时间最重要的爱好。本书的四个专题逐层递进，先易后难，但书中的案例坚持从临床实际运用出发，相信定会让您觉得开卷有益。

另外，本书实践操作部分的数据主要来自于以下统计学教材共享的案例数据：张文彤主编《SPSS统计分析高级教程》、周登远主编《临床医学研究中的统计分析和图形表达实例详解》、陈峰主编《现代医学统计方法与Stata应用(第2版)》等教材，这些书籍写的通俗易懂，很适合医学相关专业同行阅读，在此对以上书籍的编者表示感谢！

（周支瑞）

序（二）

将复杂的问题简单化

据目测，《傻瓜统计学》一书的销量应该突破一万本了，在AME出版的所有图书中，这本书的销量长期高居榜首。如此巨大的销量，确实出乎意料。分析其中原因，我认为一方面是价格偏低且广告打得较好；另一方面是内容"接地气"，因为好几个素未谋面的同行都反馈过来信息：书写得很好。不管如何，这个销量肯定是极大地满足了我的虚荣心。当然，也是在虚荣心的驱动下，我鼓起勇气，和周博士、章医生等好友一起写了这本《聪明统计学》，也就是《傻瓜统计学》的升级版。

谈到出书，虽然过去几年我作为副主编，实实在在地参编过几本专业书，但真正谈到出版一本统计学的书，我还是很没底气的。毕竟，我并非流行病学或统计学专业人士，编写统计学书籍对我来说就属于跨区作业了，随时可能出洋相。我常笑谈，流统专业人士掌握的是"科班统计学"，而我掌握的只是"山寨统计学"，或者叫"非主流统计学"。我了解的这些统计学知识只不过是通过反复研读教科书、科技论文的案例，结合自己长期从事临床科研的经验总结而来的。

我们为什么要努力传承《傻瓜统计学》的风格，编写这本《聪明统计学》？

笔者在攻读硕士和博士期间，应该算是系统、认真地学完了所有医学统计学课程。授课的老师均为专业的流行病学与统计学人士，水平肯定是不容置疑的。但我发现，很多同学听了之后还是一头雾水，到写论文时还是会把统计学方法弄错。究其原因，我认为主要是"科班统计学"的理念强调：只有对统计学原理有十分深入的了解，才可能谈得上正确应用。正因如此，授课老师十分强调每个统计学方法背后的数学原理。其实，在我看来，这个理念没错，但问题在于，多数医学生从高中毕业后几乎就不再碰数学，如何能看懂那些纷繁复杂的数学公式和数学概念？再则，统计学是一种科研工具，只有在不断应用中才能体会到掌握统计学要领，纯理论的东西，如果长期不用，势必逐渐淡忘。就像游泳，如果自己没有亲自到水中去摸爬滚打，不管老师怎么传授理论知识，最终也不可能学会游泳。

另一方面，统计学并不是孤立存在的，在考虑用什么统计学方法的时候必须先要回答两个问题：研究目的是什么？研究是如何设计的？所谓"临床需求决定研究目的；研究目的和现有资源决定科研设计；科研设计决定统计方法"，抛开临床需求和实验设计谈统计学，无异于缘木求鱼。

正因如此，《聪明统计学》在编写过程中，我们一再强调不要讲那些晦涩的数学原理，也不要试图把内容写得像教科书那样全面，而是着眼于一些虽然很小，但是很具有实战意义的话题，结合自己做临床科研的体会展开讨论。我们所撰写的内容，虽然源自教科书，但是我们不抄袭教科书的文字，而是将教科书上对我们最有用的知识提炼出来，用最简单的语言进行描述总结。此外，我们还结合自己长期从事临床医学科研以及为杂志审稿的经验，列举了一些常见的例子用于示例。我们提倡的核心理念是：去除冗余信息，将复杂的统计学问题简单化。

(胡志德)

目　录

第一部分　统计学趣谈

第一章　标准差和标准误：两个经常被混淆的概念

　　在医学统计学中，有两个基本的概念：标准差(SD)和标准误(SEM)。据笔者观察，很多医学研究者，特别是刚走上医学科研道路的研究生，分不清楚标准差和标准误的区别，以至于常常得出一些令人啼笑皆非的结论。在此，笔者拟简要阐述标准差和标准误的区别，并引申出"参考范围"和"95%可信区间"这两个同样被经常混淆的概念。

1　标准差与参考范围

　　标准差这个概念最好理解，在初中数学教科书上就有过比较清晰的解释。简而言之，标准差反映的是数据的离散程度，或者说波动幅度。打个比方，有一项研究拟调查黑龙江省和海南省居民的个人年收入状况，结果发现黑龙江省居民个人年收入的标准差较大，而海南省的个人年收入的标准差很小。这一结果所暗含的意思就是：黑龙江省的贫富差距很大，而海南省的贫富差距很小。因为一个省内所有居民年收入的离散程度其实就是指"贫富差距"问题。假定海南省每个人的年收入都是一样的，其标准差自然就为0了，即数据一点都不存在"离散"问题，海南省不存在贫富差距问题。

　　在医学上，利用均数(mean)和标准差(SD)可以计算某项实验室指标的参考范围，其做法就是截取该实验室检查结果95%的分布区间作为参考范围。比

1

如，目前需要确认血钾浓度的参考范围，标准的做法就是：首先需要检测一部分(通常为100个样本以上)健康个体的血钾浓度。然后绘制出其分布状况(如图1所示)的直方图。根据专业知识可知，健康个体的血钾浓度不可能太高，也不可能太低，经过正态性检验后发现血钾浓度在健康个体中的分布完全是呈正态分布的(过程略)。因此，就设定数据95%的分布范围作为参考范围。众所周知，在正态分布曲线中，mean−1.96×SD与mean+1.96×SD所涵盖的区间刚好覆盖了95%的样本，因此参考范围的下限就是mean−1.96×SD，约为3.5 mmol/L；参考范围的上限就是mean+1.96×SD，约为5.5 mmol/L。换而言之，大约有5%的健康个体的血钾浓度在参考范围以外，但仍然属于健康个体。

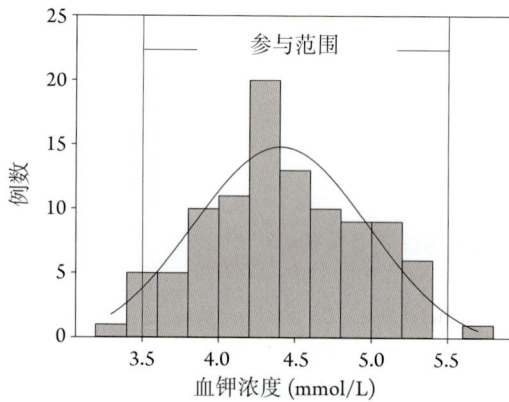

图1 100名健康个体的血钾分布状况

当然，如果实验室指标不是呈正态分布的(比如肿瘤标志物)，参考范围的制定就相对麻烦点了，由于不属于本文论述的范围，暂且不作讨论。

2 标准误与95%可信区间

在讨论标准误和95%可信区间之前，我们需要先将话题说远一点，谈谈医学研究的特点。医学研究最大的特点就是抽样调查，通过样本去推断总体。比如，某课题欲确定山西人的平均身高，理想的调查方案显然是把所有山西人的身高数据全部汇总起来，如果结果显示山西人的平均身高是178 cm，那自然可以理直气壮地得出结论：山西人的平均身高就是178 cm。但问题在于，在医学研究中，很多时候无法将某一特定的群体全部汇总起来，因为这个总体本身就是无法确定的。比如：要调查健康个体的平均甲胎蛋白(AFP)水平，总不能把所有健康个体的甲胎蛋白全部测一遍吧，即使财力上允许，这在技术上也很不现实，因为"健康个体"本身就是一个很模糊的总体。

既然研究总体不现实，那就研究样本吧。于是，人们抽取了100个健康个体，检测了其AFP水平，假设发现AFP平均水平为100 ng/mL(标准差略)，然后就用这100个人的结果去推断所有的健康个体，于是得出结论：健康个体的AFP平均水平是100 ng/mL。这是目前最常用的研究方式，但是弊端显而易见：用样本去推断总体必然存在误差！简而言之，研究者抽取的这100个健康个体(样本)能代表所有的健康个体(总体)吗？从统计概率的角度来讲，完全可能出现以下情况：其实健康个体真实的AFP平均水平应该是200 ng/mL，但是由于研究者在抽样时出现了抽样误差(手气问题)，全部抽取到了AFP较低的健康个体，因此误认为健康个体平均AFP的真实值是100 ng/mL。

根据样本去推断总体这种研究方式有一个特点，就是样本量越大，越不容易出现抽样误差，结果也越准确。以"健康个体平均AFP水平"这个问题为例，举个极端的例子：假定抽取的样本只有两人，AFP当然也会有一个均值，但这两个健康个体(样本)的AFP平均水平可能与所有健康个体(总体)的平均AFP水平相距甚远。如果抽取的样本不是两个人，而是两万，结果就不一样了，毕竟在两万个样本时出现抽样误差的概率是很小的。用两万个样本去推断总体，结果显然更为准确。

人们发现(这段是重点)：当固定样本量(比如每次都抽100个健康个体)的时候，每次抽样后得到的平均值虽然不尽相同，但是总体而言，所有的平均值都呈正态分布(这句话虽然不太严谨，但是为便于理解，大致可以这样认为)。用通俗的话来讲就是：假定张三抽取了100个健康个体，得到了一个平均AFP(AFP1)；李四采用和张三相同的方法再去抽取100个健康个体，得到了一个平均AFP(AFP2)；王五、赵六、钱七等人如法炮制，就会得到AFP3、AFP4、AFP5直至AFPn。如果把这n次抽样得到的AFP均值汇总起来，会发现这些均值是呈正态分布的(如图2所示)。

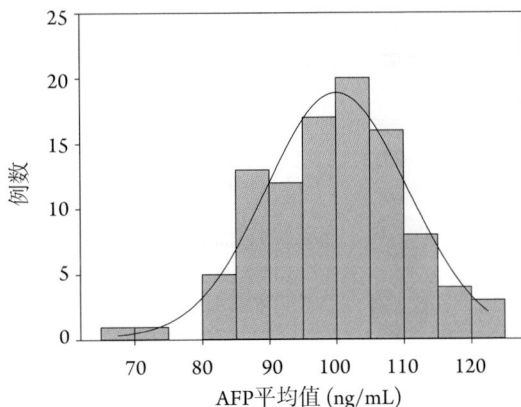

图2 100次抽样所获得的健康个体AFP均值的分布状况

需要注意的是：图2虽然与图1相似，但是绘制原理不同。图1中所有的血钾浓度结果是基于每个个体的检测结果；图2中的每个AFP检测结果则是一次抽样所得到的均值。这n个AFP均值的标准差就叫标准误(SEM)。

可能有的读者读到这里就开始犯愁了。SEM表示多次抽样获得的均数的标准差，因此，如果要获取SEM，就必须做很多次抽样。既然有那个闲工夫做很多次一模一样的抽样，那为啥不把这些研究合在一起，做一个样本量更大的研究？这确实是个问题，好在统计学家帮助我们解决了。

SD和SEM虽然是两个完全不同的概念，但是在数学上有一定的关联，如下所示：

$$SEM = SD / \sqrt{N}$$

简而言之，就是标准误(SEM)等于标准差(SD)除以样本量(N)的0.5次方。这一公式隐含的数学原理不必深究，对于非卫生统计专业人士而言，只需要记住该公式就行了。由上述公式可见，标准误考虑了样本量问题，仅需要知道一次抽样的样本量和得到的标准差，就可以计算其标准误了。样本量足够大时，标准误趋于0，说明样本量越大，结果越精确；样本量越小，标准误越大，说明小样本的研究得出的结果不稳定，不能很好地反映总体。

由标准误又衍生出了另一个概念，即95%可信区间(95%CI)。由图2可知，虽然每次抽样得到的AFP均值不尽相同，但是大致是围绕在100 ng/mL左右的，且均数本身呈正态分布。因此人们提出：均数95%的分布范围就是95%可信区间。注意，注意，注意(重要的事情说三遍)：个体95%的分布范围是参考范围；样本均数95%的分布范围才是95%可信区间！如图3所示：

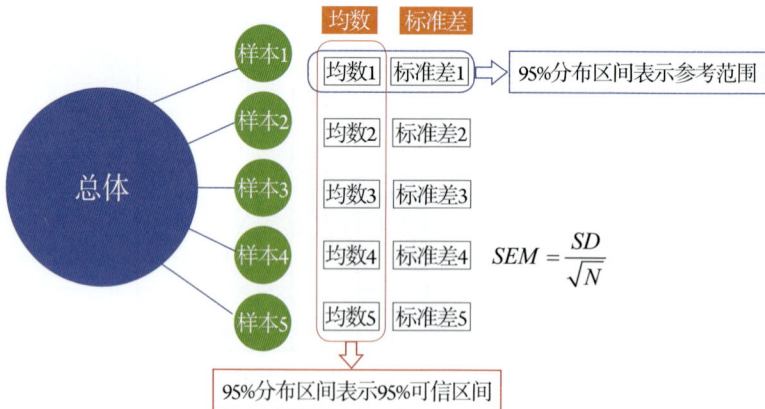

图3 标准差与标准误的联系和区别

3　如何解读标准误以及95%可信区间结果

假如某研究调查了100名健康个体的AFP水平，计算得到均数是100 ng/mL，标准差是50 ng/mL。那么根据上述公式不难确定其标准误为：

$$SEM = 50 / \sqrt{100} = 5 \; ng/mL$$

因此，95%可信区间上限就是：100+1.96×5=109.8 ng/mL；95%可信区间下限就是：100−1.96×5=90.2 ng/mL。其结果可表达为：100名健康个体患者的AFP平均水平为100(95% CI：90.2~109.8)ng/mL。如果本研究旨在确定AFP的参考范围(假定AFP是呈正态分布的)，那AFP参考范围的下限就是100−1.96×50=2 ng/mL；参考范围上限就是100+1.96×50=198 ng/mL。由此可见，参考范围和95%可信区间是两个泾渭分明的概念。

那么，95%可信区间的结果该如何解读呢？以上述案例来说，健康个体患者的AFP水平为100 ng/mL(95% CI：90.2~109.8)，其意义可以解读为：

1）健康个体的平均AFP水平的真实值有95%的可能性是分布在90.2 ng/mL至109.8 ng/mL之间的。

2）如果有人用相同的方案再去重复这个实验，尽管得到的平均AFP不一定是100 ng/mL(因为有抽样误差的可能)，但其得到的均值有95%的可能性在90.2 ng/mL至109.8 ng/mL之间。

假定在本研究中抽取的样本不是100个，而是10 000个，那就可以算出标准误为0.5，健康个体AFP平均水平为100(95% CI：99.02~100.98) ng/mL。可见，当增大样本量以后，用样本去推断总体就更有把握了，表现为：标准误变小了，95%可信区间也随之变窄了，AFP平均水平的真实值也更容易被锁定了。

4　总结

标准差反映的是样本中每个数据的离散程度；标准误反映的是样本的代表性问题，即用样本去推断总体时潜在误差的大小。从统计学的角度来讲，大样本的研究之所以具有更高的论证强度，原因之一就是研究的标准误较小，95%可信区间较窄，因此结果更接近真实值！

(胡志德)

第二章 多组比较之后是否有必要进行两组比较?

在医学科研，尤其是临床科研中，经常会遇见多组比较的问题。处理这类数据时，一个比较棘手的问题就是：多组比较之后是否有必要进行两两比较? 打个比方，某研究分析了AFP在不同肝癌分期患者中的分布状况，得出如下数据(见表1)：

表1 不同肝癌分期患者血清AFP水平比较(均数 ± 标准差)	
肝癌分期	AFP(ng/mL)
Ⅰ (n=25)	14 ± 20
Ⅱ (n=35)	28 ± 35
Ⅲ (n=45)	58 ± 69
Ⅳ (n=55)	120 ± 145

很明显，这组数据的标准差大于均数，表明数据不服从正态分布，因此先以Kruskal-Wallis H检验分析分组因素(肿瘤分期)是否会影响AFP水平，结果发现$P<0.01$，因此认为肿瘤分期可以影响AFP水平，或者说肝癌分期和AFP水平有关。

问题来了，像这种试验设计，在总体比较之后是否有必要进行两两比较呢？即是否需要比较Ⅰ期和Ⅱ期肝癌患者的AFP水平，Ⅰ期和Ⅲ期肝癌患者的AFP水平呢？对于这个问题，笔者认为应该分情况讨论。多组比较可以分为以下几种情况：

1 分组因素属性相同

上述例子中，分组因素是肝癌分期，共设四组(Ⅰ期、Ⅱ期、Ⅲ期和Ⅳ期)，其属于分组因素属性相同的设计。笔者认为，对于此类研究，一般没有必要进行两组间的比较，理由如下：无论采用单因素方差分析(正态分布的数据)、Kruskal-Wallis H检验(偏态分布数据)或卡方检验(无序分类变量)中的哪一种方法对数据进行分析，得出的结论均为：分组变量是否会影响效应量，或者说自变量是否会影响应变量，而这一结论，正是我们需要的结论。上述例子中，我们可以看出随着肝癌分期的递增，AFP水平逐渐增高，加之Kruskal-Wallis H检验结果表明$P<0.01$，因此我们可以得出结论：AFP水平受肝癌分期影响，其水平随着肝癌分期的进展而增高。这个结论已经能满足我们的研究需要了。

当然，我们也可以进行两两比较，比如，经过两两比较后我们得出了如下结论：Ⅲ期患者AFP水平较Ⅰ期高($P<0.05$)、Ⅳ期患者AFP水平高于Ⅰ期和Ⅱ期(P均小于0.05)，其实这个结论的专业价值不高，因为这个结论也是说明随着肿瘤分期的递增，AFP水平逐渐增高。一般而言，论文的统计学分析应该有所主线，即围绕研究假设进行分析，不应该脱离主线做一些无关痛痒的统计分析。

2 分组因素属性不同，且使用同一对照

某研究欲分析血清IL-2在原发性胆汁性肝硬化(PBC)发病机制中的作用，研究设计的第一步就是需要明确PBC患者的血清IL-2是否异常。因此，该研究除了PBC组外，研究者还需设立健康对照组。同时，为了证实IL-2是否是特异性地参与了PBC的发病机制，研究者还同时将其他自身免疫性疾病设置为对照，包括：类风湿关节炎(RA)、系统性红斑狼疮和干燥综合征。研究者得出的结果如表2。

这种设计的自变量或者说分组因素属性并不统一，而且都使用了同一个对照，即健康对照。对于这种设计，有的读者可能会说，我直接使用t检验或Mann-Whitney U检验进行两组比较即可。笔者认为这种方法并不妥当，理由如下：

假定经过Mann-Whitney U检验后作者发现PBC患者的血清IL-2水平高于健康对照($P=0.04$)，说明IL-2参与了PBC发病机制。再经Mann-Whitney U检验后

表2　各种自身免疫性疾病患者的血清IL-2水平比较

疾病	IL-2(pg/mL)
原发性胆汁性肝硬化 (*n*=25)	47 ± 20
系统性红斑狼疮 (*n*=35)	22 ± 15
类风湿关节炎 (*n*=45)	28 ± 14
干燥综合征 (*n*=55)	32 ± 21
健康对照 (*n*=66)	16 ± 15

发现干燥综合征患者的血清IL-2水平高于健康对照(P=0.05)，说明IL-2参与了干燥综合征的发病机制。由此我们可以得出结论：IL-2并不是特异性地参与了PBC发病机制。请注意，这一结论其实是基于两个发现：1)PBC患者的血清IL-2水平显著高于健康对照；2)干燥综合征患者的血清IL-2水平显著高于健康对照。

　　根据P值的定义我们可知："PBC患者的血清IL-2水平高于健康对照"这个结论不属于抽样误差的概率只有96%；"干燥综合征患者的血清IL-2水平高于健康对照"这个结论不属于抽样误差的概率是95%。这两句话同时不属于抽样误差的概率是0.96×0.95=0.912。很显然，尚不足以认为这是小概率事件(P=0.0808)，因此"IL-2并不是特异性地参与了PBC发病机制"这一结论的可靠程度还值得商榷。

　　正确的分析方法应该是：首先应采用单因素方差分析和Kruskal-Wallis H检验进行分析，明确分组因素是否会影响IL-2水平。由于数据明显不服从正态分布，因此这里采用Kruskal-Wallis H检验，结果发现P<0.01，表明分组因素可以影响IL-2水平。接下来就是两两比较，可能的比较方式是：RA等自身免疫性疾病与PBC比较、PBC与健康个体比较、RA等自身免疫性疾病与健康个体比较。笔者认为，RA等自身免疫性疾病与PBC的比较并无多大价值。打个比方，就算分析得出RA患者的IL-2水平显著低于PBC患者(P<0.05)，这一结果说明了什么专业问题呢？这一统计学结论显然是无法向专业结论过渡的，因此无需比较。但是RA等自身免疫性疾病患者与健康对照相比是很有必要的，因为这可以明确IL-2是否也参与了这些自身免疫性疾病的发病机制。比如发现RA患者的血清IL-2显著高于健康个体(P<0.01)，这就说明IL-2也是参与了RA发病机制的。结合研究的假设，可以得出结论：IL-2并不是特异性地参与了PBC的发病机制，在其他自身免疫性疾病中也发挥着作用。

　　这里牵涉到用什么方法进行两两比较的问题：如果数据服从正态分布，且方差整齐，应首先采用单因素方差分析明确总体上是否有统计学差异。两两比较时，有很多种方法可以选择，但是这些方法都是有区别的，笔者仅介绍几种比较常见的方法及其差异，如表3。

表3	单因素方差分析后组间比较的方法
方法	适用范围
LSD-t法	一对或几对在专业上有价值的比较
Dunnet-t法	多个实验组与一个对照组的比较
SNK-Q法	任意两组的比较

很显然，该研究的设计属于多个实验组与一个对照组的比较，应该采用Dunnet-t法，在进行软件操作的时候，软件会让操作者选择对照组。

如果数据不服从正态分布，先可以尝试对其进行对数转化，使其服从正态分布后再采用上述方法分析。如果数据经转化后仍然不服从正态分布，可以先用Kruskal-Wallis H检验明确总体上是否有差异，然后再采用Nemenyi检验进行两两比较。

这里需要特别强调的是，Kruskal-Wallis H检验后的两两比较在统计学上还有很大争议，目前还没有比较公认的说法。Nemenyi检验本身也存在一定争议，因此有些软件干脆就不提供这方面的检验方法。也有作者在Kruskal-Wallis H检验之后直接用Mann-Whitney U检验进行两两比较，但其根据实际情况对检验水准进行了校正，笔者认为，这种方法也未尝不可。

总体而言，如果数据呈偏态分布，两两比较是非常棘手的问题。笔者建议，在这种情况下，不应过分关注统计学结果，而应该分析各组之间的差异是否有临床价值；如果没有临床价值，即使两两比较得出有统计学差异的结论，笔者认为这种分析的价值也不高。如果有，可以采用Mann-Whitney U检验进行两两比较，注意校正检验水准。

实际上，笔者认为，统计和专业应该兼顾，不应该过分依赖于统计学。有些复杂的、有争论的统计学方法，其结果并不见得很可靠，所以，我们对统计学结果的解释应该慎重，并充分考虑专业需要。

3　多个实验组相互对照

某研究欲比较四种降压药(A、B、C、D)的降压效果。出于医学伦理学的考虑，不可能设立空白对照组(即不服用任何降压药)，且研究的目的主要是为了确定四种药中哪一种药的降压效果更好。研究者将高血压患者随机分为四组，且假定每组的基线血压值完全相同，然后让患者分别服用四种降压药，一个月以后，检测患者的血压水平，分析各种药物降低收缩压的幅度(服药后的收缩压−服药前的收缩压)。研究者得出如下数据(见表4)。

表4　四种降压药的降压效果比较	
治疗措施	收缩压下降幅度 (mmHg)
A 药	10 ± 15
B 药	12 ± 21
C 药	14 ± 7
D 药	9 ± 16

　　对于此类数据，还是采用老方法，首先用单因素方差分析或者Kruskal-Wallis H检验明确总体上是否有差异，之后再进行两两比较。之所以要进行任意两组的比较，是因为本研究想明确A、B、C、D四种药里面哪一种药的降压幅度最大。

　　如果数据服从正态分布，根据表3，单因素方差分析后应该采用SNK-Q法。如果数据不服从正态分布，在Kruskal-Wallis H检验后应该采用Nemenyi检验或Mann-Whitney U检验法。此时同样面临着"方法不够公认、结论不够稳健"的问题，需要结合专业进行讨论。

4　结语

　　多组比较后是否需要进行两两比较？是一个十分复杂的问题，本文所列举的例子也仅仅考虑了完全随机设计，如果是随机区组设计，问题就会变得更复杂。实际上，笔者认为：在医学研究中，应该围绕临床需求建立自己的研究假设，围绕研究假设开展研究，不要盲目将研究内容设定得很宽泛，以至于最终出现"无公认统计学方法可用"的窘境。比如上述降压药的研究，研究者就应该仔细思考：到底四种药物的比较有没有临床价值？或者临床上是否需要明确这个问题？如果临床上本身没有这方面的需求，只是作者出于好奇去比较了四种药的降压效果，这种研究就没有任何价值了。

（胡志德）

第三章　戏说卡方检验

可以这样说，卡方检验是临床科研中最常用的统计学方法，没有之一。当然，卡方检验并不仅仅只有我们常见的四格卡方检验形式，还有配对卡方检验、R×C列表卡方检验、分层卡方检验等。其中R×C列表卡方检验又分为双向无序、单向有序、双向有序。貌似简单的卡方检验细究起来其实并不简单，如果我们没有把它们之间的逻辑关系理清楚往往就会出现误学误用。下面我们不妨结合一些科研案例由浅入深解析卡方检验，尽量避开复杂的数理理论，让大家学之能用，用之能胜。

1　入门篇——卡方检验是用来做什么的？

如果要比较男性组和女性组之间身高或者体重的差异有没有统计学意义，

需要用什么统计学方法？大家可能都知道要用t检验，因为身高或者体重是计量资料，而且是连续型变量，如果满足正态、等方差这两个前提，两组间就可以用独立t检验，这个大家再熟悉不过。那么如果要比较男性组和女性组之间的治疗有效率的差别有没有统计学意义，要用什么统计学方法？这也很简单，因为这个是计数资料，不是连续型的，有效的人数要么是7个，要么是8个，不可能出现7.5个，另外有效人数除以整体人数就是有效率，率的比较当然用卡方检验，这个大家也很熟悉。

请看下面这道简单的例题：某药在男性组和女性组治疗有效和无效的人数如表1所示，问男性组和女性组治疗有效率有没有差别？

表1 某药物在男性组和女性组治疗效果的差别		
效果 组别	有效	无效
男性组	a=99 (实际频数)	b=5 (实际频数)
女性组	c=75 (实际频数)	d=21 (实际频数)

注意，上面的题目给大家挖了一个坑，如果没注意，你可能就栽进去了。什么意思？我们来看，从表1很容易看出：男性组有效率为95.19%，女性组有效率为78.13%，肯定是有差别的，这个毫无疑问。也就是说对于样本量小的实验组做出来的治疗率，不可能完全一样，差别几乎是绝对存在的。但是我们关心的不是这个实验组的有效率是否有差别，而是这个差别的结论能否推广到整体，这样我们的科研课题才是一个高尚的课题，一个纯粹的课题，一个有道德的课题，一个脱离了低级趣味的课题，一个对人民有益的课题。所以这个题目的真正含义是什么？应该是：两组间有效率的差别是否有统计学意义？差别有统计学意义了才能推广到整体，这就是卡方检验要解决的问题。具体该怎么解决？用卡方值换算出P值，然后根据P值下结论。

2 卡方检验的卡方值是个什么东西？

前面我们说过了，男性组有效率为95.19%，女性组有效率78.13%，我们可以下结论：本实验组男女治疗有效率有差别，但还不能说明其差别有统计学意义，因为有的人会说这个差别会不会是抽样误差引起的？这时就该卡方检验上场了。卡方检验说，这几个数字99、5、75、21都是实际的数值，也就是实际频数，如果事实上没差别而是由于抽样误差导致的假象，那理论上这些数字(理论频数)应该是多少呢？我们先根据实际频数来推算一下，如表2，它们应该是90.5、13.5、83.5、12.5，怎么计算下一段马上会讲到。

表2　某药物在男性组和女性组治疗效果的实际频数		
效果 组别	有效	无效
男性组	a`=90.5（实际频数）	b`=13.5（实际值频数）
女性组	c`=83.5（实际频数）	d`=12.5（实际频数）

　　大家有兴趣可以自己动手算算，从横向看 90.5∶13.5 和83.5∶12.5的结果几乎是一样的，从纵向上看90.5∶83.5与13.5∶12.5的结果也几乎是一样的，这个结果是肯定的，因为它是理论频数嘛。卡方检验就是要看看所有理论频数和所有实际频数之间差别大不大的，如图1。

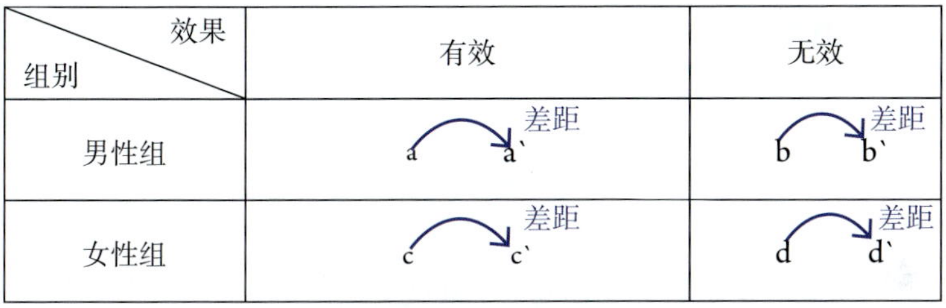

效果 组别	有效	无效
男性组	a　差距　a`	b　差距　b`
女性组	c　差距　c`	d　差距　d`

图1　实际频数和理论频数之间的差距

　　当然，图1只是一种感性的理解，而后统计学家把它整理成严谨的计算公式表达为：$\chi^2=(a-a`)^2/a` + (b-b`)^2/b` + (c-c`)^2/c` + (d-d`)^2/d`$。a、b、c、d代表实际频数，a`、b`、c`、d`代表从这些实际频数推算出来的理论频数。R×C的卡方检验通用公式为$\chi^2=\Sigma(A-T)^2/T$，A代表理论频数，T代表实际频数。四格卡方公式可以简化为$\chi^2=(ad-bc)^2n/(a+b)(c+d)(a+c)(b+d)$，$n$代表总例数，即a+b+c+d。这些公式大家记不住都不要紧，信息时代，这都不是事儿，学会SPSS软件中的卡方检验操作，点一下鼠标结果就出来了。关键是大家要记住，这个卡方值χ^2所代表的就是理论频数和实际频数的差别，χ^2越大代表二者差别就越大。当二者差别越大时，那么由于抽样误差这种偶然因素导致它们没有差别的概率P值就越小。那这个P值究竟要小于多少，我们下结论才比较有自信呢？统计学上一般认为P小于5%就比较有自信了，好比两个选手打牌，如果乙方打100场才赢5场，我们就可以认为甲方的打牌技术要比乙方强，因为乙方赢的那5场完全有可能是因为他抓了一手好牌。明白了卡方值是怎么来的，对于卡方检验我们就有了一个大体的认识，为了进一步理解，下面要补充一些小的细节问题。

3 理论频数是怎么来的？为什么卡方值越大P值越小？什么是卡方检验的自由度？

第一个问题：这个理论频数是咋算出来的？我们直观了解一下，如图2的箭头所示：理论频数a`=(174×104)/200=90.5，理论频数d`=(26×96)/200=12.5，我想不用再说大家也知道b`、c`如何计算，理解就行，公式不需要记，电脑程序都帮你记着呢。

效果 组别	有效	无效	总数
男性组	(a) 99	(b) 5	a+b=104
女性组	(c) 75	(d) 21	c+d=96
总数	a+c=174	b+d=26	n=a+b+c+d=200

图2 由理论频数计算实际频数示意图

第二个问题：为什么卡方值越大P值越小？如图3，四格卡方自由度等于1，χ^2分布曲线如图3，比如$\chi^2=10$，P值是指10以外红色部分占整个曲线下面积的多少，比值越小概率越低。

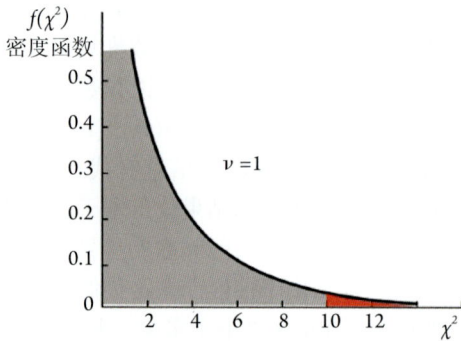

图3 四格卡方检验曲线下面积分布示意图

第三个问题：为什么四格卡方表格自由度是1？我们先举个例子，门外有张三、李四、王五3个人，只要任意进来两个人我就知道第三个人叫什么，只有这两个人是自由的，一旦这两个定了，第三个人是谁就知道了，所以自由度是2。这个四格表只要你填上任何一个数比如c，那么c对应的a就跑不了，而a对应的b也跑不了，b对应的d也就固定了，只有第一个位置填什么是让你自由选择的，自由度就是1。也有的书解释为在四格表周围四个数之和固定的情况下只有一个格子可以让你自由取值，道理跟前面讲的差不多。R×C的卡方表自由度计算公式是(R-1)×(C-1)，R代表行，C代表列。

4　卡方检验解读三步法

卡方检验解读三步法：对于卡方检验，有的朋友最关心的就是P值大小，一旦$P<0.05$就大笑三声扬长而去。其实卡方检验结果解读要分为三步，第一步是统计学解读，看P值，如果统计学解读没有意义，通常专业解读意义就不大。而在统计学有意义的情况下就要进一步看看专业上是否有意义。因为在卡方检验中，P值的最根本的意义就是试验组间的差别推广到整体仍然成立的概率。即使差别很小，如果实验组的样本量够大也能得出有统计学意义的P值。所以当统计学有意义后，我们更要注意这个结果在专业上有没有什么意义。第二步：专业上如何选择分组变量和指标变量。因为四格卡方检验，从统计学方面来说横向解读和纵向解读都是可以的，而且它们共享同一个卡方值和P值，但不同方向专业含义不同。我们要从研究目的出发，决定将哪一组作为分组变量，哪一组作为指标变量。比如本例(表1)在横向上可以解读成男性组和女性组治疗的有效率(或者无效率)有没有差别，因此分组变量为男性组和女性组，指标变量为有效、无效。在纵向上可以解读成不同治疗效果之间男女的构成比有没有差别，因此分组变量为有效组和无效组，指标变量为男性、女性构成比。当然，后一种试验设计思路是比较少用的，但不等于不能用。举个例子。苹果公司生产白色和黑色两种iPad，研究者随机选择购买白色和黑色iPad的用户各100例，想看看男性和女性两种用户对这两种颜色的选择是否有差异，这就需要用后面这种设计方案。第三步，专业意义的解读。比如一种新药对某种疾病的治愈率为81%，而对照的老药的治愈率为80%，即使这个时候P值<0.05，在专业上也是没有什么意义的。

5　普通四格表和配对四格表一样吗？

讲到四格表，就不得不提四格表的另外一种形式——配对四格表。配对四格表和普通四格表最本质的区别在哪里？我们还是通过一道例题来说明。如表3，某研究将受试者同一管血液标本用A方法和B方法测乙肝表面抗原，阴性和阳性人数如表3所示，问这两种方法有没有区别？

表3　两种方法检测乙肝表面抗原的配对四格表

B法　　A法	阳性	阴性
阳性	99(a)	5(b)
阴性	75(c)	21(d)

这个数字和表1完全相同，有些朋友脑筋转得很快：这个太简单了，不用电脑软件，我手工就可以计算，就用前面的公式 $\chi^2=(ad-bc)^2n/(a+b)(c+d)(a+c)(b+d)$ 得 $\chi^2=12.86$ 自由度=1，查表$P<0.01$。不好意思，错了。注意看，这种四格表体现不出分组变量和指标变量的关系，它们纵、横属性是一样的，都是对同一样本的评价结果。我们把它还原成经典四格卡方检验四格表(如表4)：A阳性不是99例，因为A(阳性)B(阳性)和A(阳性)B(阴性)，都属于A阳性，这样看来A方法阳性应该是99+75=174例。同理A阴性26例，B阳性104例，B阴性96例。经过这样还原纵横之间的属性就不一样了，于是就可以分解成分组变量和指标变量，这样才能用公式 $\chi^2=(ad-bc)^2n/(a+b)(c+d)(a+c)(b+d)$ 得 $\chi^2=57.79$，自由度=1，查表$P<0.01$。当然用这种方法可以做，但是配对四格表有专门针对它的简化公式 $\chi^2=(b-c)^2/(b+c)$，注意这时b和c就是表3配对四格表中的b和c。结果为 $(5-75)^2/(5+75)=61.25$。这时我们会发现，两种计算方法所得到的卡方值不一样，我们前面说过了卡方值越大越好，因为P值越小。看来用配对的方法做要高效一些，更容易出结果，因为配对后同一个人的血查了两次，减少了误差。如果按不配对的方法做其实际样本数是400，翻了一倍。注意：配对设计可以用普通卡方去算，只是降低了效率；但是如果不配对设计，因为达不到配对检验的条件，所以不能用配对公式。

表4　两种方法检测乙肝表面抗原的配对四格表还原成普通四格表

组别 结果	阳性	阴性
A方法	174 (a)	26 (b)
B方法	104 (c)	96 (d)

6　Kappa分析与配对卡方检验——看似矛盾的两种方法

说到配对四格表，也就不得不说配对四格表的另一种作用——Kappa分析，也就是一致性检验。有一些朋友在这里可能拐不过弯。比如我用配对四格表卡方检验，$P<0.01$，说明两种方法的差别有明显统计学意义，不就是说明它们不一致吗？为什么还要用Kappa分析？同样的，如果我做出来$P=0.90$，说明两种方法区别没有统计学意义，说明它们挺一致的，为什么还要再进行Kappa分析？下面我们用一个简单的例子解释这个问题。抽取20个人的血清，用A方法检查有10个人乙肝表面抗原为阳性，用B方法检查也有10个人乙肝表面抗原为阳性，问这两种方法检出乙肝阳性率的差别有没统计学意义，再问这两种方法一致性有没差别？对于第一个问题，二者检出率都是50%，这种情况不用做卡方检验都知道检出阳性率肯定没差别。对于第二个问题，我们不能因为卡方检验没差别，就认为其一致性就很好。我们看图4，同样阳性率为50%，在[1]中两种方法完全一致，Kappa系数=1；在[2]中完全不一致，Kappa系数=-1；

在[3]中一半一致一半不一致，Kappa系数=0；在[4]中大部分一致，Kappa系数=0.6。这样大家就理解了，配对卡方检验和Kappa分析说的是两码事：卡方检验说的是率的差别，Kappa分析说的是一致不一致，即使率相同，从图4可以看出Kappa分析的结果还有很多的可能，要看配对四格表的具体数值。抽象一点的数理上的理解，配对四格表计算$\chi^2=(b-c)^2/(b+c)$，它更关注b、c两个格子的结果，而b、c两个格子代表两种方法的结果不一致。Kappa系数的计算公式为$(Po-Pe)/(1-Pe)$，其中$Po=(a+d)/n$，$Pe=[(a+b)(a+c)+(c+d)(b+d)]/n^2$，它更关注a、d两个格子的结果，而a、d两个格子代表两种方法的结果一致。

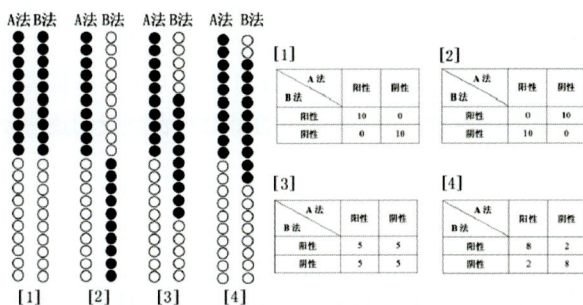

图4　阳性率相同情况下，Kappa分析不同组合结果不同的示意图

这样看来，相同的四格表数值，可以理解成普通四格表，配对四格表，Kappa分析，其结果各不相同。如果录入完丢给SPSS软件，软件肯定蒙了，它不明白你要它干什么。如果软件把三个结果通通输出来，我们也会蒙了，因为结果太多了。所以录入好四格表资料后肯定要告诉SPSS软件我们要干什么，如图5所示。但是这个我们不能乱勾选，把普通四格表勾选成配对或把配对勾选成普通四格表或Kappa分析，其结果都是错的，我们要从表格所代表的专业意义出发进行选择。

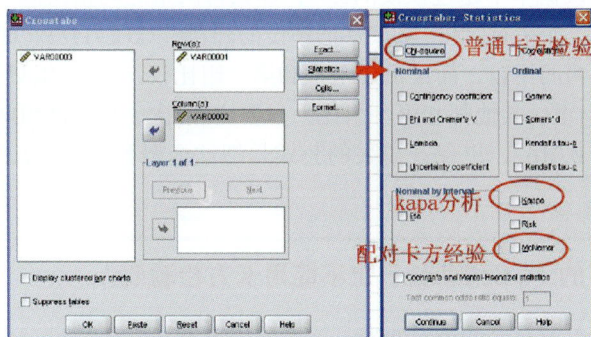

图5　卡方检验statistics下的不同选项示意图

7 四格卡方检验的几个注意事项

最后谈一谈四格表卡方检验的注意事项：
(1)对于总样本量小于40的一定要用Fisher精确检验。
(2)对于P在0.05左右的一定要改用Fisher精确检验。
(3)对于出现某一格理论频数(T)小于1的情况一定要改用Fisher精确检验。
(4)1≤T<5时用校正卡方检验。

我们不必去记Fisher精确检验和校正卡方检验的公式，只要懂得其适用情况就行。这些统计量在SPSS结果部分都有显示，具体将在下一节进行介绍。

介绍完四格卡方检验，我们要进一步介绍R×C列表的卡方检验。R×C列表的卡方检验往往争论比较多，主要是因为它的形式比较多样，可以分为双向无序的R×C列表、单向有序的R×C列表(包含分组变量无序而指标变量有序、分组变量有序指标变量无序两种)、双向有序的R×C列表。我们逐一对这几种形式进行介绍。

8 双向无序的R×C列表可以做什么？

对于双向无序的R×C列表卡方检验，我们先进行整体的卡方检验，如果P值有意义说明这几组中至少有一组和其他组不同，再进一步作两两分析。这个思路几乎贯穿于所有多组比较统计学方法中，比如对于符合正态等方差的连续型变量多组比较采用方差分析，而后两两检验；对于率的多组比较，先采用卡方检验，然后再作各组间的两两比较；对于非正态、方差不齐或不符合某种函数分布的多组数据比较可以采用非参数检验而后两两分析。两两分析的方法因不同检验方式而各不相同。对于R×C列表的卡方检验的两两检验方法也有多种，而最常用的就是Bonferroni校正，它只是把预设的验前比a进行拆分，所以这种方法无论是在卡方检验还是在方差分析或是非参数检验时都是通用的。比如，有4组样本，我们想要知道哪两组有区别，要两两比较6次，要保证总的错误概率不超过预设的0.05，那么每两组之间错误概率就不能超过0.05/6=0.0833。如果有k组，那么要把预设的a值除以k(k−1)/2。注意，试验设计时如果不是两两比较，而是每一组都和第一组比较，那么k组只要除以k−1即可。比如总共4组，其他都和第一组比，只要比较3次，那么两组间的错误概率为0.05/(4−1)=0.0167，更保守稳妥的公式是把这个概率再除以2，也就是除以2(k−1)。

9 单向有序的R×C列表就一定不能用卡方检验吗？

下面谈谈单向有序的R×C列表。如果要用卡方检验要满足一个前提，格子间位置是可以对调的，因为无论怎么调换计算，χ^2值都不会变化。在四格卡方检验中，行和列都只有两个格子，放在前面或放在后面都没有矛盾。但是如果你的指标变量是≥3的有序变量，比如：好、中、差，你可以把它编排成差、中、好，这没问题。但是从专业上你不能把它编排成好、差、中或者中、好、差，这不符合有序变量的专业含义。所以如果指标变量是有序变量且不满足卡方检验的前提条件，那就不能用卡方检验，而要改用非参数检验。那么具体该怎么做呢？虽然这种情况已经不属于卡方检验范畴，但我们还是简单地提一下，它的录入格式和卡方检验一样(在下一节中讲解)，录入完毕后，操作过程如下图6。

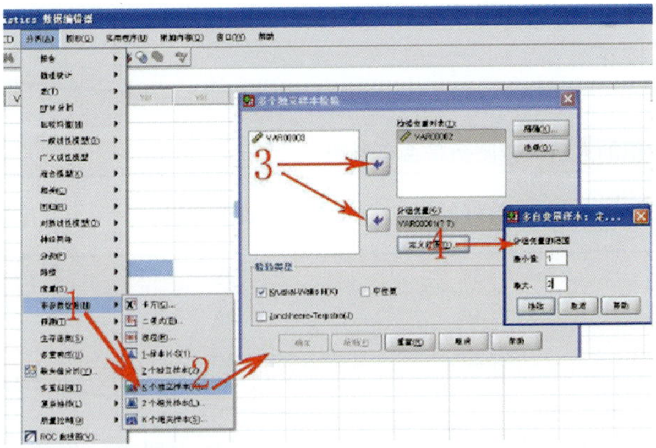

图6　单向有序的R×C列表采用非参数检验操作示意图

对于单向有序的R×C列表可以分两种情况，一种是分组变量有序，指标变量无序；一种是分组变量无序，指标变量有序。单向有序的R×C列表的分组变量和指标变量也是可以按照专业需要进行互换的，其卡方值是一样的，但临床意义不一样。很多医学论坛上对单向有序的R×C列表能不能用卡方检验经常有争论。我们来看下面的例子。

如表5，我们可以解读成此设计方案是为了研究A、B、C三种不同减肥药物的作用效果是否有区别，如果有区别，那么我们可以进一步对这三种效果作两两比较。我们研究的是治疗效果，治疗效果有好、中、差之分，这是等级资料，三个档次不能互换，所以不满足卡方检验的前提，只能用非参数检验。两两检验可以用非参数检验的两两比较检验，也可以用Bonferroni校正。

表5　三种减肥药疗效是否有差别

组别 ＼ 疗效	好	中	差
A药组	34	28	38
B药组	46	22	32
C药组	20	50	30

但如果我的设计方案是这样的：如表6，市面上有三种减肥药，我根据减肥的效果好、中、差 随机各入组100个患者，我想看看这三组患者在选择用药上有什么区别。如果这三组患者选择药物方面没区别，那么很可能它们的不同效果就是由其他原因引起来的，比如饮食、锻炼或减肥的决心等等。这也是一个研究思路，这个研究思路在专业上是说得通的，比较三组治疗效果不同的患者选择药物是否不同，治疗效果虽然是等级治疗，但我们这里的研究落点是选择三种药物的构成比有没有差异，而这三种药物没有等级关系，是可以用卡方检验来进行统计学分析的。如果有区别那么两两检验比较的应该是三个药物品种A、B、C而不是疗效的好、中、差。两两检验一般用卡方检验的Bonferroni校正。

表6 不同疗效组的人选择减肥药是否有差别

选择药物 ＼ 疗效组	疗效好的组	疗效中等组	疗效差的组
A 药	34	28	38
B 药	46	22	32
C 药	20	50	30

这两个例子一正一反，告诉大家单向有序的R×C列表首先要根据实验目的选择好分组变量和指标变量，如果指标变量是有序变量要用非参数检验，如果指标变量是无序变量仍然可以用卡方检验，不能看到单向有序就觉得都不能用卡方检验。

10 双向有序的R×C列表怎么玩？

介绍完双向无序和单向有序的R×C列表，我们再来看看双向有序的R×C列表。对于双向有序的R×C列表又分为两种形式，如表7所示。第一种跟我们前面讲过的配对四格表相似，在表中看不出哪个是分组变量哪个是指标变量，性质都是相同的，都是对同一指标的评价。所以这个我们可以进行R×C列表配对卡方检验而后两两分析，当然它还可以进行Kappa分析。另外一种不是配对设计，是真正的双向有序R×C列表，分组变量和指标变量都存在等级关系，如表8。这样一来，即使你从另外一个专业角度把分组变量和指标变量进行互换，新的指标变量仍然有等级关系，所以这种双向有序R×C列表就肯定不能用卡方检验，要用非参数检验。这种双向有序的R×C列表在临床研究上还有一种更常用的科研思路：就是我们有时很关心这两组有序变量之间是否存在某种关联，即一组等级变量升高另外一组等级变量是否也随之升高(或者降低)，我们可以进一步进行Spearman相关性分析，看看它们是否存在关联。

虽然这已经不是卡方检验的内容，但还是在这里把方法作简单介绍。其录入与卡方检验相同，录入后操作如图7。我们懂得它的含义就行，软件的操作和解读将在下一小结中介绍。

表 7　不同评价方法评价某药物的治疗效果

评价方法 A 评价方法 B	好	中	差
好	96	33	12
中	38	56	18
差	25	33	52

表 8　不同评价方法评价某药物的治疗效果

病变冠脉数量 心肌缺血总负荷	1 支	2 支	≥3 支
轻度	96	33	12
中度	38	56	18
重度	25	33	52

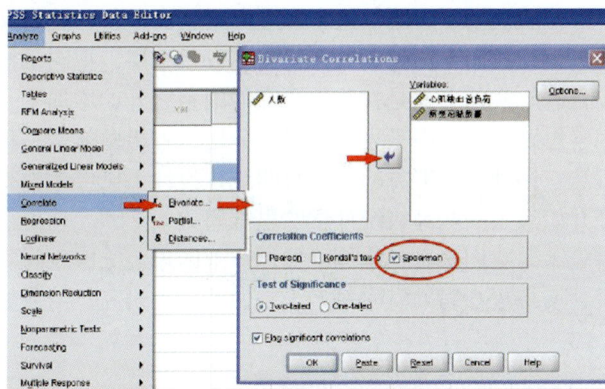

图 7　R×C 双向有序 Spearman 相关检验操作流程示意图

11　双向无序的R×C列表就不能进行相关性分析吗？

还有一个问题经常引起大家争论，就是双向无序或单向无序的R×C列表能不能进行相关性分析，甚至直线相关分析？指标变量的有序无序有时是比较隐蔽的，不等于说好、中、差就一定是有序，也不等于说黑人、黄种人、白人就一定是无序，要从专业角度考量。比如，从对紫外线吸收的角度出发，黑人、黄种人、白人不就成了有序变量了吗。还有，即使看起来是无序，专业上解读似乎也是无序的变量，我们仍然可以进行探索性尝试，也许它真的是个有序变量，所以对于双向无序或单向有序的R×C列表可以尝试进行相关性分析。基于这个道理，双向无序的R×C列表其实也可以尝试进行相关性检验(计算C指数)，如果C指数有意义可以进一步进行卡方线性相关检验。这个小节先将简要的道理介绍给大家，下一节中会有相应的软件操作和解读。

12 分层卡方检验——卡方检验的的高阶思路

临床情况往往是复杂多变的，我们做卡方检验之前都会采用随机分组，也就是告诉读者——看，除了我研究的这个指标之外，其他的影响因素我都随机分配均衡了。真的是这样吗？其实，还有两种情况我们在随机分组前就要考虑清楚。第一种：万一我们运气很差，某个很重要的影响因素在我们随机分组时就是出现有统计学意义的不均衡怎么办？如果重新打乱再分组一次那就违背了随机原则了。第二种：这个重要的影响因素在组间分布的不均衡没达到差异明显的$P<0.05$的概率，但其差异性也可能会影响我们的结果。这两种情况怎么办？有个简单的办法，我搞不定它，那就删除它，这部分人我把他纳入排除指标。嗯，这个办法简单、粗暴，但是确实还是可行的。不过有时候，如果它是个固有的属性，或者调查数据已经出来没办法再更改了，怎么办？这个时候就该分层卡方检验上场了，既然这个影响因素这么重要，我们又怕它在组间的分布真的不平衡，我们干脆把它考虑进去多设一个层，把它掌控在手里，用统计学方法校正它。实际上就是在我们研究的因素之外，增加了一个分层混杂因素，由单因素思路变为多因素思路。所以分层卡方检验就是一种最简单的多因素统计学方法。用到分层卡方检验，说明统计设计上已经考虑得比较有深度了，我们已经开始有了一些高级统计学的思维模式了。

道理都讲完了，我们来看一个例子加深一下印象。某医生想看看女性的口服避孕药是否会增加冠心病的发生率，于是做了一个研究，结果如表9。

表9 女性口服避孕药与冠心病发生率的调查结果

组别　　　　　　冠心病	无	有
未服药组	72	21
服药组	68	39

经卡方检验$P=0.033$，某医生大喜过望，$P<0.05$表明差异有统计学意义，所以得出结论：该避孕药会增加女性冠心病的发病率。然后投稿。审稿人一看，大怒。这是为什么呢？因为在作者的研究中，年龄分布不均衡，从专业意

义上我们知道年龄越大越容易得冠心病，会不会是这个原因误导了结果？遂建议按年龄分层，分为两层：大于45岁组，小于45岁组，结果如表10所示。

表10 女性口服避孕药与冠心病发生率考虑到年龄分层的的调查结果		
组别　　　　　　　　　　　　　　　　　冠心病	无	有
层一：小于45岁组：未服药组	42	10
层二：大于45岁组：未服药组	30	11
层一：小于45岁组：服药组	38	10
层二：大于4S岁组：服药组	30	29

在SPSS计算时，我们在卡方检验时把年龄分层纳入层1，在统计量选项中除了勾选卡方检验选项，还要再勾选 cochran`s and Mantel-Heanszel 选项，如图8。这样SPSS就会给出一个校正的Cochran P值，本例在校正年龄分层后 $P=0.064$，也就是说把年龄这个混杂因素均衡后，还不能说口服避孕药物增加了女性冠心病的发病率。

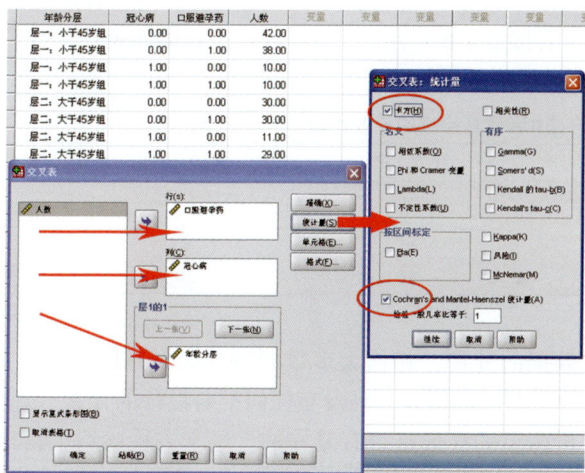

图8 分层卡方 SPSS 操作流程

最后，我们一起回顾一下，在这章节里我们讲了卡方检验是做什么的，它该如何解读，四格列表、R×C列表的各种形式的卡方检验、分层卡方检验该如何使用，讲的都是统计学的大道理。统计的精髓不在于公式的记忆、数理的推导，而是统计的思想，原来小小的卡方检验里面还有这么多奥秘值得我们去探索。

（郑炜平）

第四章 四格表统计中该用Fisher确切概率法还是卡方检验？

前段时间帮一位朋友处理了一篇论文的数据，遇见一个比较典型的问题，与大家分享下。

这位朋友的课题研究内容是：比较两种方法(方法A和方法B)治疗某种疾病的效果，设计的细节就不再赘述了。最终她发现29例患者接受了A法治疗，15例有效；27例患者接受了B法治疗，21例有效。具体如表1所示：

表1　方法A和方法B治疗某疾病的疗效比较

	有效 (例)	无效 (例)	合计 (例)
A法	15	14	29
B法	21	6	27
合计 (例)	36	20	56

对于此类数据的处理，相信大多数同行都会异口同声地说应该用卡方检验。的确，这种典型的四格表，且没有任何配对设计的元素，理论上讲是可以用卡方检验分析两组的疗效是否有差异的。经卡方检验后，得出$P=0.042$。于是我的朋友认定：B法优于A法！

但事实真是如此吗？

如果我们换一种统计方法，用Fisher确切概率法进行分析，会得到什么结果呢？$P=0.054$，表明尚不足以认为两种治疗方法的疗效之间有差异。这下问题来了：卡方检验和Fisher确切概率法的结果相互矛盾，该取哪一个呢？

统计学教科书上通常会说：如果总样本量大于40，最小理论频数大于5，就应该用卡方检验；如果总样本量大于40，最小理论频数介于1和5之间，就应该使用卡方检验的校正公式；如果总样本量小于40，或(注意这个

"或"字)最小理论频数小于1，就应该用Fisher确切概率法。在本案例中，总样本量为56，最小理论频数为：27×20/56=9.64，明显是大于5的，因此应采用卡方检验。

这里穿插一下关于最小理论频数的计算方法，实际上就是最小的横排合计数据和最小的纵列合计数据的乘积再除以总样本量。在本例中，横排合计数据只有两个(29和27)，纵列合计数据也只有两个(36和20)，总样本量是56，因此最小理论频数就是27×20/56=9.64。在多行多列的表格中计算最小理论频数的方法与此类似。

实际上，在本例中，笔者认为应该采信Fisher确切概率法的结果，即两组治疗效果之间的差异无统计学意义。教科书上虽然说明了如果总样本量大于40，最小理论频数大于5，就应该用卡方检验，但部分教科书遗漏了一句很关键的话，即"如果采用卡方检验得到的P值在0.05附近时，应该用Fisher确切概率法"。本例中，卡方检验得到的P值是0.042，属于0.05附近，因此应采用Fisher确切概率法进行统计。实际上，笔者认为，对于未进行配对的四格表，任何时候都可以采用Fisher确切概率法。因为Fisher确切概率法的思路是穷举所有数据分布形式的可能性，最符合概率统计的思想。

也许有的读者会说：为什么在已发表的SCI论文中，教科书上都采用卡方检验呢？笔者分析主要是以下原因：

第一，卡方检验最大的优势在于计算比较简便，不需任何计算器，徒手就能算出卡方值，然后到卡方界值表中查找相应的P值即可。相比之下，Fisher确切概率法的手工计算过程就十分麻烦了，尤其是当样本量很大时。

第二，如果两组差异很大且样本量也很大，采用卡方检验和Fisher确切概率法得到的P值是大致相同的。比如卡方检验得到P=0.00025，而Fisher确切概率法可能会得到P=0.00026。即不管采用何种方法，都不会改变研究结论的方向。

第三，在发明统计软件以前，人们无法用Fisher确切概率法分析数据，且已经习惯于用卡方检验，久而久之，认为卡方检验才是正确的检验方法。殊不知，在统计软件发明后，Fisher确切概率法的计算已经是十分简单的事情了。

既然历史和现实产生了摩擦，我们应该如何权衡呢？在发表论文时，应该如何描述自己的统计学方法？如何进行统计学分析呢？笔者建议采用以下策略：

第一，在论文的统计学描述中，统一采用"the differences between rates were tested by χ^2 or Fisher exact tests, if appropriate"的阐述。之所以采用这样的阐述，实属无奈之举，因为卡方检验对大家的影响太深刻了，如果作者不写卡方检验，可能会遭到审稿专家的质疑，特别是当自己还不是学术界大腕时。

第二，在进行统计学处理时，对于样本量大于40，最小理论频数大于5的四格表资料，直接采用卡方检验；如果卡方检验的P值在0.05附近，可以换用Fisher确切概率法，并以Fisher确切概率法结果为准。如果总样本量小于40，或最小理论频数小于5，直接采用Fisher确切概率法。实际上，卡方检验与Fisher确切概率法相互矛盾的情况多见于小样本的研究。在此情况下，增大样本量才是提高研究结论可靠度的关键所在，而死抠统计学方法其实无助于从根本上提高研究的说服力。

(胡志德)

第五章 OR、HR、RR：三个经常被混淆的概念

在医学统计学中，有三个关于比值的概念，分别为相对危险度(relative risk，RR，也称risk ratio)、风险比(hazard ratio，HR)和优势比(odds ratio，OR)。很多同行一看见这三个概念就感觉恶心反胃、头皮发麻、窦性心动过速，大有雾里看花、水中望月的感觉。在此，笔者拟谈谈如何正确理解这三个概念的区别和联系。

我们以病因学研究为例，先谈谈OR与RR的区别，因为这两个指标均可以从四格表中衍生出来。我们先来看看两个关于吸烟与肺癌的研究：

例1：为明确吸烟与肺癌的关系，某研究者在1985年随机调查了某社区的10 000名居民，每年对其进行随访。在刚刚进行调查的时候，他就发现这10 000个居民中有3 000人吸烟，7 000人不吸烟。在本例中，我们假定吸烟和不吸烟居民之间不存在交叉污染，即吸烟的3 000人永远不会戒烟，而不吸烟的7 000人也永远不会吸烟。且这10 000个人不会失访。随访30年后，吸烟的3 000人中有300人得了肺癌。相比之下，不吸烟的7 000人中仅有70人患肺癌。如表1所示：

表1 吸烟与肺癌的关系

	患肺癌	无肺癌
吸烟	300(a)	2700(b)
不吸烟	70(c)	6930(d)

RR的定义是：暴露组发病率或死亡率与非暴露组发病率或死亡率之比。

在本例中，吸烟人群30年内发生肺癌的比例为0.10(300/3 000)，而不吸烟人群发生肺癌的比例为0.01(70/7 000)。因此，与不吸烟人群相比，吸烟人群发

生肺癌的相对危险度(RR)为：0.10/0.01=10，即可以认为吸烟人群30年内发生肺癌的风险是不吸烟人群的10倍。实际上，不难看出，RR在四格表中的计算公式就是：RR=[a/(a+b)]/[c/(c+d)]。

例2：某医生怀疑吸烟与肺癌有关，因为他发现自己经手的很多肺癌患者都有吸烟史。于是他在2015年找了100名肺癌患者和100名健康对照，回溯了他们过去30年的吸烟史，结果发现：100名肺癌患者中90名患者有吸烟史，100名健康个体中仅有20人有吸烟史。如表2所示：

表2　吸烟与肺癌的关系

	吸烟	不吸烟
肺癌患者	90(a)	10(b)
健康个体	20(c)	80(d)

OR的定义是：病例组中暴露人数与非暴露人数的比值除以对照组中暴露人数与非暴露人数的比值。这里的"暴露"其实就是指"吸烟"。在本案例中，肺癌组暴露人数与非暴露人数的比值为9(90/10)，而在健康个体中，暴露人数与非暴露人数的比值为0.25(20/80)。因此，OR为：9/0.25=36。由此我们也不难看出，OR在四格表中的计算公式为：OR=ad/bc。

部分读者看到这里可能觉得有点迷糊，按理说RR的临床解释最为清晰，说得通俗点就是：吸烟者发生肺癌的风险是不吸烟者的多少倍。相比之下，OR的临床解释则要复杂得多。为何表1用RR来描述吸烟与肺癌的关联强度，表2则用OR来描述呢？按理说，只要是四格表，都可以计算RR，为什么流行病学家还搞个OR出来呢？的确，所有的四格表都可以计算RR，比如我们将表2调整为如下格式(表3)，当然也可以计算RR：

表3 吸烟与肺癌的关系

	患肺癌	无肺癌
吸烟者	90	20
不吸烟者	10	80

RR的计算方法为：吸烟人群中有110名个体吸烟，90例发生了肺癌，肺癌发生风险约为0.82(90/110)；不吸烟的90名个体中，仅有10人发生肺癌，肺癌的发生风险是0.11(10/90)。因此，与不吸烟的个体相比，吸烟个体发生肺癌的风险约为7.45倍(0.82/0.11)。

然而，表2绝对不能转化成表3的格式，这是由研究的性质决定的，表1的数据来源于队列研究，表2的数据来源于病例对照研究。

如本书相关章节(有病例和对照的研究就是病例对照研究？实验组和对照组的样本量一定要"均衡"才行？)所述，队列研究和病例对照研究有很大的区别，这些区别概括起来就是：队列研究是前瞻性研究，是由因索果的研究；病例对照研究是回顾性研究，是由果索因的研究。前瞻性研究最大的优势在于："真实世界"尚未发生，研究者可以详尽地描述"真实世界"，体现在：抽取的10 000名研究对象实际上就是来自于"真实世界"的，因为研究者是从普通人群中随机抽取研究对象的；研究对象中吸烟个体的比例为0.30，也是反映了真实情况，即现实生活中，吸烟个体的比例就是0.30；随访30年后，总共有370人发生了肺癌(患病率为3.7%)，这一患病率也是来源于真实世界的结论。由于其得出的RR值是来自于真实世界的，因此具有"外推性"，或者说"泛化性"，可以直接地告诉人们吸烟的患者发生肺癌的风险是不吸烟患者的多少倍。

相比之下，病例对照研究就没有那么简单了，因为病例对照研究是先知道结局，再去回溯原因，此时，"真实世界"已经一去不复返了，哪里还能完整地回溯回来？研究者募集了100名肺癌患者和100名健康个体，实际上就是假定了肺癌的患病率为0.50，这一数字显然不是来自于真实世界。在真实世界中，过去30年肺癌的患病率是多少呢？没有人知道这个精确的数字。因此，如果强行用RR来展示病例对照研究结果的话，没有多大的临床价值，因为这个RR不是来自真实世界的，不具备"外推性"。流行病学家不得已，才在这里提出了一个OR的概念，用于反映暴露因素与结局事件的关联强度。如前所述，OR这个指标在四格表中的计算公式：OR=ad/bc，实际上也可以表示为(a/b)/(c/d)。理论上讲，不管疾病组样本为多少例，a/b是不变的(当然可能会有一些小的波动，但属于抽样误差)；同理，不管对照组样本量如何变化，c/d的比例也是固定的。因此，OR最大的优势是不受实验组和对照组比例(或者说患病率)的影响。这也就是为什么在病例对照研究中人们喜欢用OR来表示暴露因素与结局事件关联强度的原因所在。

我们不妨来作一个根本就不存在的假设。我们假设表1中的队列研究的资料是完全存在的，只是没有发表。后来，有人用病例对照的研究思路来阐述吸烟与肺癌的关系。从表1我们得知，过去30年，这个社区总共发生了370例肺癌，其中300例肺癌患者具有吸烟史，70例肺癌患者不具有吸烟史。因此，如果从中抽取100例肺癌患者的话，理论上说就应该是81例肺癌患者有吸烟史，19例肺癌患者没有吸烟史。健康个体一共有9 630个，其中2 700个吸烟，6 930个不吸烟，如果从这9 630个健康个体中抽取100人的话，就应该有28个人吸烟，72个人不吸烟。于是可以得出下表(表4)。

根据表4的内容不难算出，与非吸烟个体相比，吸烟患者发生肺癌的RR是3.56(计算过程略)，该RR值与表1的RR值(10)相距甚远。假定我们抽取的健康

表4　吸烟与肺癌的关系		
	患肺癌	无肺癌
吸烟者	81	28
不吸烟者	19	72

个体不是100人，而是200人，则可以算出RR为5.07(计算过程略)。由此可知，RR在很大程度上受患病率的影响，病例对照研究之所以不能计算RR，就是因为其患病率是假设的，就算勉强计算出RR也不具备外推性。

OR的临床解释是什么呢？笔者一般不喜欢去解释，因为解释的文字读起来也很繁琐。对于我们而言，只需要记住OR大于1表示暴露因素是危险因素，OR小于1则表示暴露因素是保护因素即可。

前述OR和RR都来源于四格表，即仅仅考虑了一个暴露因素(吸烟)与结局事件(肺癌)的关系。而在现实中，疾病的发生往往不是单一因素作用的结果。比如：假定吸烟的人都不太喜欢吃水果，而水果摄入过少也可以导致肺癌。因此很有可能出现一种极端的情况，其实吸烟与肺癌无关，我们之所以在队列研究或病例对照研究中观察到了吸烟与肺癌的关系，完全是"吃水果"作怪。此时，我们将"吃水果"称为"混杂因素"，即表示它可能会干扰暴露因素与结局事件之间的关系。为了排除混杂因素的干扰，需要在统计学上作一些校正，比较常用的方法就是Cox风险比例模型和logistic回归模型。一说到Cox风险比例模型和logistic回归模型，估计很多读者的脑海里马上闪现两个概念，HR和OR。没错，这里的OR和四格表里面的OR其实就是一个意思，只是两者的计算方法不同。来自于logistic回归的OR可以校正很多混杂因素，因此是一个多因素校正的OR，而来自于四格表的OR只考虑了单一因素，所以可以简单理解为单因素分析的OR。在撰写论文的过程中，一般认为多因素校正的OR更可靠。实际上，如果把四格表的数据用单因素的logistic回归方程计算，得到的OR是一样的，有兴趣的读者可以自己算。

Cox模型与logistic回归有很多相似之处，都可以用于校正混杂因素。根据Cox模型可以计算出HR值，HR值的解释与RR几乎一致，即表示暴露组患病的概率为非暴露组的多少倍。但是与logistic回归不同的是，Cox模型除了可以校正混杂因素外，还考虑了结局事件发生的时间。因此，HR不能简单等同于RR，只能说HR是考虑了时间因素的RR。说到这里，估计部分读者有点迷糊，啥叫"考虑了时间因素的RR"？我们不妨来作这样一个假设：在表1中(队列研究)中，RR为10，我们可以理解为：与不吸烟人群相比，吸烟人群在30年内患肺癌的风险是不吸烟人群的10倍。注意"30年内患肺癌的风险"，这是一个很含糊的说法：有人可能在随访开始第2年就发生肺癌，有人可能到随访快结束时(第30年)才发生肺癌。如果构建四格表，这两种肺癌患者是被同等看待的，但实际上，这两种肺癌的"危害性"显然是不能相提并论的！毕竟后者很有可能会多活20多年。因此，我们在考虑结局事件是否发生的同时，往往还要考虑结局事件发生的时间！这就是HR存在的价值！

总结一下本文，以研究疾病发生机制为例来谈谈RR，OR和HR的区别，实际上，研究疾病预后的研究也可以类推。

RR：主要用于队列研究，可以从四格表衍生出来，表示暴露患者发生疾病的风险是非暴露患者的多少倍。

OR：主要用于病例对照研究和横断面研究，可以从四格表中衍生出来，也可以由logistic回归计算得来，表示病例组中暴露人数与非暴露人数的比值除以对照组中暴露人数与非暴露人数的比值。

HR：主要用于队列研究，由Cox风险比例模型衍生出来，是考虑了时间因素的RR。

最后留下一个问题给大家思考：

logistic回归适合于队列研究吗？

(胡志德)

第六章　OR能否用于队列研究？答读者问

　　《OR、HR、RR：三个经常把人弄晕的概念》一文一经发布后，便引起了很多读者的兴趣。为增强互动，文末留下了一个问题：对于前瞻性队列研究数据的分析，可以用logistic回归计算OR值吗？为什么？

　　让我非常感动的是，有几位作者通过留言评论的方式提出了自己的看法，并说明了自己的理由。科学研究本身提倡百家争鸣，对某一科学问题的看法就应该不唯书、不唯上，应该提倡通过与同行进行积极的、理性的、基于证据的讨论来塑造自己的观点，并在实践中不断修正。

　　在回答这个问题之前，首先需要说明的一点是：这是一个"开放"的问题，仁者见仁智者见智，没有所谓的"标准答案"，在此，笔者也仅仅谈一些个人的看法，不一定正确，仅供抛砖引玉之用。

　　如短文中所述，HR的临床价值要高于OR，主要原因在于：第一，HR不仅考虑事件是否发生，还考虑了事件发生的时间；第二，HR通常来自于队列研究，而队列研究是"来自于真实世界"的研究，因此HR具有较好的外推性，或者说泛化性，也十分便于解释。相比之下，OR来自于病例对照研究而不是来自于真实世界的研究，其解释要比RR/HR抽象得多。

　　如果从研究的设计就可以得知HR的这两个优势并不是很明显，那也不一定要去选HR/RR了。举一个例子：某研究探讨重症患者入院时是否有糖尿病与其ICU内死亡率的关系。这是一个前瞻性的队列研究，因为是否有糖尿病是在入院时就采集到的信息，而ICU内死亡是随后发生的事情。这样的研究，用Cox模型计算HR当然无可厚非。但仔细一想，对于ICU患者来说，存活时间好像不是什么关键问题：在ICU住了3天后死亡，和在ICU住了30天后就死亡，应该没有太大的区别，因为ICU患者的治疗目标显然不是让患者多活个三五天。因此，对于时间因素并不是很重要的，或随访时间较短的队列研究，我认为也可以用logistic回归计算OR值。国际上确实有很多研究就是这样处理数据的。

　　此外，当结局发生率很低时，OR和RR(甚至HR)是大致相同的。比如，某研究采用前瞻性队列研究分析了吸烟与肺癌的关系，队列共包括90 000人，其中10 000人吸烟，80 000人不吸烟。随访3年后，发现吸烟人群中共有100人患肺癌(肺癌发生率为1%)，而不吸烟的人群中也仅100人患肺癌(肺癌发生率为0.125%)。如表1所示：

表1　吸烟与肺癌的队列研究		
	肺癌	健康
吸烟者	100	9 900
不吸烟者	100	79 900

　　该队列中，RR为8.00。如果将该研究视为病例对照研究，计算其OR为8.07，两者相差不大。可见，对于结局发生率很低的队列研究，RR与OR的结果是十分接近的。笔者认为，对于此类研究计算RR/HR或OR都可以。

　　也许有读者会感到疑惑，你的观点提炼出来就是：用HR无可厚非，用OR也未尝不可。既然鲍鱼和白菜都是可以吃的，那我还吃白菜干什么？为什么有人放着好端端的RR/HR不用，非要去用OR表示暴露因素与结局事件的关联强度呢？

　　笔者认为，可能与以下原因有关：第一，风气问题。不得不承认的一点是科研中存在"跟风"现象。最先有学者用logistic回归来处理随访时间较短的队列研究，得出了OR值，这导致了后续的很多学者跟风，也采用logistic回归来分析队列研究数据。这种现象与笔者前述提及的"四格表统计中该用Fisher确切概率法还是卡方检验"的关系有点类似。有时，当一种不恰当但无伤大雅的学术观点已经形成"气候"时，人们已经很难去，也懒得去改变这种观点。第二，用OR可能更有利于论文的发表。在科研活动中，尽管有很多学者呼吁重视发表偏移的问题，但是不得不承认的是"阳性结果更容易发表""效应明显的研究更容易发表"。同样一个四格表，如果RR得到的结果是2，那么OR肯定是大于2的；如果RR得到的结果是0.6，OR肯定是小于0.6的。而部分读者甚至审稿人也分不清OR和RR的临床解释有何差异，认为两者是同一个东西。因此，用OR展示结果时，往往容易神不知鬼不觉地夸大暴露因素与结局事件的关联强度，统计学功底很深厚的学者难免存在"投机取巧"的心理，选择OR作为统计量，试图堂而皇之地、有板有眼、有理有据地忽悠读者。

（胡志德）

第七章　有病例和对照的研究就是病例对照研究？

病例对照研究是临床科研中最为常见的研究类型，由于"病例对照"这四个字具有一定的误导性，很多同行、甚至杂志编辑会想当然地认为有病例、有对照的研究就是病例对照研究。据笔者观察，这种错误的认识在现实生活中可谓根深蒂固，常常会令一些流行病学专业人士感到啼笑皆非。

举个例子，试判断以下研究的类型：

为研究超重与类风湿关节炎（RA）的关系，某研究者对100例RA患者和100例健康个体的体重进行了分析，发现100例RA患者中有90例超重（BMI>25）；而100例健康个体中仅有10例超重，卡方检验发现$P<0.01$，因此研究者认为：超重是RA的危险因子。

这个结论正确吗？这种研究到底属于什么研究呢？

很多同行会错误地认为：本研究有病例（RA患者）、也有对照（健康对照），因此本研究属于病例对照研究。

其实本研究并非病例对照研究，而是属于横断面研究！

在讨论病例对照研究之前，我们需要先了解下临床研究的类型。总体上，临床研究可以分为三种类型：干预性研究、观察性研究、诊断准确性试验。根据是否随机分配研究对象，干预性研究可以分为随机对照试验和非随机对照试验。根据数据收集的时序关系观察性研究可以分为：队列研究、病例对照研究、横断面研究。此外，近年来还有一种新的研究类型叫巢式病例对照研究，也称队列研究中的病例对照研究。诊断准确性试验是一种特殊的研究类型，笔者认为其既不属于干预性研究，也不属于观察性研究，因此将其单独列为一类。

队列研究、病例对照研究和横断面研究三者到底有何区别？笔者以超重和

RA的关系来说明三者的区别：

(1)队列研究：研究者随机抽取了某地区的100 000名居民，记录了他们在进入研究时的体重指数(BMI)以及其他生活特征。按照是否超重(BMI>25)，将这些居民(研究对象)分为超重人群(n=10 000)和非超重人群(n=90 000)，然后对这些研究对象进行了10年的随访，采用Kaplan-Meier法和Cox风险比例模型分析了超重与RA的关系，最后发现超重的个体患RA的风险较高，因此得出结论：超重是RA的危险因子。

(2)病例对照研究：研究者对超重和RA的关系很感兴趣，因此在临床上找了100例RA患者和100例健康个体，拟采用问卷调查的方式分析超重与RA的关系。问卷调查的内容主要是：10年前(注意"10年前"这三个字)你的BMI是多少？研究者发现，RA患者10年前超重的比例明显高于健康个体，因此得出结论：超重是RA的危险因子。

(3)横断面研究：某研究者对超重与RA的关系十分感兴趣，因此现场调查(注意"现场调查"这四个字)了100例RA和100例健康个体的BMI。结果发现，RA患者中超重人群所占的比例明显高于健康个体，因此得出结论：RA与超重有关。

从这3个例子可以看出，病例对照研究和队列研究中，暴露因素(是否超重)与结局事件(是否患RA)并不是同时发生的，而是有一个时间间隔。队列研究是预先知晓了暴露因素(是否超重)，然后再去随访患者一段时间，确定患者是否发生结局事件(是否患RA)。而病例对照研究则是先知道了患者的结局(是否患RA)，然后再去回溯此前的某一个时间段患者是否有某种暴露因素(是否超重)。因此队列研究也称前瞻性研究，病例对照研究也常常被称为回顾性研究。这里的"前瞻"和"回顾"实际上是指实验设计，到底是由果索因(回顾)，还是由因索果(前瞻)。

在临床实践中，"前瞻"和"回顾"还有另外一层意思，即资料的来源问题，或者说数据的收集方式。如果是有预谋、有计划、有组织地采用未来的数据进行的研究，就是前瞻性研究，严格来讲应该理解成用前瞻性资料开展的研究；如果是临时想起来的方案，去收集既往数据的研究，就是回顾性研究，也可以理解成用回顾性资料开展的研究。

队列研究可以分为：前瞻性队列研究(利用前瞻性资料开展的研究)，回顾性队列研究(利用回顾性资料开展的队列研究)和双向性队列研究(上述两种研究的综合)。打个比方：某研究者在1995年收集了某社区1 000名居民的血清，调查HBV的发病率，在检测完了所有研究对象的血清HBsAg水平后，他将剩余的血清冻存起来。2015年，该研究者突发奇想，决定研究下血清胆固醇增高是否与冠心病有关。于是研究者拿出了这1 000份血清，检测了胆固醇浓度，然后拿着这些患者的资料，逐一走访患者，确定其是否患有冠心病。这种研究就属于回顾性队列研究。可以理解成：用回顾性资料开展的前瞻性(队列)研究。

横断面研究与队列研究、病例对照研究就有所不同了，因为其研究的暴露因素和结局变量是同时发生的。在上述例子中，研究者调查的暴露因素(超重)与结局变量(是否患RA)是同时发生的，没有任何先后顺序，因此是横断面研究。

在横断面研究中，由于暴露因素和结局事件是同时发生的，无法明确因果关系，因此其结论不能下为超重是RA的"危险因素"，只能说超重与RA有关。"危险因素"一词只能用于队列研究和病例对照研究，不能用于横断面研究。上述横断面研究的结果只能解释为超重和RA有关，其中暗含了三层意思：①可能是超重引起了RA；②也可能是RA引起了超重；③还有可能是RA和超重只是某种病理状况的伴随因素，两者没有直接因果关系。比如已知吸烟是RA的危险因素，吸烟也是导致超重的危险因素，因此，RA和超重其实是没有关系的，两者的关联其实是由吸烟造成的。

就论证强度而言，队列研究的论证强度高于病例对照研究，病例对照研究高于横断面研究。队列研究的论证强度之所以高于病例对照研究，是因为队列研究是真实世界的研究，能准确地反映疾病的发生率，且如果是前瞻性队列研究的话，失访的比例和记忆偏倚明显较少，结论更有说服力。病例对照研究的缺陷是非"真实世界"的研究，因为真实的世界只存在于过去，现在去回溯资料的话，显然无法还原当年的真实情况。表现在其研究对象的纳入很随意，疾病组和对照组的构成并不足以反映真实世界中疾病的患病率，且能否回顾很多时候取决于病例资料是否完整。虽然病例对照研究不如队列研究有说服力，但是比起横断面研究来，病例对照研究的论证强度还是略微高了那么一点，主要是因为病例对照研究可以明确因果关系，而横断面研究不能。

虽然从论证强度的角度讲：队列研究高于病例对照研究，病例对照研究高于横断面研究。但是从研究的难易程度来讲，开展横断面研究的难度明显要小于病例对照研究和队列研究，因为这不牵涉到随访问题。实际上，对某一临床问题的研究，一般都是先从横断面研究开始的，然后逐渐采用病例对照研究和队列研究的方式予以论证。

回到本文首段提出的问题：

问：为什么该研究属于横断面研究？

回答：因为超重和RA是同时发生的，时间上没有先后顺序。

问：那为什么说该研究有选择偏倚？

回答：因为该研究中实验组和对照组的人数是主观确定的，研究人群中RA的发生率(RA占总研究人群的比例)为50%，与临床实践中的情况明显不符。

问：那正确的设计应该怎么办呢？

回答：圈定某个地理范围，然后调查所有的研究对象或随机抽取一部分对象进行调查，调查内容主要是目前的体重状况和目前是否患RA，同时调查其他可能的混杂因素。

问：那岂不是RA组患者的数量明显会低于健康个体的数量，实验组和对照组不平衡啊，这样行吗？

回答：观察性研究强调的是真实世界的研究，实验组和对照组之间的比例本身就应该是自然形成的，无需刻意平衡。你说的实验组和对照组样本量要平衡这一点，主要是干预性研究的试验设计原则吧。

(胡志德)

第八章　倾向匹配(PSM)分析：观察性研究的统计学利器

　　倾向匹配分析，英文全名为propensity-matched analysis，缩写为PSM，是目前国际上最为流行的统计学方法之一。2016年1月1日，笔者用"propensity-matched"作为关键词在PubMed上检索，共检索出1 206篇文献。通过对这些文献进行分析，笔者发现，在2000年时，仅有1篇文献采用PSM进行统计学分析。而2015年全年，则有316篇文献采用了PSM进行统计学分析(见图1)。可见，这种统计学方法在国际上已经十分流行。相比之下，国内对于PSM分析的应用还不够重视，采用PSM进行统计学分析的论文还相对较少。在此，笔者拟结合自己学习PSM分析的一些体会，浅析PSM的原理和应用。由于笔者水平所限，本文仅适合作为PSM入门的参考资料。如果有读者想深入了解PSM分析，建议参阅相关文献。

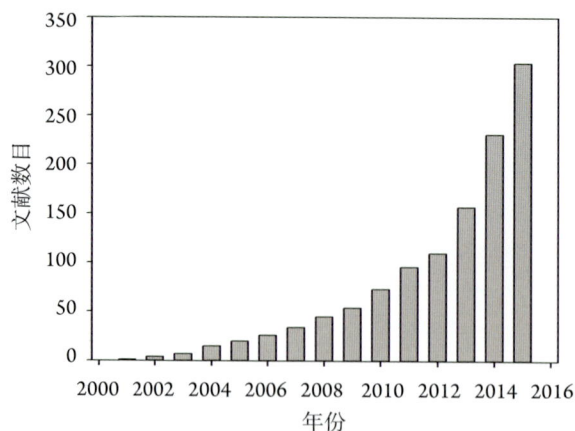

图1　PubMed中每年用PSM发表的论文数量

　　何为PSM分析呢？这个问题需要先从临床研究的类型说起。众所周知，临床研究分为干预性研究和观察性研究。干预性研究的论证强度是高于观察性研究的，原因就在于干预性研究可以通过"随机分配"的方式平衡混杂因素。比如研究一种药物治疗抑郁症的疗效，研究者在招募了一些抑郁症患者后，将其随机分为试验组和对照组，试验组接受药物治疗，对照组接受安慰剂治疗。经过治疗一段时间后，如果两组患者的"预后"不同，则我们可以认为这种"预后"上的差异完全是由治疗措施上的差异引起的(实际上，我认为这句话值得商榷)，因为从理论上讲，试验组和对照组的临床特征是相同的，或者说具有可比性。正因如此，随机对照试验(RCT)一直是目前临床研究的"最高境界"，在"循证医学"中具有较高的证据等级。

　　相对于干预性研究，观察性研究就比较"尴尬"了，因为没有随机分组一说，所以除了暴露因素的差异外，实验组和对照组之间在其他很多方面还存在差异，人们通常将这种差异视为混杂因素。大家注意一下：在干预性研究中，我们说试验组接受的是"干预措施"，因为这种干预措施是主动给予的；而在观察性研究中，我们说实验组是存在"暴露因素"的，因为实验组是被动暴露于某种因素的。实际上，两者的本质是相同的。在本文中，为便于阐述，笔者统一将暴露组说成实验组，非暴露组说成对照组。

　　如前述及，观察性研究的软肋在于存在"混杂因素"。因此，结局事件的发生不一定是完全由暴露因素造成的。打个比方：研究胆固醇增高的个体是否更容易患急性心肌梗死。在这个课题中，研究者根据受试者的胆固醇水平，将队列人群分为胆固醇增高组和胆固醇正常组，并对人群进行随访，20年后，观察结果证实：胆固醇增高组人群患急性心肌梗死的风险是高于胆固醇正常组的，但由此并不能认为"胆固醇增高会增加个体患急性心肌梗死的风险"。因为与胆固醇正常组相比，胆固醇增高组个体的甘油三酯水平较高、高血压的发生率也很高。那你说到底是胆固醇增高引起了急性心肌梗死还是甘油三酯、高血压引起了心肌梗死呢？

　　为了排除混杂因素的影响，我们需要在设计上或统计上进行一些处理，设计上最常见的处理方式就是"配对"，但是这种方法并不常用，因为配对因素越多，匹配难度越大。多数情况下，研究者还是会选择通过统计学方法进行校正，比较常用的就是logistic回归和Cox风险比例模型。但笔者认为，这两种方法都或多或少有些缺陷，比如：在变量筛选的时候，某些与结局事件关联较弱的变量会被"排挤"出模型，而最终的模型只是假定结局事件与几种"关联性较强"的暴露或混杂因素有关。很多起初被认为是混杂因素的参数，并未进入方程得到校正。

　　好了，我们言归正传，谈谈PSM。所谓PSM，就是指通过一定的统计学方法对实验组与对照组进行筛选，使筛选出来的研究对象在临床特征(潜在的混杂因素)上具有可比性。此时，如果实验组与对照组的预后存在差异，那就可以将差异完全归结于实验因素或者说暴露因素了。

笔者以《JTD》杂志2015年11月发表的一篇论文来说明PSM的大致思路和应用。该文主要研究在接受了PCI手术的患者中，贫血是否会增加患者3年内发生缺血事件的风险。研究回顾性地分析了8 825名接受了PCI治疗的患者的临床资料，发现其中有581人在接受PCI手术时存在贫血。进一步的研究还发现，贫血与非贫血患者在很多方面存在差异，比如贫血患者中老年人群、高血压的比例明显较高。如果采用传统的研究思路研究贫血与术后3年缺血事件的关系，就需要采用Cox模型对所有的混杂因素进行校正。但在本文中，作者并未按照传统的思路进行研究(这也是本文的创新点之一)，而是采用了PSM法对患者进行筛选配对。经过1∶1筛选配对后，共有436名贫血患者和436名非贫血患者进入了该研究，这些患者的临床特征已经基本一致，如图2所示。

Table 1 Baseline clinical characteristics and procedure characteristics before and after matching on the propensity score

Variables	Before matching			After matching		
	Anemia, n=581 (%)	No anemia, n=8,244 (%)	P value	Anemia, n=436 (%)	No anemia, n=436 (%)	P value
Male	355 (61.10)	6,223 (75.49)	<0.001	276 (63.30)	276 (63.30)	1.000
Elders	386 (66.44)	2,881 (34.95)	<0.001	286 (65.60)	300 (68.81)	0.313
BMI	24.06±3.03	24.78±3.15	<0.001	24.22±3.02	24.17±3.25	0.835
Smoker	314 (54.04)	4,265 (51.73)	0.281	232 (53.21)	216 (49.54)	0.278
Drinker	186 (32.01)	2,517 (30.53)	0.454	142 (32.57)	133 (30.50)	0.512
Hypertension	358 (61.62)	4,687 (56.85)	0.025	274 (62.84)	274 (62.84)	1.000
Arrhythmia	68 (11.70)	772 (9.36)	0.063	55 (12.61)	53 (12.16)	0.837
Diabetes	581 (100.00)	8,244 (100.00)	0.003	436 (100.00)	436 (100.00)	0.528
Non-diabetes	396 (68.16)	6,140 (74.48)		291 (66.74)	304 (69.72)	
Diet-therapy	34 (5.85)	370 (4.49)		26 (5.96)	20 (4.59)	
Drug-therapy	151 (25.99)	1,734 (21.03)		119 (27.29)	112 (25.69)	
Hyperlipidemia	173 (29.78)	3,865 (46.88)	<0.001	134 (30.73)	126 (28.90)	0.554
PVD	18 (3.10)	126 (1.53)	0.004	14 (3.21)	14 (3.21)	1.000
History of cardiovascular and cerebrovascular diseases	238 (40.96)	2,884 (34.98)	0.004	180 (41.28)	177 (40.60)	0.836

图2　通过匹配后的贫血组和非贫血组临床特征趋向于一致

此时，如果经过筛选后的贫血组和非贫血组患者术后3年内缺血事件的发生风险上存在差异，则就可以将原因归结为贫血，因为两组患者其他特征都是相同的。

关于PSM的统计学原理，笔者在此以《JTD》的这篇文章为例进行简要介绍。其基本流程为：首先将患者分为贫血患者和非贫血患者，然后采用logistic回归，以贫血与否作为应变量(Y)，以其他所有已知的临床特征(比如BMI、NYHA分级、高血压等)作为自变量(X)，构建一个logistic回归方程，并根据方程计算出每个患者的"贫血概率"。这个贫血概率实际上就是PSM最核心的内容之一。然后，根据贫血概率，将贫血组和非贫血组进行匹配。比如，贫血组中有一个患者的贫血概率为0.361，那么就在非贫血患者中找一个贫血概率在0.361附近的患者与之进行配对。PSM最精妙的地方就在于：如果根据贫血概率将研究对象进行匹配后，贫血组和非贫血组的临床特征就具备可比性了。可见，PSM实际上是通过"事后筛选"的思路将观察性研究的混杂因素进行匹配，使其实验设计类同于随机对照试验。

在软件操作时，程序会让操作者提供一个卡钳值(caliper)，这个卡钳值实际上就是指贫血组与非贫血组在进行配对时，概率上允许的误差。比如卡钳值设置为0.02，也就是说如果一个贫血患者的贫血概率是0.361，与之匹配的非贫血患者的贫血概率必须在0.341至0.381之间。如果在非贫血组中无法找到贫血概率在0.341至0.381之间的个体，就不进行任何配对，而直接将该患者排除出研究。可见，卡钳值设置越大，越容易找到匹配的对象，但结果越容易出现不良匹配；卡钳值设置过小，实验组和对照组越容易平衡，但是符合配对要求的患者就少了，研究的统计效能就低了。通常情况下，建议将卡钳值设置为0.02或0.03。

上述PSM的统计学原理看起来很繁琐，但是软件操作却十分简单。目前有很多软件可以实现PSM，详见后续章节。

(胡志德)

第九章　调整基线差异：协方差分析

　　在临床试验中，干预效应除了与处理因素(如干预措施)有关外，还受许多非处理因素(如患者的年龄、性别、病情、心理、环境、社会等因素)的影响。随机对照设计是目前被公认的临床干预性试验的金标准方法，通过随机分配可以使不同组别受试者的非处理因素等基线情况做到良好的平衡，但对于一些非随机化或无法随机化的研究设计，组间的基线可能会存在差异。为了提高试验的精确性和准确性，一般情况下，研究者会对处理因素以外的一切条件采取有效措施严加控制，使它们在各组间尽量一致，称为试验控制；但在有些情况下，即使付出很大努力也难以达到试验控制的预期目的，但可以通过统计控制来辅助实验控制。

　　接下来，先看一组数据：该数据来源于高中学校(HSB)研究，它是通过对美国高中学校进行调查得到的数据资料，是从28 000名高中学生中收集到的一个样本数据，该数据曾被多本书籍和软件选择作为示例使用。Leech NL等在其编写的著作[《SPSS统计应用与解析(第3版)》，何丽娟，朱红兵译]附书光盘中附有从总体随机抽取75名学生组成的样本数据，共含有45个变量，而我们围绕要讨论的问题，只选取4个变量的数据(见表1)用于分析研究。

　　数据中，"id"表示研究对象的ID，"gender"表示性别，作为分组的指示器(0=男性，1=女性)，"mathach"表示类似ACT的数学测验成绩(看起来比较怪)，"mathcrs"表示选修数学课程数。

　　根据数据和研究目的，我们拟确立讨论问题：

　　假设我们的研究问题是调查男生和女生在数学测验上是否有差异。可以看出，该研究问题涉及两个变量：性别和数学测验成绩。前者显然是一个二分类变量，是主要的处理因素，为研究的自变量；而后者则是一个连续型变量，为研究的因变量。如果有差异，是否是其他因素(如由于男生和女性选修的数学课程数不同)造成的，这又涉及了一个非处理因素。因此，我们拟确立两个研

表1 HSB数据

ID	Gender	Mathach	Mathcrs	ID	Gender	Mathach	Mathcrs
1	0	5.00	1	39	1	1.00	0
2	0	12.00	3	40	1	8.00	1
3	0	3.67	0	41	1	13.00	1
4	0	21.00	5	42	1	4.00	1
5	0	23.67	5	43	1	5.33	2
6	0	9.00	1	44	1	19.67	4
7	0	19.67	3	45	1	7.67	0
8	0	7.67	2	46	1	6.67	0
9	0	14.33	2	47	1	14.33	4
10	0	14.33	3	48	1	10.67	1
11	0	17.00	2	49	1	14.33	2
12	0	19.67	4	50	1	14.33	1
13	0	14.33	2	51	1	17.00	4
14	0	9.00	0	52	1	17.00	1
15	0	23.67	3	53	1	22.67	5
16	0	18.33	4	54	1	14.33	2
17	0	15.67	4	55	1	6.33	0
18	0	15.67	4	56	1	3.67	2
19	0	7.67	2	57	1	23.67	5
20	0	21.00	3	58	1	4.00	1
21	0	10.33	2	59	1	17.00	2
22	0	21.00	4	60	1	6.33	3
23	0	22.33	5	61	1	3.67	1
24	0	5.00	0	62	1	9.00	1
25	0	13.00	2	63	1	20.33	4
26	0	23.67	5	64	1	13.00	1
27	0	5.00	0	65	1	12.00	1
28	0	23.67	5	66	1	17.00	0
29	0	14.67	2	67	1	23.67	5
30	0	18.67	4	68	1	2.33	0
31	0	11.67	3	69	1	22.33	4
32	0	14.33	1	70	1	5.00	1
33	0	11.67	2	71	1	5.00	0
34	0	14.33	4	72	1	10.33	3
35	1	9.00	0	73	1	1.00	1
36	1	10.33	0	74	1	9.33	0
37	1	7.67	0	75	1	10.33	2
38	1	-1.67	0	–	–	–	–

究问题：

研究问题1：男生和女生之间在数学测验成绩上有差异吗？

研究问题2：如果对选修的数学课程数加以控制，男生和女生之间在数学测验成绩上有差异吗？

对于第一个问题，可能是一个很"基础"的统计分析问题。聪明的读者可以马上想到用三种方法来处理该数据：成组t检验、单因素方差分析(F检验)、Wilcoxon秩和检验(Mann-Whiteny)检验等；也会想到通用的统计软件，如SAS、Stata、R、SPSS等均提供了这些方法，我们拟采用Stata软件实现。当然，在计算之前，您必须把数据输入软件中，但请不要告诉我您连数据输入都不会。

最为简单和"稳健"的是Wilcoxon秩和检验等非参数检验方法，它不需要检验满足两个成组样本比较使用的t检验、F检验等所需要的数理条件，可以由Stata的"ranksum"命令轻松实现。如：

. ranksum mathach,by(gender)

请注意，"by()"选择项用于指示分组变量，在命令中必不可缺。

结果为：

```
Two-sample Wilcoxon rank-sum (Mann-Whitney) test
      gender |      obs     rank sum     expected
-------------+---------------------------------
           0 |       34      1533.5         1292
           1 |       41      1316.5         1558
-------------+---------------------------------
    combined |       75        2850         2850

unadjusted variance      8828.67
adjustment for ties       -31.15
                         ----------
adjusted variance        8797.52

Ho: mathach(gender==0) = mathach(gender==1)
            z =    2.575
      Prob > |z| =    0.0100
```

结果中报告了每组的样本量、秩和；样本量足够大时 U 检验的结果，如果样本量足够大时，可以根据结果中的 Z 值(即 U 检验中的 U 值)和 P 值作出统计推断；如果样本量不够大，则可以根据两组样本量及秩和，查两样本比较秩和检验用的 T 界值表，进行统计推断。本例的数据中，每组样本量均大于30，可以根据 U 检验的结果进行统计推断，$Z=2.575$，相应 $P=0.01$，说明两组差异有统计学意义。

很显然，这两组观测样本是独立的(每个受试者的得分与其他受试者得分没有系统上的关系)，如果再加上两组的数学测验数据这个因变量均服从正态分布、且方差齐性，则也可以选用成组 t 检验或 F 检验，为了和后面讨论的内容保持一致，只讲解 F 检验。

首先，做正态性检验。Stata中用于检验连续型数据是否服从正态分布的检验命令为sktest，使用比较简单。对于检验因变量是否服从正态分布，命令如下：

. sktest mathach if gender==0
. sktest mathach if gender==1

请注意，用"if"选择项来限定数据选择范围，后跟"gender==0"表示选择男生组，"=="表示等号。

两组因变量正态性检验结果如下：

Skewness/Kurtosis tests for Normality

Variable	Obs	Pr(Skewness)	Pr(Kurtosis)	adj chi2(2)	Prob>chi2
mathach	34	0.6842	0.0851	3.40	0.1826

Skewness/Kurtosis tests for Normality

Variable	Obs	Pr(Skewness)	Pr(Kurtosis)	adj chi2(2)	Prob>chi2
mathach	41	0.3517	0.2510	2.33	0.3119

结果发现，每组正态性Skewness-kurtosis检验，相应 P 值均大于0.05，提示数据满足正态性分布要求。

再次，进行 F 检验。在Stata中用于 F 检验的命令是oneway，命令行操作格式为：oneway 因变量 分组变量 [,选择项]。

. oneway mathach gender, tabulate

上述命令中加"tabulate"选择项，可以报告每组数学测验成绩的均数及标准差，结果如下：

```
               |          Summary of mathach
    gender |      Mean    Std. Dev.       Freq.
-----------+---------------------------------------
         0 |   14.755588   6.0317685         34
         1 |   10.747561   6.6963978         41
-----------+---------------------------------------
     Total |   12.564533   6.6706952         75
```

```
                         Analysis of Variance
    Source            SS        df        MS          F      Prob > F
-------------------------------------------------------------------------
Between groups    298.581468     1    298.581468     7.28     0.0087
Within groups     2994.2834     73    41.0175808
-------------------------------------------------------------------------
    Total         3292.86487    74    44.4981739
```

Bartlett's test for equal variances: chi2(1) =   0.3865 Prob>chi2 = 0.534

　　聪明的读者会问，F检验所需要的数理条件不是还要看不同组总体方差是否相等，为什么没有进行方差齐性检验啊？实际上，在方差分析结果中最后一行"Bartlett's test for equal variances"即是方差齐性检验结果，相应$P=0.534$，提示满足两组方差齐性假设。

　　我们可以从F检验结果中发现，男生、女生的平均成绩分别为14.76和10.75，男生的数学测验成绩显著高于女生，要高出4分左右，那么问题来了：难道数学成绩真是男女有别吗？会不会和其他原因有关？

　　回到篇首的数据，除了我们关注的研究焦点或自变量——性别这个自变量外，还有一个变量——选修数学课程数，它有6个定序水平，且偏度值不高，认为其近似正态分布或连续型数据。因为它在数学测验之前发生，研究者已考虑到它会影响因变量，如果不控制它，可能会影响自变量预测因变量时的准确性，此类变量称为协变量。当对协变量不能够控制或不感兴趣时，可以在实验处理前予以观测，然后在统计时运用协方差分析(analysis of covariance，ANCOVA)来处理。

　　协方差分析是方差分析的延伸，并将线性回归与方差分析结合起来，检验两组或多组修正均数间有无差异的一种统计方法，用于消除混杂因素对分析指标的影响。它可以将协变量对因变量的影响从自变量中分离出去，从而调节协变量对因变量的影响效应，可以进一步提高实验精确度和统计检验灵敏度，是综合方差分析和回归分析技术对实验进行统计控制的一种方法，也称为带有协变量的方差分析(analysis of variance with covariance)。

　　在进行协方差分析时，请注意其应用条件：①观测样本独立；②各组因变量服从正态分布；③各组方差相等(方差齐性)。这三个条件也是方差分析的应用条件，可以简单记为一个抗结核药物异烟肼的简写INH(independence，normality，homogenicity)，因为协方差分析是方差分析的延伸，所以也要符合这些假设。此外，还要满足以下的附加假设：④协变量与因变量之间存在线性关系(即回归系数有统计学显著性)；⑤每组协变量回归斜率要相等(称为回归斜率齐性)。

所以，在进行协方差分析前应该对其应用条件进行假设检验，如资料符合应用条件或经变量变换后符合应用条件，才可进行协方差分析。

在Stata中，anova命令可以针对平衡或平衡设计，如缺失数据设计，多重测量设计，以及多因素、嵌套、混合设计等，进行拟合方差分析和协方差分析。其菜单操作格式为Statistics > Linear models and related > ANOVA/MANOVA > Analysis of variance and covariance，在出现的对话框中，选择合适的选择项操作即可；其命令行操作格式为：anova varname [termList] [if] [in] [weight] [, options]，要注意的是termList是因子列表，如果是针对连续型数据x，可以加c.x开关来忽略。

针对篇首的数据，在前面的方差分析时，已对正态性和方差齐性等已做过检验，均服从相关假设，接下来要对协方差的附加假设来进行检验。

是否存在线性关系，可以通过采用regress命令检验每组回归系数来证实，具体命令如下：

```
. regress mathach mathcrs if gender==0
. regress mathach mathcrs if gender==1
```

结果如下：

Source	SS	df	MS			
Model	861.357206	1	861.357206			
Residual	339.256434	32	10.6017636			
Total	1200.61364	33	36.3822315			

Number of obs = 34
F(1, 32) = 81.25
Prob > F = 0.0000
R-squared = 0.7174
Adj R-squared = 0.7086
Root MSE = 3.256

mathach	Coef.	Std. Err.	t	P>|t|	[95% Conf. Interval]	
mathcrs	3.259804	.3616504	9.01	0.000	2.523146	3.996462
_cons	5.934942	1.126695	5.27	0.000	3.639939	8.229945

Source	SS	df	MS			
				Number of obs =		41
				F(1, 39) =		41.63
Model	926.096948	1	926.096948	Prob > F =		0.0000
Residual	867.572809	39	22.2454566	R-squared =		0.5163
				Adj R-squared =		0.5039
Total	1793.66976	40	44.8417439	Root MSE =		4.7165

mathach	Coef.	Std. Err.	t	P>|t|	[95% Conf.	Interval]
mathcrs	2.987593	.463035	6.45	0.000	2.051016	3.92417
_cons	5.938265	1.047928	5.67	0.000	3.81863	8.0579

从中可以发现，每组的因变量与协变量间均存在线性关系，说明满足回归系数有统计学显著性假设。

也可以通过twoway命令绘制散点图(见图1)来进行观察：

. graph twoway (scatter mathach mathcrs if gender==0, msymbol(O)) (scatter mathach mathcrs if gender==1, msymbol(Oh)) (lfit mathach mathcrs if gender==0) (lfit mathach mathcrs if gender==1)

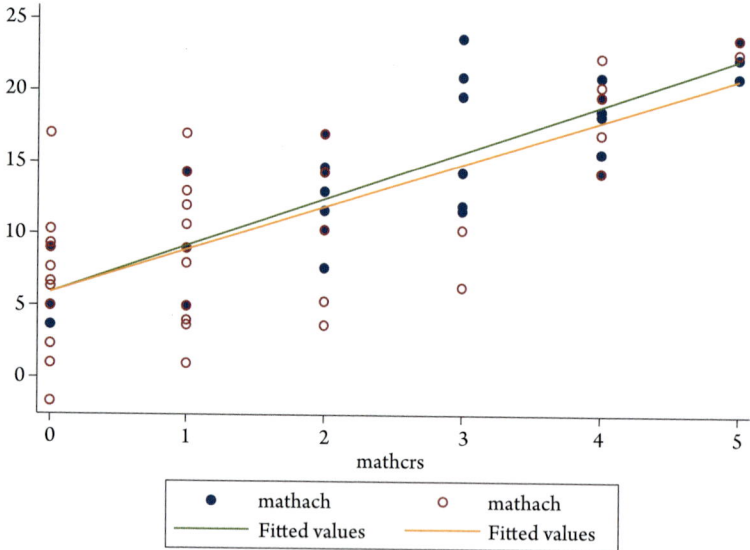

图1 散点图

回归斜率齐性假设是协方差分析最重要的假设之一，通过F检验可以检验协变量与控制变量是否存在交互作用，如果F检验存在显著性，则说明违背该假设。具体过程如下：

. gen gendermathcrs=gender*mathcrs
. anova mathach gender c.mathcrs c.gendermathcrs

通过gen命令产生一个名为"gendermathcrs"变量，表示性别与选修数学课程数这两个变量的交互；"c."是用来将某一协变量告知Stata将其作为连续数型变量处理。

结果如下：

```
                Number of obs =      75     R-squared      =   0.6335
                Root MSE      = 4.12281     Adj R-squared  =   0.6180

      Source |   Partial SS     df       MS            F      Prob > F
-------------+----------------------------------------------------------
       Model |  2086.03562      3   695.345207        40.91     0.0000
             |
      gender |   .000065307     1    .000065307        0.00     0.9984
     mathcrs |   861.357206     1    861.357206       50.68     0.0000
 gendermat~s |   3.37201052     1    3.37201052        0.20     0.6574
             |
    Residual |  1206.82924     71    16.997595
-------------+----------------------------------------------------------
       Total |  3292.86487     74    44.4981739
```

结果显示，表明总的线性模型存在统计学显著性(F=40.91，P= 0.0000)；定性因素性别(自变量)对因变量数学测验成绩的影响较小(F=0.00，P=0.9984)；定量因素选修数学课程数(协变量)对数学测验成绩的影响结果为F=50.68，相应P=0.0000，提示协变量与因变量的直线存在统计学显著性；性别与选修数学课程数之间的交互作用无统计学显著性(F=0.20，P=0.6574)，可以认为两条直线回归方程的总体斜率相同。

最后，拟合协方差分析模型。因为两组斜率相同，所以交互项不需要纳入模型，所以拟合最终模型命令为：

. anova mathach gender c.mathcrs

结果如下:

```
                    Number of obs =      75    R-squared      =  0.6325
                    Root MSE      =  4.0998    Adj R-squared  =  0.6223

     Source |    Partial SS      df         MS           F       Prob > F
------------+--------------------------------------------------------------
      Model |   2082.66361        2   1041.33181       61.95      0.0000
            |
     gender |   6.01732819        1   6.01732819        0.36      0.5515
    mathcrs |   1784.08214        1   1784.08214      106.14      0.0000
            |
   Residual |   1210.20125       72   16.8083507
------------+--------------------------------------------------------------
      Total |   3292.86487       74   44.4981739
```

如果在运行anova命令之后，不进行其他操作，在命令行操作窗口，键入"regress"，则可以显示系数、标准误等，接上步：

. regress

```
     Source |       SS         df        MS              Number of obs =      75
------------+------------------------------            F(  2,   72) =   61.95
      Model |  2082.66361       2   1041.33181         Prob > F      =  0.0000
   Residual |  1210.20125      72   16.8083507         R-squared     =  0.6325
------------+------------------------------            Adj R-squared =  0.6223
      Total |  3292.86487      74   44.4981739         Root MSE      =  4.0998


    mathach |     Coef.    Std. Err.      t     P>|t|    [95% Conf. Interval]
------------+----------------------------------------------------------------
   1.gender |  -.6023814   1.006775    -0.60    0.551    -2.60935    1.404587
    mathcrs |   3.106983   .3015741    10.30    0.000    2.505806    3.70816
      _cons |   6.348457   1.077153     5.89    0.000    4.201192    8.495722
```

结果解读：结果上半部分左边为协方差分析表格，是结局变量的方差，分为Model、Residual和Total三类，总方差被分为可以由自变量解释的方差(model)和不能由自变量解释的方差(Residual)；右边为全模型拟合结果(Overall Model Fit)，Prob>*F*=0.0000，说明拒绝所有模型的系数为0的无效假设。

R-squared=0.6325，可以由自变量解释的因变量方差比例；下半部分为参数估计部分，主要显示了自变量、协变量的系数及标准误，以及95%CI等。

结果显示：如果选择相同数量的数学课程情况下，女生的数学测验成绩比男生仅少了0.602分，差异无统计学意义，相应P=0.51，说明自变量gender(性别)对因变量mathach(数学测验成绩)的影响较小；协变量mathcrs(选修数学课程数)对mathach的结果有影响，相应$P<0.001$。

可以通过边缘均值估计来获得每组数学测验数据的修正均数或调整均数(adjusted mean)，它是假定协变量取值固定在其总均数时的观察变量的均数。可以在Stata软件运行anvoa命令后，再运行margins命令即可：

. margins gender

结果如下：

```
Predictive margins                               Number of obs   =       75
Expression    : Linear prediction, predict()
--------------------------------------------------------------------------
             |            Delta-method
             |    Margin   Std. Err.      t    P>|t|   [95% Conf. Interval]
-------------+------------------------------------------------------------
      gender |
           0 |  12.89384   .7259605    17.76   0.000    11.44666   14.34101
           1 |  12.29145   .6575838    18.69   0.000    10.98058   13.60232
--------------------------------------------------------------------------
```

结果发现，在控制了选修数学课程数这个变量后，实际上男生和女生的数学测验平均成绩是非常接近的(12.894 vs. 12.291)；而前面采用方差分析所得两者有显著性差异的原因，是因为选修数学课程数不同，女生是输在选课这个起跑线上，还真应了中国父母亲对小朋友们的关爱：不能输在起跑线上！

也许有读者会问，协方差分析这么多结果，在写论文时怎么报告呢？可以按以下表2、表3格式报告。

表2　调整协变量前后不同性别学生数学测验成绩结果

性别	样本量	调整前		调整后	
		均数	标准差	均数	标准误
男生	34	14.76	6.03	12.89	0.73
女生	41	10.75	6.70	12.29	0.66

表3　协方差分析结果

变异来源	均方差MS	F值	P值
性别	6.01	0.36	0.552
数学课程数	1784.08	106.14	<0.001
误差	16.81	—	—

　　最后，我们回顾一下本章学到了什么：①两个独立样本资料差异的秩和检验、方差分析，还涉及了连续型数据的正态性检验、方差齐性检验等；②重点学习了协方差分析方法的步骤及在Stata中实现。

　　值得牢记的是：①应用协方差分析的数理条件；②协方差分析可以调整基线差异。还要提出一个重要的建议，即使是你没有理由怀疑或者没有发现基线差异，也可以采用协方差分析消除基线变量的差异，以提高统计检验效能！事实上，令人惊讶的是，很少有人知道这一点！

（张天嵩）

第十章　Cox回归、logistic回归、多元线性回归到底有啥区别？

在医学研究中，最常用的多元回归分析方法有三种：Cox回归、logistic回归和多元线性回归。由于这三种回归的数学原理相对复杂，而且彼此之间还有一些相似之处，经常令数学基础本来就很薄弱的医学生感到头皮发麻。

这三种回归分析方法到底有什么区别和联系呢？笔者拟谈一下自己的看法。

在了解三大回归分析方法之前，我们需要把话题说远一点，先从临床研究的类型说起。如前所述，医学研究大致分为观察性研究、干预性研究和诊断性试验。当然，也有人主张将诊断性试验列入观察性研究，我个人觉得不太妥当。我们先了解下观察性研究和干预性研究的区别。

总体而言，干预性研究与观察性研究的主要区别在于干预措施是否是主动给予的。比如某研究的内容是比较倍他乐克和缬沙坦治疗高血压的效果，如果研究者是预先招募了研究对象，然后将研究对象随机分组，分别给予倍他乐克和缬沙坦，这样的研究就是干预性研究。如果研究者并没有随机分组这道手续，没有主动去干预患者的治疗，而是前瞻性地，或者回顾性地去观察和比较接受倍他乐克治疗的患者与接受了缬沙坦治疗的患者的高血压控制率的区别，那这项研究就属于观察性研究。

那么观察性研究和干预性研究在论证强度上有什么区别呢？毫不夸张地说：区别很大，两者的论证强度不在一个等级上。

在干预性研究中，研究者可以采用随机分配的方式将研究对象分配到不同的干预组，并且采用盲法的方式进行干预和评估效果，这样就能有效避免混杂因素的干扰。换而言之，试验组和对照组的临床特征基本上是一致的，如果两组的结局之间有区别，那当然就应该归结为试验因素了。比如在上述比较倍他乐克和缬沙坦治疗高血压的效果的研究中，假定我们观察到倍他乐克治疗高血压的疗效(有效率)明显高于缬沙坦组(P<0.05)，那我们就可以很确定地说：两组患者高血压有效率上的差异完全是由于治疗措施不同引起的，倍他乐克的降压效果比缬沙坦好。

如果是观察性研究，问题就不是这么简单了。因为接受倍他乐克治疗的患者和接受缬沙坦治疗的患者之间可能不具备可比性。比如接受倍他乐克治疗的患者可能更年轻、经常运动，而接受缬沙坦治疗的患者则以老年患者居多、不怎么运动。研究者观察到了倍他乐克组的降压效果要好于缬沙坦组，会不会是由于年龄或者运动习惯造成的呢？年龄、运动习惯在这里就叫混杂因素。

如何克服混杂因素呢？一般可以采用配对的方式克服，但是这种方式并不常用，因为如果配对因素是1个，倒是很好找配对对象，但是如果配对因素是10个，恐怕就很难找配对的对象了。在临床研究中，处理混杂因素最常用的方法还是从统计学上去进行校正。校正混杂因素的方法有多元线性回归、logistic回归和Cox风险比例模型，根据试验设计的不同，采用的校正方法不同。

我们以胆固醇与冠心病的关系来说明各个回归分析方法的区别和联系。

假定我们研究的内容是：胆固醇增高是否会引起冠心病？这个研究题目显然是无法通过干预性研究进行论证的，总不可能往患者体内注射胆固醇，然后观察患者发生冠心病的情况吧。所以只能通过观察性研究的方式去论证。假定我们开展的研究是前瞻性队列研究，预先募集了10 000名研究对象，这10 000名研究对象在进入研究的时候都没有冠心病。然后我们检测了其血清胆固醇水平，同时还检测了血糖、甘油三酯、Lip(a)等指标，记录了研究对象的人口学特征，如年龄、性别、民族等。然后我们对研究对象进行随访，每年进行一次检查，确认研究对象是否患冠心病。20年后，我们发现：当初胆固醇浓度很高的研究对象，发生冠心病的概率也很高，且在统计上证明了胆固醇增高和冠心病之间有联系。但问题在于，我们还不敢理直气壮地认为胆固醇增高会引起冠心病。因为胆固醇增高组和降低组患者在进入研究时的特征是完全不同的，胆固醇增高组的研究对象的甘油三酯和血糖水平也高，那您说胆固醇增高组和降低组在冠心病发病风险上的差异到底是胆固醇引起的呢，还是甘油三酯、血糖等因素引起的呢？这是一个观察性研究，混杂因素(甘油三酯、血糖)在所难免。此时，我们需要进行多元回归分析，排除混杂因素的干扰，以明确胆固醇到底对冠心病有没有独立的贡献。这里请注意"独立"二字。所谓独立就是指：即使排除血糖、甘油三酯等混杂因素的影响，胆固醇仍然与冠心病有关。

做多元回归分析是校正混杂因素最常用的手段，所谓"多元"，对应的英文为multivariable，实际上可以理解为多参数，就是把所有的混杂因素放在一个方程中，用方程来判断每个因素是不是对结局变量(是否患冠心病)有独立的贡献。此时，选择什么样的回归模型就十分重要了，而要作出正确选择就必须要了解三种多元回归分析方法的区别。

我们首先来看多元线性回归，这种回归方法与Cox回归、logistic回归明显不同的地方就在于其应变量(Y)是连续变量。而上述胆固醇与冠心病的研究中，自变量(Y)是二分类变量(是否发生冠心病)，多元线性回归显然就不适合了。如果我们将研究内容改为：哪些因素可以影响胆固醇浓度，那就可以采用多元线性回归了，因为这里的应变量(Y)是胆固醇浓度，是一个连续变量。

三大回归中，多元线性回归最容易与Cox回归和logistic回归进行鉴别。而Cox回归和Logistic回归的鉴别就令很多同行感到棘手了。如果翻开统计学教科书，两者的数学表达式极为相似，那它们的区别是什么呢？

其实两者有很多区别，但是对于我们医药人士而言，只需要把握住一个区别就可以了。如果您不仅仅关心结局变量是否发生，而且还关心其何时发生，那就选择Cox回归；反之，如果仅仅是关心结局变量是否发生，不关心其何时发生，那就选择logistic回归。

假如是队列研究，一般采用Cox回归，因为研究者毕竟会关心结局什么时候发生；如果是横断面研究，结局和暴露因素之间没有"时间差"，那当然就只能用logistic回归了。当然，队列研究也可以用logistic回归，除非研究者不关心结局何时发生。如果是病例对照研究，一般也采用logistic回归。

大多数队列研究其实都是很关心结局何时发生的，比如上述冠心病与胆固醇的研究：对于一个个体而言，随访第1年就得冠心病和随访第20年才得冠心病对个体的影响显然是不同的。当然，有的研究虽然属于队列研究，但是时间问题不是关键问题，也可以采用logistic回归。比如：研究是否患糖尿病对ICU患者住院期间死亡率的影响。在这个研究中，患者何时死亡就不是问题的关键了。因为按照常理，住院3天死亡和住院10天死亡之间没有太本质的区别。

(沈亚星，胡志德)

第十一章　诊断准确性试验的偏倚来源及其控制

　　对疾病进行准确诊断是制定治疗策略的基础，也是改善患者预后的关键。开展诊断准确性试验研究，目的旨在评价某一诊断手段（以下称待评价试验）对某种疾病（以下统称目标疾病）的诊断价值，确立该诊手段在疾病诊断中的地位和作用。由高水平的诊断准确性试验得出的结论无疑具有极高的论证强度和不言而喻的临床价值，也更容易在所属领域占有一席之地。在设计诊断准确性试验的过程中，需要注意哪些细节以避免潜在的偏倚？如何设计试验才能确保研究结果可靠？都是十分具有意义的话题。

　　诊断准确性试验质量评价工具（QUADAS）是在开展系统评价和meta分析的过程中，用于评价诊断准确性试验质量高低的工具。该工具包含了多个条目，供研究者从不同的方面评价诊断准确性试验的设计质量。

　　本文拟结合诊断准确性试验质量评价工具（QUADAS）[1-2]，浅析诊断准确性试验的偏倚及其控制方法。

1　诊断准确性试验概述

　　诊断是疾病管理中最为重要的一步，其核心任务是对患者是否罹患疾病作出准确的判断。在临床实践中，金标准是判断患者是否罹患疾病最可靠的依据，比如卵巢癌的金标准是病理学检查；冠心病诊断的金标准是冠脉造影。然而，金标准虽然能准确地判断患者是否患病，但其本身存在一定缺陷，比如病理学和冠脉造影均属于有创的检查，可能引发出血、肾脏损伤等并发症；同时，这些检查属于主观检查手段，解读结果的准确性在很大程度上取决于临床医师的经验和专业水平。这些缺陷都或多或少限制了金标准的临床应用。因此，临床医师总希望有更为简便易行的诊断方法。以卵巢癌的诊断为例，在意识到病理学检查有缺陷之后，临床医师就想到了用实验室标志物进行诊断。与病理学检查相比，外周血人附睾蛋白4(HE4)的检测是一种无创的、客观、简便易行的检查手段，也是潜在的卵巢癌诊断标记物。在HE4正式应用于临床之前，人们往往需要先开展诊断准确性试验，对HE4的诊断性能进行全面的了解，以确立其在卵巢癌诊断中的地位和作用。

如何开展一个评价HE4的诊断准确性试验呢？研究者需要先招募一定的研究对象，然后检测这些研究对象外周血的HE4水平，并根据HE4水平将人群划分为卵巢癌患者和非卵巢癌患者。同时，研究还采用金标准对每一名研究对象是否罹患卵巢癌作出判断。金标准是最为准确的划分手段，因此如果要评价HE4的诊断准确性，就必须将HE4的诊断结果与金标准疾病比较，分析其符合程度(图1)。这种符合程度可以用敏感性、特异性、阳/阴性预测值、阳/阴性似然比、诊断比数比等特征指标进行衡量。其中敏感性和特异性是两个最基本的概念和诊断特征。以HE4诊断卵巢癌的研究为例，敏感性反映了在所有卵巢癌患者中，HE4能鉴别出来的卵巢癌患者占所有卵巢癌患者的比例；后者则反映了在所有非卵巢癌患者中，HE4能排除的个体占所有非卵巢癌患者的比例。诊断敏感性和特异性在很大程度上决定了待评价试验的总体诊断性能。在诊断

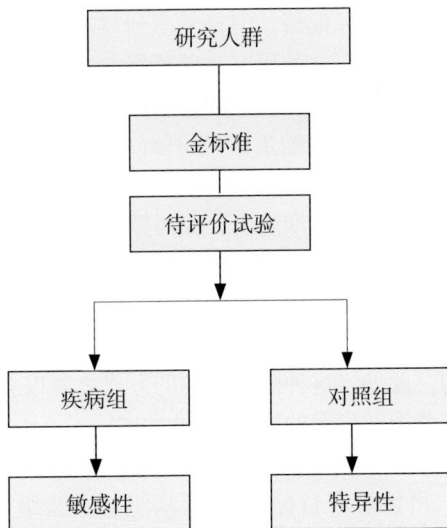

图1　诊断准确性试验设计流程

疾病的过程中,诊断敏感性和特异性均较高的待评价试验可以帮助临床医师对患者是否患者作出更为准确的判断,因此也具有更高的临床价值。开展诊断准确性试验,其目的就是明确待评价试验的诊断价值,确立其在疾病诊断中的作用和地位。

2 诊断准确性试验的常见偏倚及其控制

2.1 研究对象选择中的常见偏倚及控制

与大多数临床研究一样,理想的诊断准确性试验的研究对象应代表了临床实践中可能接受待评价试验的患者,即应该是一个基于真实世界的研究。为了保证研究对象的临床代表性,通常需要设立统一的纳入和排除标准。一般情况下,纳入和排除标准主要是一些已知的症状、体征、病史和简单体格检查,这些信息往往提示、但无法确定患者患有目标疾病。比如为评价GFAP对出血性脑血管病的诊断价值[3],研究者设定的纳入标准为:1)从症状发生到就医的时间未超过4.5小时。2)具有偏瘫的症状。3)有以下任意一个提示大脑半球病变的症状:失语、表情淡漠、偏盲、凝视障碍、意识丧失或减退。排除标准为:1)最近三个月内发生过脑卒中的患者;2)最近三个月内发生过脑部创伤的患者;3)具有大脑恶性肿瘤病史的患者。很明显,通过这些纳入和排除标准招募到的研究对象代表了临床实践中的疑似脑出血患者,因此可以判定该研究的受试对象具有良好的代表性,是基于真实世界的研究。

另一项保证研究对象代表性的措施是连续或者随机招募研究对象。目前大多数诊断准确性试验采用连续招募的方式募集研究对象。理论上讲,随机招募研究对象不会产生病例选择偏倚,但是考虑到与连续招募相比,随机招募可获得的样本量通常较小,所以此种研究对象募集方式并不常用。假如研究者并不是连续或者随机招募研究对象,而是随意招募研究对象,那就不可避免地会产生选择偏倚。比如,为评价甲胎蛋白异质体(AFP-L3)对原发性肝癌的诊断价值,研究者并不是连续招募研究对象,而是随意招募。这样招募方式极有可能导致募集肝癌组患者大多数是晚期患者,而对照组中的肝硬化患者大部分属于早期患者。很多实验室指标均与疾病的分期密切相关,晚期肝癌患者AFP-L3通常较高,早期肝硬化患者的AFP-L3则通常较低。因此,这种募集方式很容易夸大AFP-L3的诊断价值。事实上,在早期肝癌和晚期肝硬化患者中,AFP-L3的诊断价值是极为有限的。此外,这种随意募集的方式之所以会产生偏倚,还有一个重要的原因就是未考虑发病率的问题(详见后述)。

在设立好统一的纳入排除标准后,就可以连续招募研究对象了。所有招募进入研究的个体,可能患有目标疾病(疾病组、实验组),也可能无目标疾病(对照组)。通常定义发生目标疾病的个体占所有研究对象的比例为发病率

(prevalence)，实际上就是指目标疾病在特定人群(经由纳入和排除标准限定)中的发生率。需要强调的是，发病率是募集完研究对象后自然形成的，无需刻意将其控制在50%，即无需遵守"均衡原则"，将实验组和对照组的比例控制在1∶1。比如前述GFAP诊断出血性脑血管病的研究，研究者设立了统一的纳入排除标准，连续募集了研究对象，所有研究对象中缺血性脑血管病和出血性脑血管病的比例大概是1∶4[3]。该发病率反映了真实世界的情况，即在临床实践中，缺血性脑血管病的发生率约为出血性脑血管病的4倍。

对照组和实验组均有统一的纳入和排除标准、连续招募研究对象的试验设计属于"单门设计(one-gate design)"(图2)，是最为理想的研究设计方案。有部分研究，特别是回顾性研究，并未设立统一的纳入排除标准，而是预先假设有多种疾病需要与目标疾病进行鉴别诊断，因而招募一定数量的需要与目标疾病进行鉴别的个体进入研究。比如，在评价glypican-3对肝癌的诊断价值的研究中[4]，研究者募集了40名健康个体、50名肝硬化患者和50名肝脏良性疾病患者作为对照。这种募集研究对象的方式属于"双门设计(two-gate design)"(图2)，由于这种设计无统一的纳入与排除标准，无法确保实验组和对照组的人群特征具有代表性，且发病率也不是自然形成的，不能反映临床实践中的真实情况，因此会引入偏倚。还有部分研究以健康个体作为唯一对照，这种设计属于"病例对照(case-control)"设计，同样会引入巨大的偏倚[5-6]。很明显，健康个体和目标疾病患者在症状、体征、病史等基本信息上存在巨大差异，完全没有必要引入目标试验进行鉴别诊断。

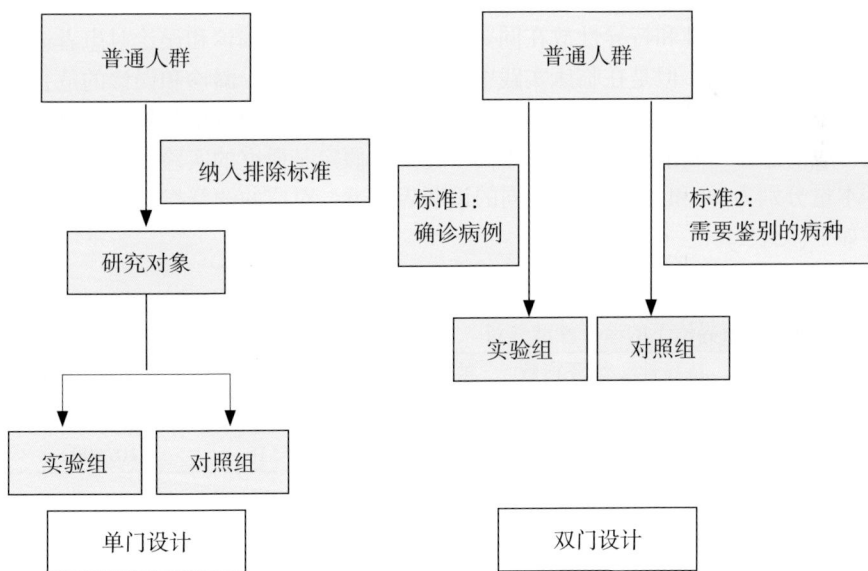

图2 研究对象选择中的"单门"和"双门"设计

2.2　待评价试验实施中的常见偏倚及控制

待评价试验可以分为主观试验和客观试验，前者如神经科的各种量表、影像学、形态学检查；后者如各种实验室检查。对于各种主观试验，如果患者的临床信息未对待评价试验的操作者设盲，则这些信息就很容易先入为主地影响操作者对试验结果的解读，这相当于变相将临床信息的诊断价值叠加于待评价试验上，夸大了待评价试验的诊断价值。对于客观试验，是否设盲对结果的影响可能较小。值得注意的是，对于客观试验，该试验的分析的批间和批内精密度应该满足临床的基本需要；对于主观试验，该试验在操作者之间的差异也需要满足临床需要。研究者在撰写论文报告时应该陈述待评价试验的分析性能。

如果待评价试验的结果是以两分类变量表示的，则可以直接结合金标准的结果构建四格表，并计算对应的敏感性和特异性、似然比、预测值等诊断性能特征。如果待评价试验的结果只能以连续变量的形式表示，则确定一个最佳的诊断界值则需要结合实际情况进行讨论。对于连续变量，通常而言，首先是采用受试者特征(ROC)曲线法对其诊断准确性进行评价。ROC曲线的曲线下面积(AUC)反映了待评价对目标疾病的总体鉴别效能，但是曲线下面积具有一定的缺陷，即并无对应的临床解释[7]。相比之下，诊断诊断敏感性和特异性是临床医师最关心的问题，也具有对应的临床解释，但是它们在很大程度上依赖于诊断界值。随着诊断界值的变化，敏感性和特异性之间往往会呈现出"此消彼长"的关系。因此，如果待评价试验是连续变量，如何确定一个最佳的诊断界值是一件十分有意义，同时也很具有挑战性的事情。部分研究以约登指数(敏感性+特异性−1)最大的界点作为推荐的诊断价值，但是这种方法有一定的缺陷：该法将敏感性和特异性放在同等重要的位置，认为漏诊和误诊对患者造成的伤害是相等的，但是在临床实践中，对于特定的疾病，漏诊和误诊的危害显然是不同的。同时，这种方法也未考虑发病率的问题，约登指数越大的界值，其对应的总体诊断准确性可能并不高。比如，假定某研究的实验组和对照组的样本量分别为100和500人，在不同的诊断界值下，对应的约登指数和总体准确性如下(见表1)。

表1　不同诊断界值下的诊断性能分析

界值	敏感性	特异性	约登指数	被准确诊断的个体(例)	诊断准确性(%)
低	0.8	0.8	0.6	$100 \times 0.8 + 500 \times 0.8 = 480$	480/600
高	0.6	0.9	0.5	$100 \times 0.6 + 500 \times 0.9 = 510$	510/600

当约登指数为0.6时，对应的总体准确性仅为0.8(480/600)。相比之下，当约登指数为0.5时，对应的总体诊断准确性却为0.85(510/600)。很显然，约登指

数最高的界值，其对应的总体诊断准确性并不见得是最高的。也有学者提出以总体准确性最高的界值作为推荐的诊断界值，但是这种方法仍然未充分考虑漏诊和误诊所带来的危害可能不同。也有学者提出通过加权约登指数来确定诊断界值，即分别赋以敏感性和特异性一定的权重，然后再计算其约登指数，即加权约登指数[8]。敏感性和特异性的权重的确定主要取决于目标疾病的性质和研究的目的，往往需要研究者权衡漏诊和误诊的危害，赋予敏感性和特异性一定的权重。即便如此，确定权重仍然是"仁者见仁，智者见智"，目前尚无相关共识可言。

上述方法(最大约登指数法、准确性最高法和加权约登指数法)都是基于已有的数据去探寻最佳的诊断界值(data-driven)，虽然简便易行，本身会引入偏倚，过于乐观地估计待评价试验的诊断价值，这种现象在小样本的研究中特别明显[9]。为了克服这一问题，统计学家发明了一些方法，可以在一定程度上减少偏倚，比如[9]：1)拟合受试者工作特征曲线；2)将研究人群分为测试队列和验证队列，在验证队列中评价测试队列的分析结果；3)预先设定诊断界值。但是根据我们的经验[10]，目前仅有少部分研究采用了上述方法去消除数据分析过程中的偏倚。

2.3　金标准实施中的常见偏倚及控制

所谓金标准，是指在诊断准确性试验中用于划分受试对象是否患有目标疾病的诊断标准。在诊断准确性试验中，对于金标准的确立和应用，应注意以下几个问题：

首先，金标准应该能准确诊断出目标疾病。多数疾病均具有公认的金标准，比如原发性胆汁性肝硬化的诊断金标准是美国肝脏病协会2009年制定的指南；多数恶性肿瘤以病理形态学手段作为金标准；胆结石的诊断金标准为术中查见胆结石。在研究这些疾病的过程中，金标准的选择和确立并不难。然而，某些疾病的诊断一直缺乏公认的、客观的金标准，比如心力衰竭，其诊断标准需要综合临床表现、影像学特征和实验室检查才能得出结论。在研究此类疾病时，应采取多种措施确保金标准的准确性，包括随访、建立专家委员会进行诊断等。总之，目的就是确保金标准能准确地鉴别疾病。

其次，所有受试对象必须全部接受金标准检查。在开展诊断准确性试验的过程中，不论是对照组还是实验组，都必须接受金标准标准检查，以确定研究对象是否患有目标疾病。换而言之，不仅仅是疾病组需要由金标准确定，对照组同样需要接受金标准检查，以确定其确实未发生目标疾病。比如，某研究者评价了抗α-胞衬蛋白抗体对干燥综合征的诊断价值[11]，对照组中有很大一部分是类风湿关节炎患者和系统性红斑狼疮患者，研究者制定的干燥综合征诊断标准是1993年制定的欧洲标准，而对照组中类风湿关节炎和系统性红斑狼疮的诊断标准均为美国风湿病学会制定的标准。研究者在论文报告中并未阐述对照组是否接受了干燥综合征诊断标准的检查。假定对照组未接受干燥综合征金标准检查，则无法排除对照组中有部分类风湿关节炎患者和系统性红斑狼疮患者同时合并了干燥综合征，研究结论的可靠性就会因此而受到影响。在诊断准确性试验中，我们将这类偏倚称为部分证实偏倚（partial verification bias）(图3)。

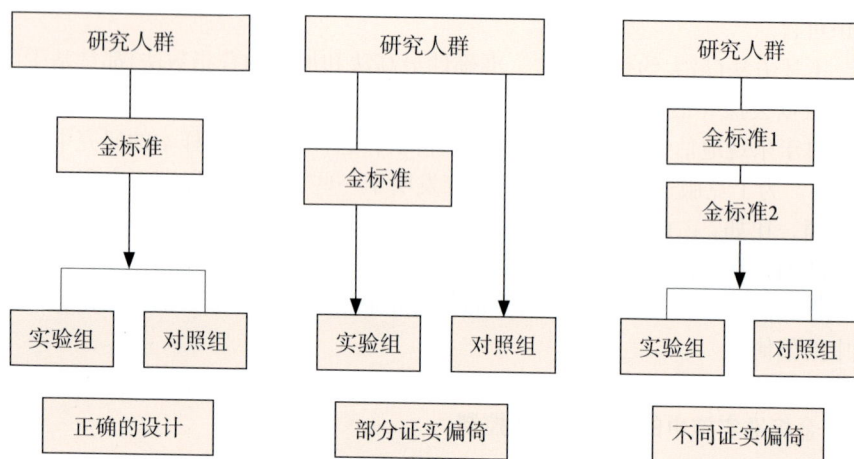

图3 部分证实偏倚和不同证实偏倚

第三，金标准应具有唯一性。在诊断准确性试验中，必须强调金标准的唯一性，因为采用多个金标准也可能引入偏倚，即所谓的不同证实偏倚（differential verification bias）[12](图3)。比如：为研究某种血清标记物对原发性肝癌的诊断价值，设定的主要金标准为病理学检查，但是部分研究对象无病理学资料，因此研究者提出对这部分研究对象进行随访，如果随访3年未发现肝癌，则患者被划分为对照组，否则，患者被划分为疾病组。这种"双重金标准"的设计会引入偏倚，表现在：随访并不是十分准确的金标准，比如有的研究对象可能在进入研究时并未发生原发性肝癌，理论上讲，其应该被划分为对照组；但是在随访第1年时，却发生了原发性肝癌，最终被错误地划分在了疾病组。因此，在诊断准确性试验中，不宜设立多重金标准。

第四，金标准不能受待评价试验的影响。在诊断准确性试验中，理想的金标准应该是独立的、客观的标准。所谓独立就是指其并不包含待评价试验，比如某研究评价了抗环瓜氨酸肽抗体对类风湿关节炎的诊断价值，所采用的金标准是2010年美国和欧洲风湿病学会联合制定的诊断标准。在该诊断标准中，抗环瓜氨酸肽抗体抗体已经是诊断条目之一，诊断金标准并不独立于待评价试验。因此，环瓜氨酸肽抗体在很大程度上可以先入为主地影响临床医师的最终诊断，这种设计往往容易夸大待评价试验的诊断价值。事实上，已经被列入金标准的方法，其诊断价值已经十分确定，再开展试验对其诊断价值进行评价本身就是创新性不足的研究。所谓客观是指金标准的执行尽量少受主观因素的影响，毕竟临床医师对于主观标准的解读可能存在差异。值得注意的是，如果在试验中金标准的执行者预先知晓了待评价试验的结果，则会不可避免地受其影响，不可避免地作出"有失公正"的判断，从而夸大待评价试验的诊断价值。因此，待评价试验的结果应该对金标准的执行者设盲。实际上，理想的诊断准确性试验应该做到双盲：临床的临床信息对待评价试验的执行者设盲；待评价试验的结果对金标准的执行者设盲。

2.4　研究流程中的常见偏倚及控制

在诊断准确性试验中，要求待评价试验和金标准的间隔时间不能太长，以免病情的发展影响疾病的诊断(病情进展偏倚)。部分疾病的发展过程千变万化，不同时间执行待评价试验所得到的结果可能千差万别。比如，评价血清心肌脂肪酸结合蛋白对急性心肌梗死的诊断价值，在胸痛发生后不同的时间点进行检测结果会差别很大。因为随着心肌梗死的进展，坏死的心肌组织逐渐增多，外周血心肌脂肪酸结合蛋白的浓度也会越来越高，其对心肌梗死的诊断准确性也随之增高。部分研究可能会将血清冻存起来，待试验完成后再统一进行检测。虽然具体的检测操作是在病例收集完成之后才进行的，但是采血的时间点与金标准的执行间隔不大，因此偏倚几乎可以忽略。值得注意的是，在此类研究中，研究者应该陈述待评价试验的"稳定性"问题，比如：长期冻存标本对心肌脂肪酸结合蛋白的稳定性和检测结果是否有影响？假定心肌脂肪酸结合蛋白在体外稳定性较差，则不宜对标本进行冻存，以免检测误差。

另外一个值得强调的问题是，由于多种难以预料的原因，部分符合纳入标准且不符合排除标准的个体可能无法参加诊断准确性试验，比如：标本量不足、标本被污染、血液标本由于溶血严重而无法进行检测、研究对象在尚未明确诊断的情况下转院或者死亡、研究对象失访等。部分待评价试验中也会出现难以解释的结果，比如在实验室检查时出现灰区以至于无法明确结果是阳性还是阴性；病理学检查中，由于形态十分不典型，病理医师难以作出诊断。对于这些情况，一方面，研究者应该想办法严格控制这部分人群的比例；另一方面，应该在研究论文中进行报道并解释原因，便于读者判断研究的偏倚程度。

3　遵循诊断准确性报告规范撰写论文

当前，报告规范已经引起了广大流行病学家、医学科研工作者和期刊编辑的重视，只有遵循了报告规范，才能一览无余地展示自己的研究成果，才能引起更多的关注，提升研究成果的影响力和临床价值。诊断准确性试验报告规范(简称STARD)发起于2003年[13]，历经十余年的发展，已经得到了学术界的广泛认可，多数国际杂志，比如BMJ，Lancet，JAMA等杂志均要求作者递交的诊断准确性试验论文需要遵循STARD报告规范。该规范一共包含了25个条目，需要研究者逐条核对相关信息，并在论文中合适的位置进行报道。限于篇幅所限，其具体条目在本文中不再赘述。实际上，STARD报告规范和QUADAS工具有很多互通的地方，因为二者均出自同一批流行病学家之手，只是STARD侧重于指导作者如何规范地撰写论文，而QUADAS侧重于评价研究的质量是否可靠。我们在开展系统评价的过程中发现，凡是遵循了STARD报告规范的论文，其试验设计信息均较为详细，更容易采用QUADAS工具对其质量进行评价[10]。大多数研究的QUADAS评价结果不清晰，主要原因还是作者未遵循STARD报告规范进行撰写。

4　结语

　　本文综述了诊断准确性试验中的潜在偏倚，对偏倚产生的原因进行了解析，并提出了部分解决方案。我们建议研究者在试验设计之初就充分考虑QUADAS工具的要求，而不是在试验完成之后再寻求临床流行病学家和统计学家的帮助。同时，也呼吁研究者遵循STARD报告规范撰写论文，客观、公正、详实地展示自己的研究成果。

参考文献

[1]　Whiting PF, Rutjes AW, Westwood ME, et al. QUADAS-2: a revised tool for the quality assessment of diagnostic accuracy studies[J]. Ann Intern Med, 2011, 155: 529-536.

[2]　Whiting P, Rutjes AW, Reitsma JB, et al. The development of QUADAS: a tool for the quality assessment of studies of diagnostic accuracy included in systematic reviews[J]. BMC Med Res Methodol, 2003, 3: 25.

[3]　Foerch C, Niessner M, Back T, et al. Diagnostic accuracy of plasma glial fibrillary acidic protein for differentiating intracerebral hemorrhage and cerebral ischemia in patients with symptoms of acute stroke[J]. Clin Chem, 2012, 58: 237-245.

[4]　Tangkijvanich P, Chanmee T, Komtong S, et al. Diagnostic role of serum glypican-3 in differentiating hepatocellular carcinoma from non-malignant chronic liver disease and other liver cancers[J]. J Gastroenterol Hepatol, 2010, 25: 129-137.

[5]　Rutjes AW, Reitsma JB, Vandenbroucke JP, et al. Case-control and two-gate designs in diagnostic accuracy studies[J]. Clin Chem, 2005, 51: 1335-1341.

[6]　Whiting P, Rutjes AW, Reitsma JB, et al. Sources of variation and bias in studies of diagnostic accuracy: a systematic review[J]. Ann Intern Med, 2004, 140: 189-202.

[7]　Moons KG, de Groot JA, Linnet K, et al. Quantifying the added value of a diagnostic test or

marker[J]. Clin Chem,2012,58: 1408-1417.

[8] Li DL, Shen F, Yin Y, et al. Weighted Youden index and its two-independent-sample comparison based on weighted sensitivity and specificity[J]. Chin Med J (Engl),2013,126: 1150-1154.

[9] Leeflang MM, Moons KG, Reitsma JB, et al. Bias in sensitivity and specificity caused by data-driven selection of optimal cutoff values: mechanisms, magnitude, and solutions[J]. Clin Chem,2008,54: 729-737.

[10] Hu ZD, Liu XF, Liu XC, et al. Diagnostic accuracy of osteopontin for malignant pleural mesothelioma: a systematic review and meta-analysis[J]. Clin Chim Acta,2014,433: 44-48.

[11] Ruffatti A, Ostuni P, Grypiotis P, et al. Sensitivity and specificity for primary Sjögren's syndrome of IgA and IgG anti-alpha-fodrin antibodies detected by ELISA[J]. J Rheumatol, 2004,31: 504-507.

[12] de Groot JA, Bossuyt PM, Reitsma JB, et al. Verification problems in diagnostic accuracy studies: consequences and solutions[J]. BMJ,2011,343: 4770.

[13] Leeflang M, Reitsma J, Scholten R, et al. Impact of adjustment for quality on results of metaanalyses of diagnostic accuracy[J]. Clin Chem,2007,53: 164-172.

(胡志德)

第十二章　II类误差与样本量估计

近年来，在临床研究中，"样本量估计"这个词十分时髦。只要给稍有分量的杂志投临床研究类论文，审稿人多半会习惯性地问一句：样本量是如何计算出来的？很多同行在开展临床科研之前，由于没有事先经过样本量估算，以至于到投稿的时候被审稿人撞个正着，直接被问得下不了台。在本文中，笔者拟谈一谈关于样本量估计的基本问题，帮助大家正确理解样本量估计的重要性。

我们首先来看一个医学科研中的怪现象，这个例子在《傻瓜统计学》一书中曾有谈及，在此赘述一下。

路人甲研究帕洛西汀治疗抑郁症的效果，他收集了80例男性抑郁症患者，其中40例接受了帕洛西汀治疗，另外40例接受安慰剂治疗。得到表1所示的结果：

表1　帕洛西汀治疗男性抑郁症的效果观察		
	有效(例)	无效(例)
帕洛西汀	28	12
安慰剂	20	20

这种资料属于典型的"率的比较"，经卡方检验后作者发现$P=0.0679$，因此路人甲认为：帕罗西汀治疗抑郁症的有效率和安慰剂的有效率之间的差异无统计学意义，换而言之：帕洛西汀对治疗男性抑郁症无效！

路人乙也在研究这个课题，不过他研究的是女性抑郁症患者，他的研究结果与路人甲出奇地相似。统计结果也表明$P=0.0679$，因此路人乙认为：帕洛西汀对治疗女性抑郁症无效。

路人丙是路人甲和路人乙的朋友，他闲着无聊就把路人甲和路人乙的结果一起拿来进行了分析，得出表2：

表2   帕洛西汀治疗人类抑郁症的效果观察

	有效(例)	无效(例)
帕洛西汀	56	24
安慰剂	40	40

表2经卡方检验后，$P=0.0098$，因此路人丙认为：安慰剂和帕罗西汀之间有效率的差异是有统计学意义的，帕洛西汀对治疗人类抑郁症有效。

这三项研究的结果可能会令很多同行头皮发麻。这药咋回事？对男性无效，对女性也无效，对人类却有效？这不是滑天下之大稽吗？

在路人甲和路人乙的研究中，帕洛西汀的有效率是70%(28/40)，而安慰剂的疗效仅为50%(20/40)，看起来似乎帕洛西汀更好一点，但统计学结果表明帕洛西汀和安慰剂的效果其实是一样的。在路人丙开展的研究中，帕洛西汀的有效率也是70%(56/80)，安慰剂的疗效也是50%(40/80)，为什么统计学结果却表明帕洛西汀优于安慰剂呢？

这个案例说明：相同的研究方案，样本量越大，越容易有统计学差异！

有的临床研究，差异虽然十分明显，但是由于样本量较小，可能无法从统计学上得出有差异。比如本研究中，帕洛西汀将抑郁症的疗效从50%提高到了70%，从临床医学的角度来讲，这是一个十分伟大的进步，但是由于路人甲和路人乙的样本量太小了，所以无法从统计学上得知帕洛西汀的疗效是否优于安慰剂。

为什么样本量越大，越容易有统计学差异呢？这里面隐含一个Ⅰ类误差和Ⅱ类误差的基本统计学概念。笔者通过以下案例来帮助大家理解：

医学研究很多时候根据抽取的样本去推断总体的情况，因为研究总体实在是不切实际。比如要研究帕罗西汀治疗抑郁症的效果，总不可能把全世界所有的抑郁症患者集合起来，一半接受帕罗西汀治疗，另一半接受安慰剂治疗吧。因此，只能采用抽样的方式，抽取一些患者接受帕罗西汀治疗，另一些患者接受安慰剂治疗。既然是抽样，就难免出现抽样误差，或者说随机误差。假定真实的情况是：帕罗西汀和安慰剂治疗抑郁症的有效率都是50%。但是研究者在抽样时，由于"手气太好"，老是抽到对帕罗西汀有反应的患者，结果发现帕罗西汀治疗抑郁症的有效率居然是70%，远远高于安慰剂的50%。这时，我们需要去进行统计学检验，分析有效率上这20%的差异是否属于"手气问题"，或者说抽样误差。假定我们发现P值为0.01，其实就是说：当然不能排除帕罗西汀和安慰剂治疗抑郁症有效率上的差异是由于"手气问题"(抽样误差)造成的，但是这种事情的可能性仅为1%($P=0.01$)。这个1%，其实就是Ⅰ类误差的概率，或者说我们观察到的差异是属于随机误差的概率。

与Ⅰ类误差相对应的一个概念就是Ⅱ类误差，其实就是指实验组和对照组之间是有差异的，但是由于抽取的样本太小，不具备代表性，导致二者在统计学上没有差异。

　　我们假定帕罗西汀治疗抑郁症的有效率其实是70%，安慰剂的有效率其实只有50%。注意，这个有效率是总体有效率，是我们假定出来的，也就是说，如果让全世界的抑郁症患者来接受帕罗西汀(或安慰剂)治疗的话，其有效率是70%(50%)。然而，我们去开展这个研究的时候，需要从总体中进行抽样，通过样本来反映总体的情况。假定帕罗西汀组和安慰剂组都只有2个患者。我们从接受帕罗西汀治疗的患者(总体)中去抽取2个患者(样本)，很有可能抽到2个治疗无效的患者，结果发现在抽取的样本中，帕罗西汀治疗的有效率是0%。另一方面，我们从接受安慰剂治疗的患者(总体)中去抽取2个患者(样本)，很有可能是2个对安慰剂有反应的患者，这样一来，安慰剂的疗效是100%。很明显，这一结论与现实状况完全就是背离的，原因就在于2个样本不能很好地反映总体的情况。如果我们将2组样本均加大到200，情况可能就不一样了。毕竟，在接受帕罗西汀治疗的患者中，70%的人是有效的。在此情况下，如果还有人能连续抽到200个治疗无效的患者，那就只能说这是"神一般"的手气了。

　　综上，II类误差产生的根源实际上就是一个样本的代表性问题。小样本的研究由于样本代表性差，不能很好地反映总体，所以经常无法检查到总体之间本身就存在的差异。相反，大样本的研究代表性很好，更容易发现差异。

　　可能有读者看完此文后心中暗喜：这下好了，凡是没有统计学差异的研究，我就加大样本量，肯定能得出有统计学差异。确实，理论上讲，只要你的样本量足够大，任何两组数据都会有统计学差异(暂且不讨论为此付出的财力、物力和人力)，但是有统计学意义不一定意味着有专业意义。我们来看下面这个关于帕罗西汀治疗抑郁症的研究(见表3)。

　　卡方检验结果显示$P=0.95$，帕罗西汀和安慰剂的疗效相当。

　　研究者得到这个结果后觉得不满意，希望通过加大样本量来得到统计学意义，于是他将样本量扩大了1 000倍，得出表4：

表3　帕洛西汀治疗抑郁症的效果观察

	有效(例)	无效(例)
帕洛西汀	70	80
安慰剂	69	80

表4　帕洛西汀治疗抑郁症的效果观察

	有效(例)	无效(例)
帕洛西汀	70 000	80 000
安慰剂	69 000	80 000

　　卡方检验结果显示，$P=0.0498$，提示两组的差异具有统计学意义。但是问题在于：帕罗西汀的有效率为46.66%(70 000/150 000)，安慰剂的有效率为46.30%(69 000/149 000)，二者仅仅相差0.36%，根据专业知识可知，这种疗效上的差异几乎是可以忽略不计的，因为判断是否有效是一种主观的行为，本身有一定的误差，且这种误差可能大于0.36%。因此，虽然具有统计学意义，但是不具备专业意义。

　　其实，对于任何一个统计学结果的解读应该是先看差异是否具有专业意义，然后再看是否具有统计学意义。如果差异具有专业意义，但是不具备统计学意义，提示作者需要加大样本量。其实，严格来讲，任何研究在开展之前都应该经过样本量估计，以避免出现假阴性的结果。如果差异具备统计学意义，但是不具备专业意义，说明研究无任何价值。

　　那么，样本量该如何估计呢？

　　这是个十分复杂的问题，因为不同的实验设计类型具有不同的样本量估计方案，只要我们牢牢掌握了Ⅰ类误差和Ⅱ类误差的概念，在软件操作中填写相应的参数即可。笔者将在后续章节中演示如何用Sigmaplot估计样本量。

(胡志德，沈亚星)

第十三章 实验组和对照组的样本量一定要 "均衡" 才行？

"随机、对照、重复、均衡"是统计学和流行病学老师在课堂上经常强调的内容之一。受此影响，很多同行在开展科研的过程中不分青红皂白地遵循着四大原则。特别是对于"均衡"这一概念，很多研究者总是觉得要是实验组和对照组不平衡（样本量相差甚远）的话，研究结果就不够可靠。殊不知，并非所有的研究都要遵循"均衡"原则的。而且，部分研究如果严格遵循"均衡"原则的话，不仅无助于研究质量的提升，反而会削弱研究的论证强度。

实际上，"均衡"这一原则主要是针对干预性研究提出来的，旨在以最少的研究费用来维持较高的统计效能。而在医学研究领域，除了干预性研究(比如随机对照试验)外，还有观察性研究和诊断准确性试验，这些研究就不需要研究者老老实实地遵循"均衡"原则了。对于观察性研究和诊断准确性试验而言，最重要的设计要点之一就是要体现"真实世界"，或者说样本来源及构成比要接近于临床实际。

1 诊断准确性试验

理想的诊断准确性试验属于单门设计，即设立统一的纳入排除标准，连续或随机招募所有符合条件的患者，然后根据金标准将患者分为疾病组和对照组(非疾病组)，采用受试者工作特征曲线(ROC)或四格表评价某一手段对疾病的鉴别能力。此外，为了保证研究质量，提升论证强度，还应该遵循双盲、统一金标准、全部接受金标准、金标准独立等原则。从上述设计原则我们不难看出，实验组和对照组是自然形成的，无需刻意将比例控制在1：1。

比如：某研究分析了NT-proBNP在呼吸困难人群中对心力衰竭的诊断价值(J Am Coll Cardiol 2010; 55:2062-2076.)，在设立了统一的纳入标准(因呼吸困难而就诊)和排除标准(外伤)后，研究者采用连续招募的方式募集到了1 641例呼吸困难的人群，并采用金标准将患者划分为心衰患者(n=568)和非心衰患者(n=1073)。在此研究中，实验组(心衰患者)和对照组(非心衰患者)的样本之比大约是1：2。

按照"均衡"原则来衡量的话，这项研究有一个明显的设计缺陷：试验组和对照组的样本量居然不均衡。J Am Coll Cardiol这样的杂志怎么会接受这样一篇用脚趾都能看出有漏洞的论文呢？

实际上，试验组和对照组不平衡的问题并不是这项研究的缺陷，反而是研究的亮点。我们知道，在诊断试验中，诊断敏感性和特异性与诊断界值的取舍密切相关，而诊断界值的取舍又在很大程度上取决于待评价试验结果在实验组和对照组中的分布状况。如果刻意将实验组和对照组比例控制到1：1，当然也能进行诊断准确性方面的统计学分析，但是问题在于，这种统计分析结果不具备外推性(clinical application)，或者说其结论不能直接用于指导临床工作，因为实验组和对照组的比例完全是虚拟的，与真实世界的情况相差甚远。在真实世界中，如果您接诊了1 641个因呼吸困难而就诊的人群的话，确实只能观察到约568例心衰患者。因此，基于这样一个人群的研究结果，显然才会具有外推性。实际上，这种实验设计理念在诊断准确性试验质量评价工具(QUADAS)中也得到了充分的体现。感兴趣的读者可以阅读QUADAS的相关内容。

2 队列研究

队列研究主要有两种，一种是研究疾病发生风险，另一种则是研究疾病的预后。我们以前一种队列研究为例，重点谈一谈实验组和对照组是否需要平衡的问题。

2012年的BMJ杂志刊登了一篇文章，分析类风湿因子(RF)与类风湿关节炎(RA)发病风险的关系。该研究于1982年左右纳入了9 712名无RA的普通人群进行了分析，检测了这些人群当时的RF水平，随后对这些研究对象进行了长达28年的随访，发现有183人发展为RA，之后研究者采用了Kaplan-Meier法和Cox模型分析了基线RF与未来RA发病风险的关系。在这个研究中，实验组就是在随访过程中发生RA的患者(n=183)，对照组则是剩下的人群(n=9 529)，两者的样本量可谓相差甚远。但是就这样一个不"均衡"的研究，却能"堂而皇之"地发表在大名鼎鼎的BMJ上，因为这样的研究设计才是真实世界的研究！

众所周知，在队列研究中，一般采用Kaplan-Meier法和Cox模型去分析暴露因素与结局事件之间的关系，通过Cox模型中的风险比(HR)来反映暴露因素与结局事件之间的关系密切程度。HR具有极为重要的临床价值，因为它直接反映了暴露因素与结局事件的关联强度。比如：与RF<25 IU/mL的患者相比，RF>100 IU/mL的个体的HR为5，其对应的临床解释为：RF>100 IU/mL的个体发生RA的风险是RF<25 IU/mL的人群的5倍。

在Cox模型中，HR在很大程度上受样本构成比的影响。假如在上述研究中，我们刻意将实验组和对照组的比例控制在1∶1(采用巢式病例对照研究的模式)，当然也能用Cox模型算出一个HR，但是这个HR显然不能外推，不能用于临床实践，因为这个HR是经虚拟世界的研究得出来的，在这个虚拟世界中，RA和对照组的构成比是1∶1，即有一半的研究对象在随访过程中发生了RA！而在真实世界中，在30年的随访过程中，发生RA的仅为少数。

3 基于回顾性资料的观察性研究或诊断准确性试验也应该尽量体现真实世界

前面两个例子都是基于前瞻性资料的研究，在这些研究中，真实世界尚未开始，因为研究者可以采用各种方法去确保研究对象、研究过程接近于真实世界。但是如果是基于回顾性资料的研究，真实世界早已一去不复返，又该怎么办呢？笔者认为，即使是基于回顾性资料的研究，也应该尽量将研究设计得接近真实世界。

笔者以2015年发表在Am J Cardiol(2015，115:57-61.)上面的一篇基于回顾性资料的队列研究来谈谈如何在此类研究中体现真实世界。研究者欲研究中性粒细胞/淋巴细胞比值(NLR)与心力衰竭患者预后的关系，因此从所在医院的电子病历库中提取2007年至2010年期间求治于克利夫兰诊所的所有进展期心力衰竭患者的病历资料，共计549份。进一步分析后发现其中有22份病例没有NLR的结果，因此只能对剩下的527份病例进行分析。研究者通过社保系统查询到了这527名研究对象的远期预后，发现在随访期间共有121例患者接受了心脏移植，158例患者死亡。经过一系列统计分析后，作者发现基线NLR与患者的远期预后密切相关，NLR大于5.4的患者，发生全因死亡的风险是NLR小于3的患者的2.16倍。

这是一项基于回顾性资料的队列研究(回顾性队列研究)，从中我们可以看出，为了保证研究对象接近于真实世界，作者可谓煞费苦心！最重要的措施就是纳入所有病例，向读者和审稿人传递一个信息：虽然我们的研究不是真实世界的研究，但是我们想了很多办法去回溯真实世界，目前的研究对象和真实世界已经很接近了。的确，在549份病例中，只遗漏了22份病例，其对结果的影响是很小的。

　　国内杂志上刊登的很多研究，往往没有花笔墨去介绍研究是否接近于真实世界，只是轻描淡写地写一句"选取某段时间在医院就诊的患某种疾病的患者200名"。问题在于：这200名患者是如何获得的？随机选取还是随意选取？能否代表真实世界中这种疾病的状况呢？

4　总结

　　"均衡"原则主要是针对干预性研究提出来的，如果研究者开展的是观察性研究或者诊断性试验，则没有必要遵循这一原则。观察性研究和诊断准确性试验最重要的是要体现真实世界，即实验组和对照组应该是自然形成的，无需刻意将其比例控制在1∶1！

（胡志德，沈亚星）

第二部分 统计软件实战

第十四章 随机区组方差分析在SPSS软件中的实现

1 基本思想

方差分析(analysis of variance，ANOVA)，其基本思想是将总变异分解成两个或多个部分方差的和，总自由度分解为相应各个部分自由度，其目的在于推断两组或多组的总体均数是否相等[1-2]。

2 几个重要的概念

1)总变异(total variation)，全部观测值差异的和，这种变异称为总变异。

2)组间变异(variation between groups)，指各个处理组样本均数不同，与总体均数也不同，组间变异产生的主要原因是各组处理因素的差异。

3)组内变异(variation within groups)，每个处理组内部观察值或变量值大小不同，这种变异称为组内变异，组内变异反映了抽样误差的大小[1-2]。

3 SPSS方差分析模块

方差分析主要在SPSS软件统计分析菜单里的一般线性模型(General Linear Model，GLM)中实现，其中包含以下选项：

1)单变量(Univariate)，这里的变量指因变量，当因变量只有一个时，采用

74

单变量方差分析，完全随机设计方差分析、随机区组设计的方差分析、析因设计方差分析、拉丁方设计方差分析等均采用此选项。

2)多变量(Multivariate)，当因变量不止一个时，选用多变量方差分析。

3)重复测量(Reapeated Measures)，当不同处理组的同一受试对象接受多次重复测量，这样的数据需要使用重复测量方差分析进行分析，可选择此项。

4)方差分量估计(Variance Compoenents)，这是一种多水平模型的初级形式，用于对层次数据拟合方差成分模型，是普通线性模型向随机效应模型的一个扩展，可以考察各个层次因素的变异大小，这个方法应用较少，读者可忽略。

四　随机区组设计方差分析

下面我们就以案例的形式介绍随机区组设计方差分析在SPSS软件中的实现。

【案例】为探索丹参对肢体缺血再灌注损伤的影响，将30只纯种新西兰实验用大白兔，按窝别分为10个区组，每个区组的3只大白兔随机接受3种不同的处理，即在送止血带前分别给予丹参2 mL/kg、1 mL/kg、生理盐水2 mL/kg。然后，分别测定松止血带前后1小时血中白蛋白含量(g/l)，并计算前后的差值，记录如表1。三种处理的效果是否不同？(《卫生统计学》第6版，例8−2，第127页)

表1　3种干预处理后大白兔血中白蛋白减少量(g/l)

区组	丹参 2 mL/kg	丹参 1 mL/kg	生理盐水 2 mL/kg
1	2.21	2.91	4.25
2	2.32	2.64	4.56
3	3.15	3.67	4.33
4	1.86	3.29	3.89
5	2.56	2.45	3.78
6	1.98	2.74	4.62
7	2.37	3.15	4.71
8	2.88	3.44	3.56
9	3.05	2.61	3.77
10	3.42	2.86	4.23

第一步，定义变量与录入数据(图1-图2)。

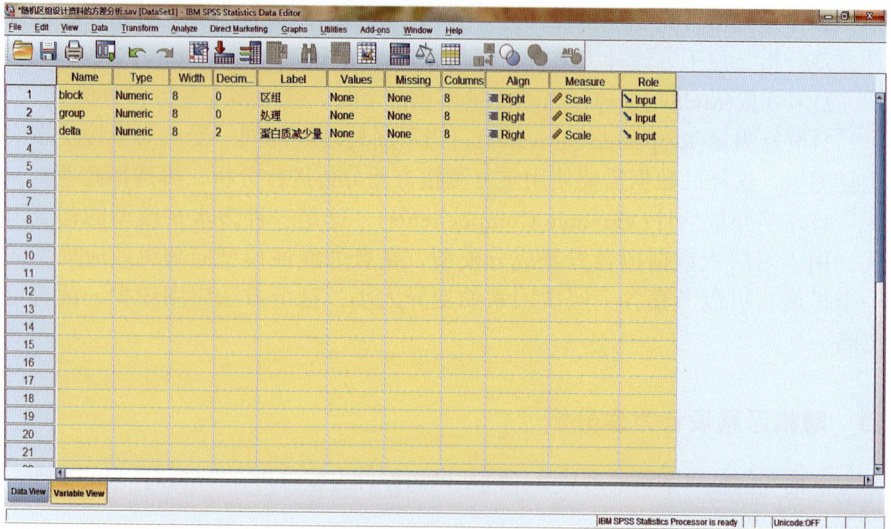

图1　定义变量

处理组赋值如下：1=丹参2 mL/kg，2=丹参1 mL/kg，3=生理盐水2 mL/kg

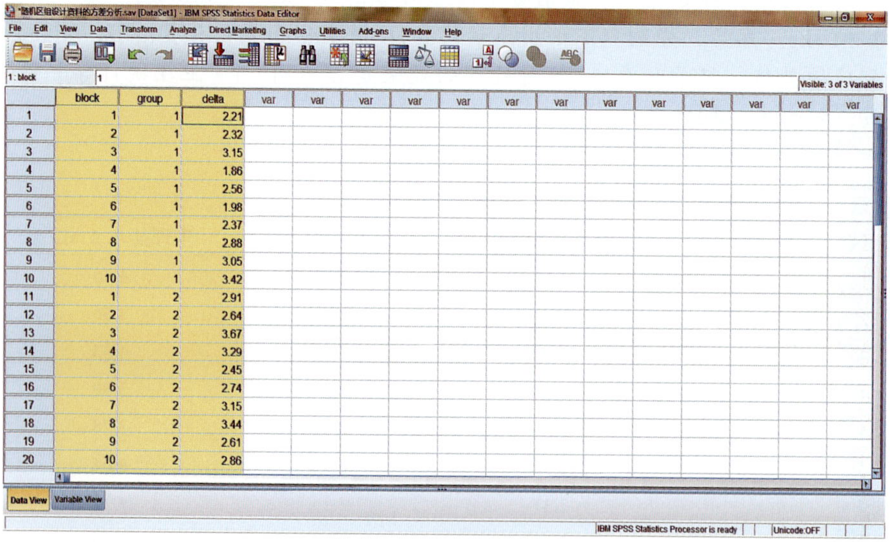

图2　数据录入

第二步，SPSS操作过程如下：Analyze→General Liner Model→Univariate→观察指标进入Dependent (因变量)→处理因素和区组因素进入Fixed Factors(自变量)→Model→Custom→Building Terms→Main effects→Factors & Covariates (将处理因素和区组因素选入)→OK。

如(图3-图7)依次作出选择：

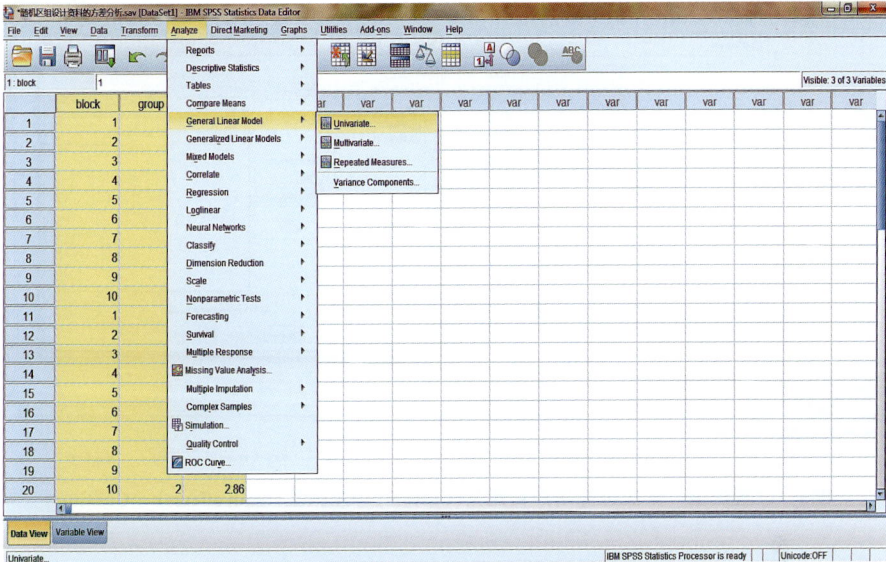

图3　选择GLM模型的方差分析模块Univariate

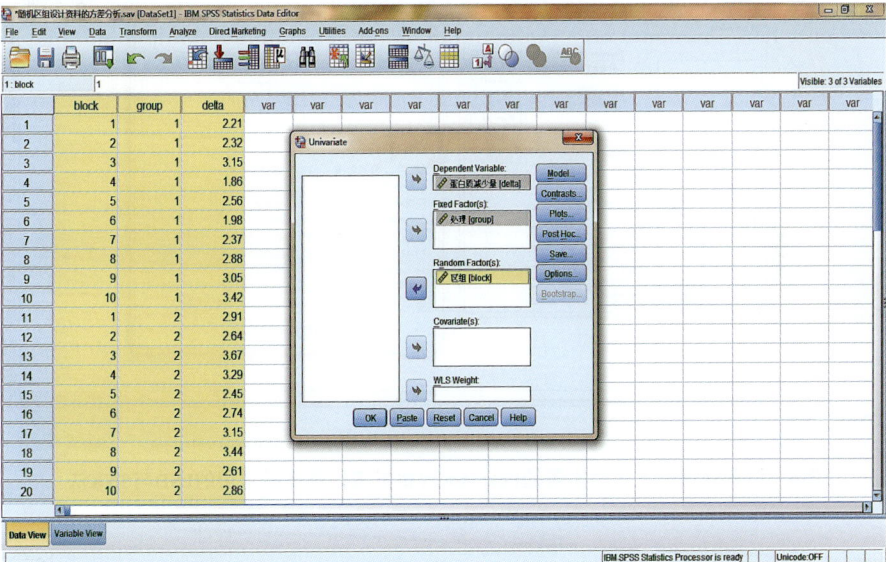

图4　如图依次设置因变量、处理因素(固定因子)、区组因素(随机因子)

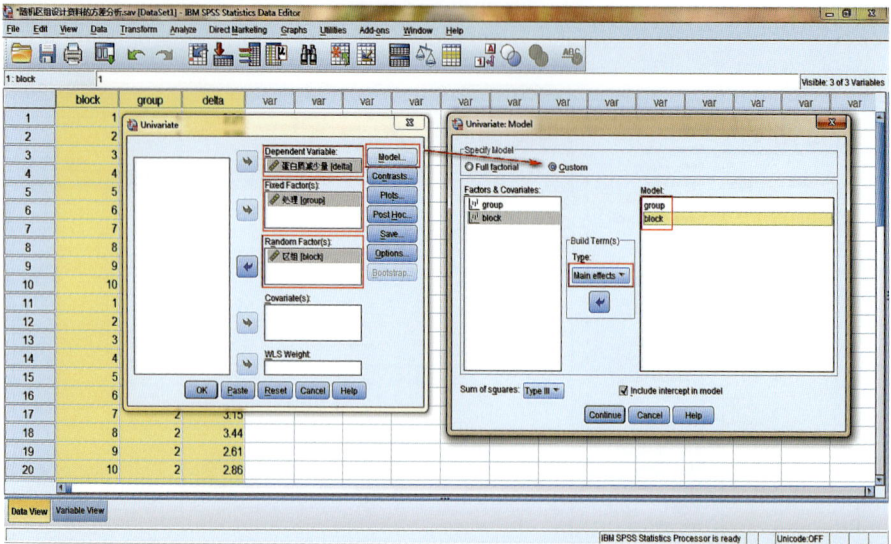

图5　设置模型，依次选择用户自定义(Custom)→主效应(Main effects)→Contiue

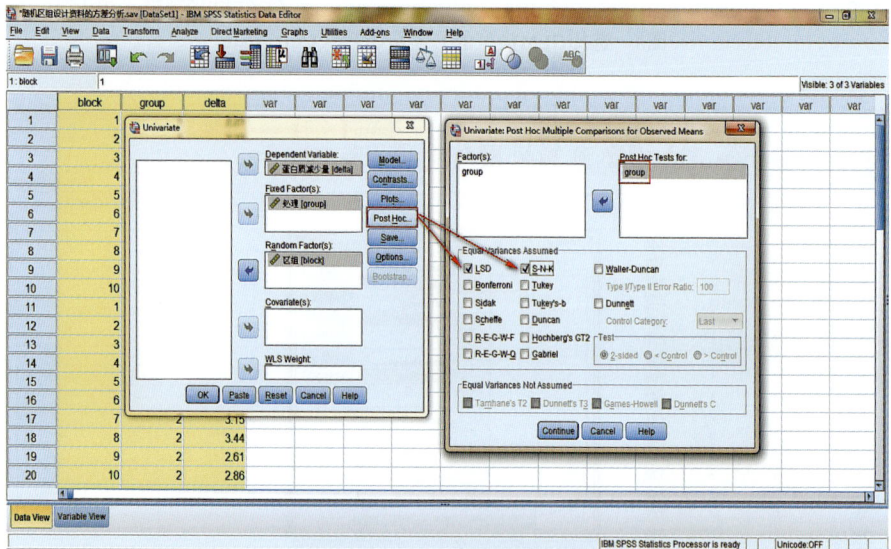

图6　设置处理因素两两比较的Post Hoc分析方法，选择最常用的LSD与SNK法

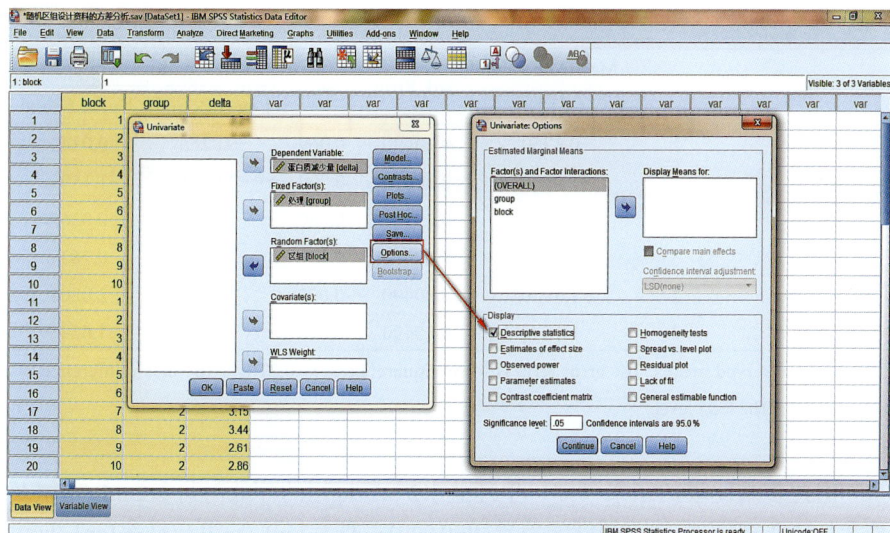

图7　设置选项，对主要统计量进行描述

所有设置完毕，单击OK。

第三步，主要结果解读如表2-表3。

表2　组间比较检验

Source		Type III Sum of Squares	df	Mean Square	F	Sig.
Intercept	Hypothesis	315.317	1	315.317	1822.001	0.000
	Error	1.558	9	0.173^a		
group	Hypothesis	13.702	2	6.851	32.636	0.000
	Error	3.778	18	0.210^b		
block	Hypothesis	1.558	9	0.173	0.824	0.602
	Error	3.778	18	0.210^b		

^{a}, MS(block); ^{b}, MS(Error).

结果解读：这是方差分析典型的结果报告表格。不同处理因素计算的$F=32.636$，$P=0.000<0.05$，则认为三种不同的干预效应不同，差异有统计学意义。据此只能判断三者不同，但到底是两两各不同，还是只有两个不同，不得而知，需要进行Post Hoc分析。区组因素计算的$F=0.824$，$P=0.602>0.05$，则不能认为10个区组的总体均数不同。

表3　多重比较结果

	(I) 处理	(J) 处理	Mean Difference (I-J)	Std. Error	Sig.	95% Confidence Interval	
						Lower Bound	Upper Bound
LSD	1	2	−0.3960	0.20490	0.069	−0.8265	0.0345
		3	−1.5900*	0.20490	0.000	−2.0205	−1.1595
	2	1	0.3960	0.20490	0.069	−0.0345	0.8265
		3	−1.1940*	0.20490	0.000	−1.6245	−0.7635
	3	1	1.5900*	0.20490	0.000	1.1595	2.0205
		2	1.1940*	0.20490	0.000	0.7635	1.6245

Based on observed means. The error term is Mean Square(Error) =0.210. *, The mean difference is significant at the 0.05 level.

　　由此多重比较的结果可知，生理盐水2 mL/kg组的疗效与丹参2 mL/kg组及丹参1 mL/kg组的疗效有统计学差异($P=0.000$)；丹参2 mL/kg组与丹参1 mL/kg组的疗效无统计学差异($P=0.069$)。

　　至此，随机区组设计资料的方差分析在SPSS软件中的实现讲解完毕。

参考文献

[1]　周登远.临床医学研究中的统计分析和图形表达实例详解[M].北京:军事医学科学出版社,2011.

[2]　张文彤.SPSS统计分析高级教程[M].北京:高等教育出版社,2004.

（周支瑞）

第十五章　重复测量资料的方差分析在SPSS软件中的实现

1 重复测量的概念

重复测量是指同一受试对象的同一观察指标在不同的时间点或者不同的状态下进行多次测量所获得的资料，重复测量资料的典型特点是同一个研究对象被多次测量。重复测量资料中的同一受试对象多次测量的数据间具有相关性，这点与随机区组设计的资料不同，随机区组设计资料的同一区组内各数据是相互独立的。从试验设计的角度看，重复测量资料中的处理因素在受试对象间是随机分配，但受试对象内各测量时间点是固定的[1-2]。读者如果暂时无法理解这段话，并无大碍，可以把下面的实践操作部分读完再返回来慢慢体味这一段话。

2 重复测量资料方差分析

下面我们就以案例的形式介绍重复测量资料方差分析在SPSS软件中的实现以及结果解读。

【案例】某研究者欲研究青光眼结膜成纤维细胞的增殖情况，研究者在某医院随机选取了20名青光眼患者以及24例对照，取两组患者的眼结膜细胞进行培养，分别在3、7、14、21天这4个时间点观察平均成纤维细胞数。数据见表1。研究问题：1)两组之间的细胞数是否不同？2)不同时间的细胞数是否不同？3)处理因素与重复测量因素之间是否存在交互？(《卫生统计学》第6版，例8-4，第134页)。

表1　20例患者与24例对照的成纤维细胞数

分组	受试对象	细胞培养时间（天）			
		3	7	14	21
1	1	0.1917	1.6667	1.65	0.7
1	2	2.5938	2.8	2.4	3.8
1	3	1.2	4.375	4.525	0.2167
1	4	2.1792	1.9375	1.6688	0.64
1	5	1	1.45	1.775	0.425
1	6	2.2	4.7	3.9667	1.7
1	7	6.6167	5.5667	1.5625	2.51
1	8	6.6	4.4333	2.4125	1.6875
1	9	5.8	4.6167	2.9875	5.95
1	10	8.05	7.1	4.95	5
1	11	0.725	2.1917	2.8	1.725
1	12	4.4375	6.4563	5.525	6.9333
1	13	3.0625	7.125	5.1	0.9833
1	14	5.4708	4.4	3.25	2.2
1	15	1.6	0.85	3.375	1.875
1	16	6.35	8.8667	4.5	5.9
1	17	6.55	6.5667	3.8375	5.07
1	18	11.05	4.7833	4.975	2.8875
1	19	10.9333	7.775	5.2875	9.2
1	20	8.9	11.2	7.4	8.9167
2	21	1.3375	0.975	0.6125	0
2	22	0.2188	0.0857	0.1	0
2	23	2.3	2.0833	1.3833	1.725
2	24	0.9333	0.4667	0.525	0.475
2	25	0.6	0.475	0.1375	0.075
2	26	2	0.6	0.38	0.36
2	27	1.4167	0.5625	0.4	0.3875
2	28	1.05	0.9375	0.33	0.28
2	29	0.1833	0.15	0.05	0.0333
2	30	3.95	1.9125	1.35	1
2	31	3.775	3.7667	0.8667	1.5
2	32	1.3333	2.05	1.5333	0.4167
2	33	4.3	3.1375	4	0.325
2	34	0.4563	0.2643	0.2286	0.1
2	35	1.9333	3.8	4.15	3.225
2	36	1.8167	0.6333	0.525	0.5
2	37	0.85	1.15	0.325	0.5375
2	38	2.85	3.3	2.57	1.18
2	39	1.2167	0.6625	2.375	1.3375
2	40	3.85	3.325	0.86	3.31
2	41	1.1	1.62	0.55	0.2
2	42	10.05	4.175	2.9	2.98
2	43	9.775	7.7	2.4833	3.1
2	44	5.2	3.9333	4.2167	1.75

第一步，定义变量与录入数据(如图1-图2)。

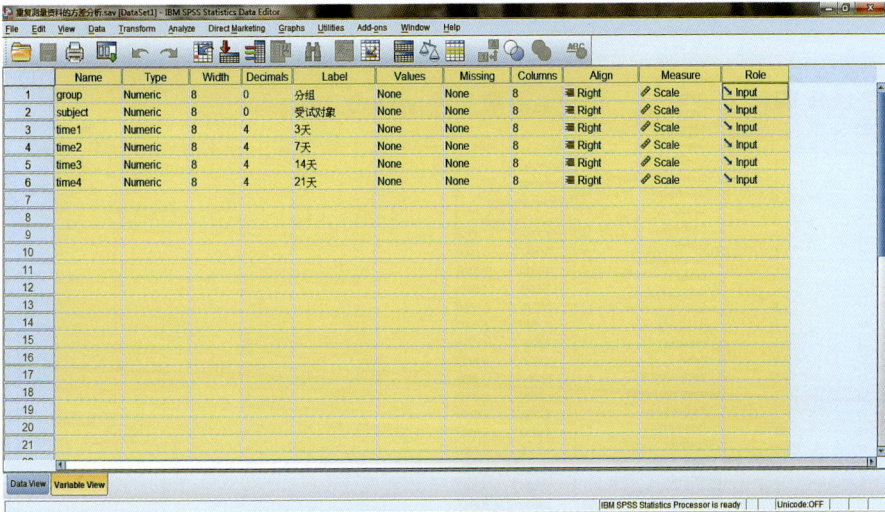

图1　定义变量

分组因素赋值如下：1=病例组，2=对照组。

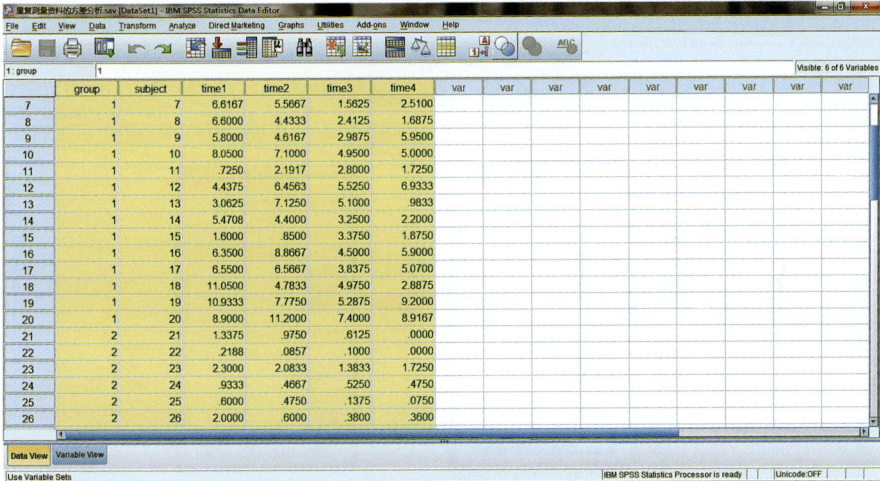

图2　数据录入

第二步，SPSS操作过程如下：Analyze→General Liner Model→Repeated Measures→Within-Subject Factor Name (重复因素Status)→Number of levels (重复次数)→Add→Define→Within-Subject Variables (选入重复测量因素)→Between

Subjects Factor (分组因素)→Model→Full factorial (此处默认即可)→OK。如图3-图7依次作出选择。

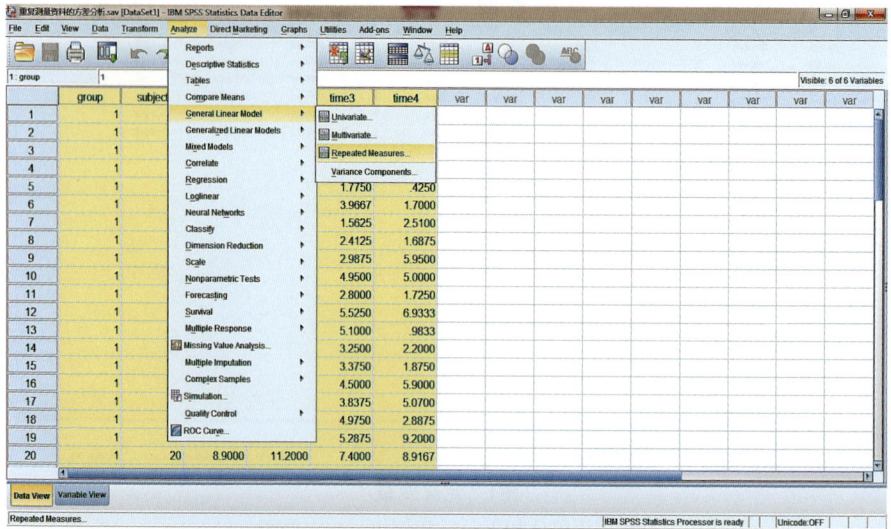

图3　选择GLM模型的方差分析模块Repeated Measures

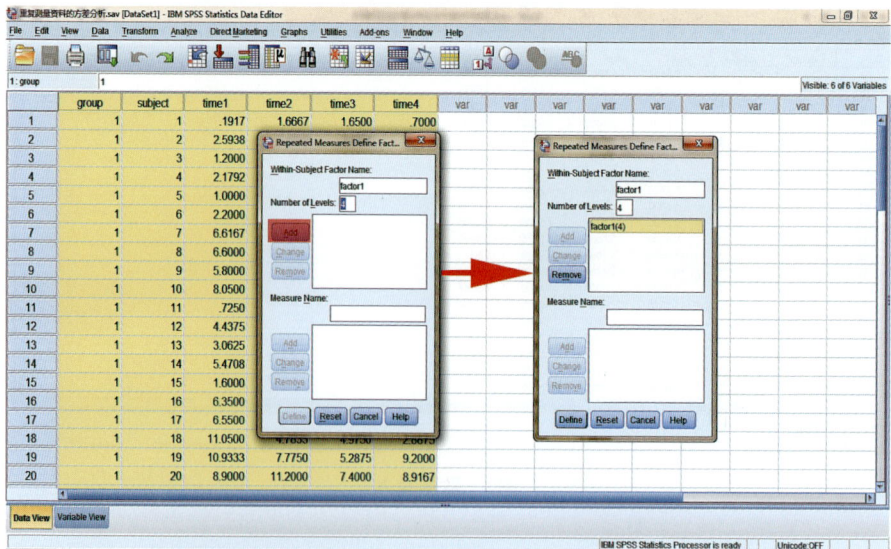

图4　定义重复测量因素的水平，本例中重复测量4次，设置完毕点击Define

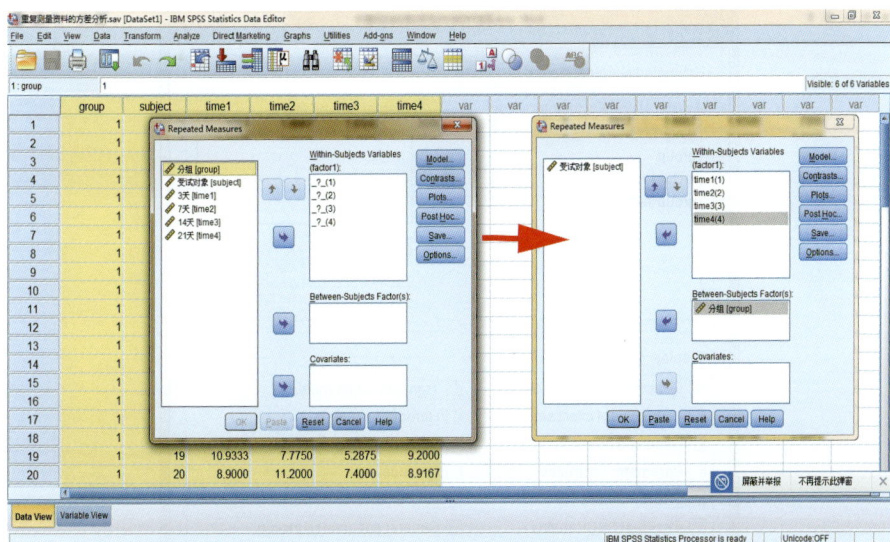

图5　如图设置Within-Subject Variables(选入重复测量因素)、Between Subjects Factor(分组因素)

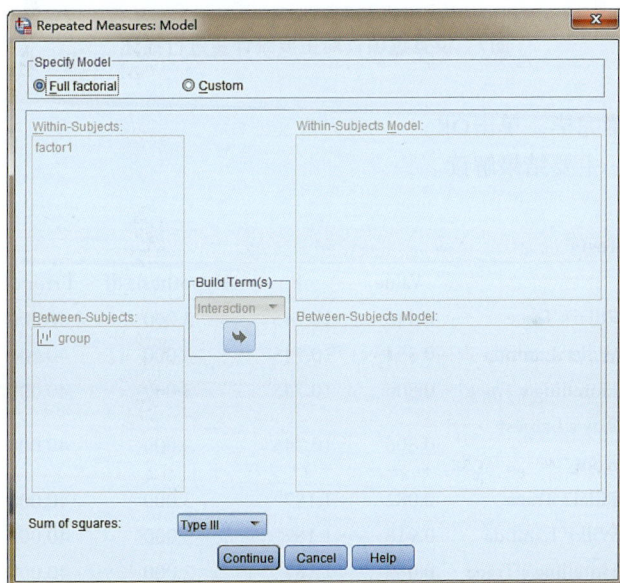

图6　设置模型，选择Full factorial(此处为默认)，因为根据目的
需要比较处理因素与重复测量因素之间是否有交互作用，所以
此处选择Full factional，字面意思即是全因子模型，即同时考虑
组间、组内、交互作用的模型

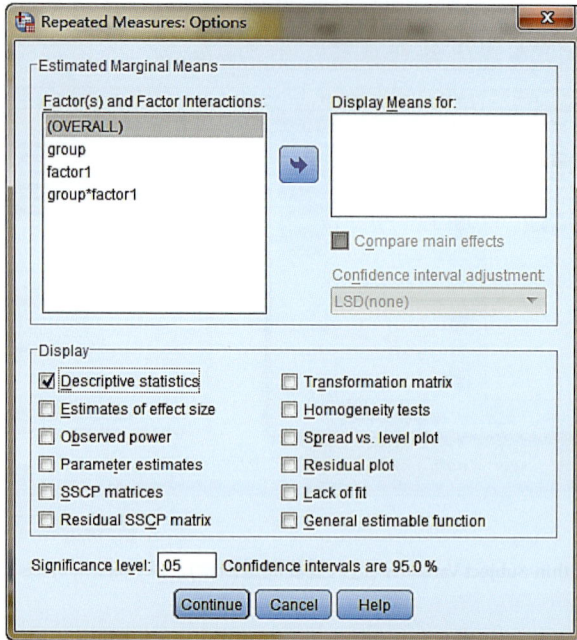

图7　设置选项，对主要统计量进行描述

　　所有设置完毕，单击OK。
　　第三步，主要结果解读。

Multivariate Tests[a]		Value	F	Hypothesis df	Error df	Sig.
Effect						
factor1	Pillai's Trace	0.446	10.745[b]	3.000	40.000	0.000
	Wilks' Lambda	0.554	10.745[b]	3.000	40.000	0.000
	Hotelling's Trace	0.806	10.745[b]	3.000	40.000	0.000
	Roy's Largest Root	0.806	10.745[b]	3.000	40.000	0.000
factor1* group	Pillai's Trace	0.082	1.187[b]	3.000	40.000	0.327
	Wilks' Lambda	0.918	1.187[b]	3.000	40.000	0.327
	Hotelling's Trace	0.089	1.187[b]	3.000	40.000	0.327
	Roy's Largest Root	0.089	1.187[b]	3.000	40.000	0.327

[a], Design: Intercept + group; Within Subjects Design: factor1; [b], Exact statistic.

　　上表给出了多元方差检验的结果，相当于把四次重复测量结果看做四个因变量，而后进行多元方差分析，关于多元方差分析，请大家继续关注我们的微信公众号：AME科研时间，后续文章会进一步进行介绍。本表在本例中价值不大，读者可忽略。

Mauchly's Test of Sphericity[a]							
Measure: MEASURE_1							
Within Subjects Effect	Mauchly's W	Approx. Chi-Square	df	Sig.	Epsilon[b]		
					Greenhouse-Geisser	Huynh-Feldt	Lower-bound
factor1	0.642	18.075	5	0.003	0.763	0.829	0.333

Tests the null hypothesis that the error covariance matrix of the orthonormalized transformed dependent variables is proportional to an identity matrix. [a], Design: Intercept + group, Within Subjects Design: factor1; [b], May be used to adjust the degrees of freedom for the averaged tests of significance. Corrected tests are displayed in the Tests of Within-Subjects Effects table.

　　上表是球形假设检验(Test of Sphericity)的结果，这是重复测量方差分析重要结果之一。球形检验主要用于判断重复测量数据之间是否存在相关性。我们在开篇已经述及，每个受试对象重复测量数据之间存在相关性，只要满足这个条件才可视为重复测量数据。球形检验的无效假设H0=各重复测量数据之间不存在相关性；备择假设H1=各重复测量数据之间存在相关性。此处检验水准alpha为保守起见，一般设为0.1。本例中计算$P=0.003<0.1$，拒绝H0，接受H1，则认为重复测量数据之间存在相关性。简言之，球形假设检验计算的P值只要小于0.1就满足重复测量方差分析的条件，否则就采用类似于随机区组设计资料的单变量方差分析即可[1]。

Tests of Within-Subjects Effects						
Measure: MEASURE_1						
Source		Type III Sum of Squares	df	Mean Square	F	Sig.
factor1	Sphericity Assumed	65.929	3	21.976	11.704	0.000
	Greenhouse-Geisser	65.929	2.290	28.792	11.704	0.000
	Huynh-Feldt	65.929	2.487	26.511	11.704	0.000
	Lower-bound	65.929	1.000	65.929	11.704	0.001
factor1 * group	Sphericity Assumed	3.810	3	1.270	0.676	0.568
	Greenhouse-Geisser	3.810	2.290	1.664	0.676	0.530
	Huynh-Feldt	3.810	2.487	1.532	0.676	0.542
	Lower-bound	3.810	1.000	3.810	0.676	0.415
Error(factor1)	Sphericity Assumed	236.591	126	1.878		
	Greenhouse-Geisser	236.591	96.175	2.460		
	Huynh-Feldt	236.591	104.449	2.265		
	Lower-bound	236.591	42.000	5.633		

　　上表即是重复测量方差分析的最主要结果之一，是一个一元方差分析的结果，反映的是重复测量各时间点之间是否存在统计学差异以及重复测量因素与分组因素之间是否存在交互作用。第一行Sphericity Assumed是非校正的结果，下面三行Greenhouse-Geisser、Huynh-Feldt、Lower-bound给出的是校正的结果。一般建议读取Greenhouse-Geisser校正法的结果，$F=11.704$，$P=0.000$，说明不同时间点观察到的纤维细胞数量的总体均数存在统计学差异。读取Greenhouse-Geisser校正法有关交换作用检验结果，$F=0.676$，$P=0.530$，说明分组因素与重复测量因素不存在交互作用。

Tests of Between-Subjects Effects

Measure: MEASURE_1

Transformed Variable: Average

Source	Type III Sum of Squares	df	Mean Square	F	Sig.
Intercept	1548.506	1	1548.506	104.725	0.000
group	263.837	1	263.837	17.843	0.000
Error	621.029	42	14.786		

　　上表即是重复测量方差分析的另外一个主要结果。即病例组与对照组比较的方差分析结果，$F=17.676843$，$P=0.000$，说明两组之间眼结膜成纤维细胞数不同，病例组多于对照组，差异有统计学意义。

　　至此，重复测量资料的方差分析在SPSS软件中的实现讲解完毕。

参考文献

[1]　周登远.临床医学研究中的统计分析和图形表达实例详解[M].北京:军事医学科学出版社,2011.

[2]　张文彤.SPSS统计分析高级教程[M].北京:高等教育出版社,2004.

（周支瑞）

第十六章　析因设计资料方差分析在SPSS软件中的实现

1 基本概念

2 析因设计方差分析

1 基本概念

完全随机设计只考虑一个试验因素，随机区组设计在分组因素的基础上还要考虑一个区组因素，析因设计则考虑了多个试验因素，而且可以考虑因素间的交互作用。文字叙述似乎很难把析因设计描述清楚，下面我们继续以案例的形式讲解2×2析因设计[1-2]。

2 析因设计方差分析

【案例】研究者欲研究不同浓度煤焦油(A因素)与不同作用时间(B因素)的细胞毒性作用。煤焦油含量有2个水平，3 ug/mL (A1)与75 ug/mL (A2)；作用时间也有两个水平，6小时(B1)和8小时(B2)。现有16瓶已经培养好的细胞，随机分为四组，分别接受四种处理(A1B1，A1B2，A2B1，A2B2)，测得每瓶细胞的吸光度值如表1。研究问题：1)不同浓度的煤焦油组的细胞数量是否相同？2)不同作用时间组的细胞数量是否相同？3)煤焦油含量与不同作用时间之间是否互相影响？(《卫生统计学》第6版，例8-3，第129页)。

表1 四种不同处理下的吸光度值

煤焦油(3 μg/mL)A1		煤焦油(75 μg/mL)A2	
时间(6 h)	时间(8 h)	时间(6 h)	时间(8 h)
0.163	0.127	0.124	0.101
0.199	0.168	0.151	0.192
0.184	0.152	0.127	0.079
0.198	0.15	0.101	0.086

第一步，定义变量与录入数据(如图1-图2)。

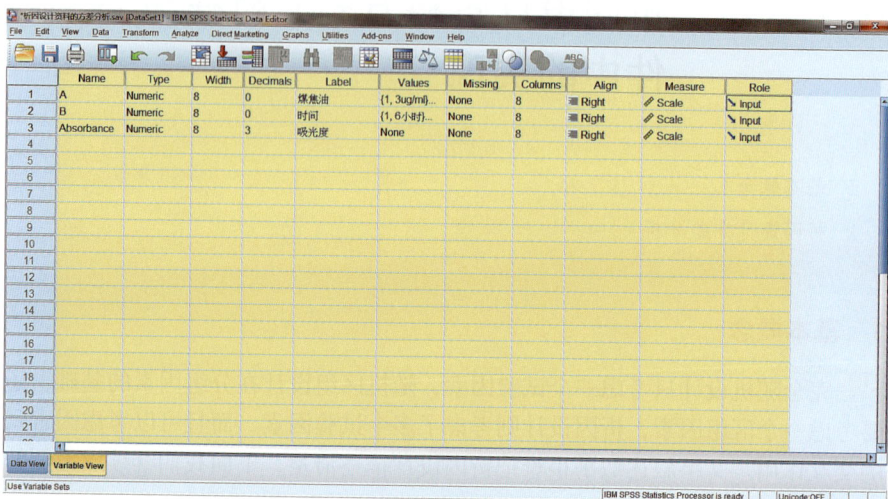

图1 定义变量

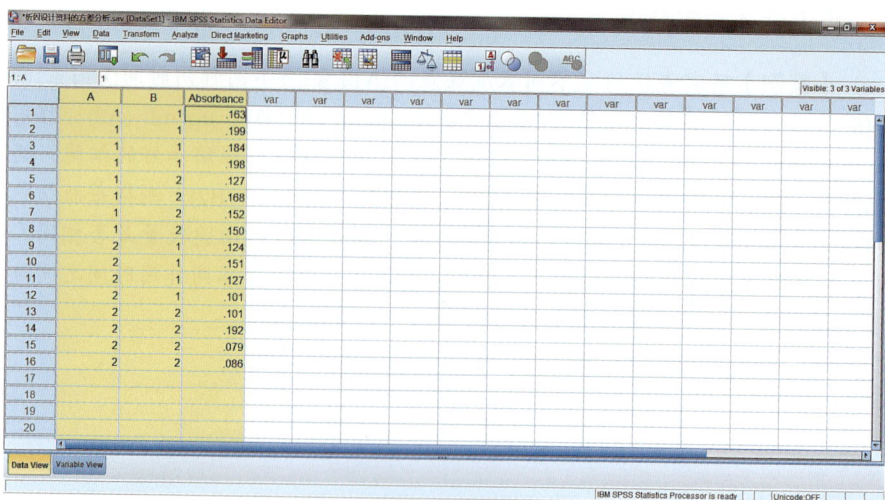

图2 录入数据

　　第二步，SPSS 操作过程如下：Analyze→General Liner Model→Univariate→观察指标进入Dependent (因变量)→处理因素进入Fixed Factors (自变量)→Model→Custom→Building Terms→Main effects→Factors & Covariates (将试验因素和各因素间的交互作用项作为一个独立因素选入)→OK。如下图依次作出选择(如图3-图5)。

图3　选择GLM模型的方差分析模块Univariate

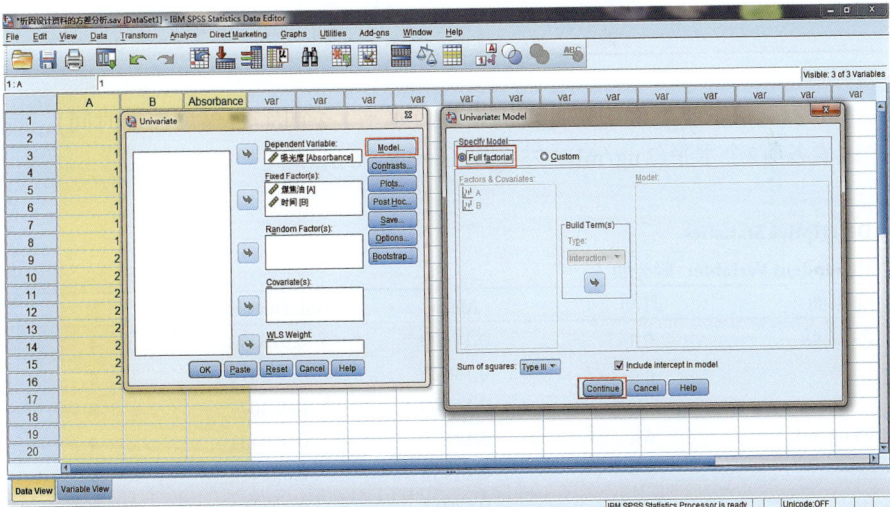

图4　如图依次设置因变量、处理因素(固定因子)；模型设置为默认即可，因为此处要考虑A与B因素的交互作用，原因与上一章节相同

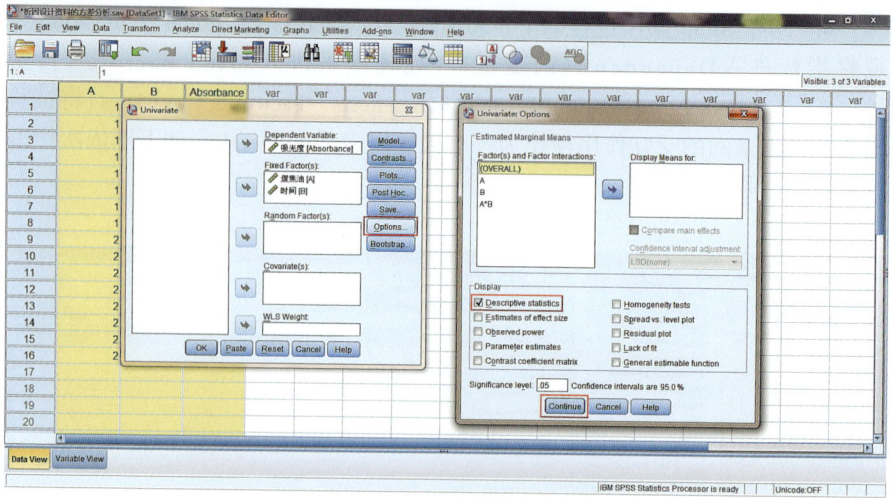

图5　设置选项，对主要统计量进行描述

　　所有设置完毕，单击OK。

　　第三步，主要结果解读。

Between-Subjects Factors			
		Value Label	N
煤焦油	1	3 μg/mL	8
	2	75 μg/mL	8
时间	1	6 h	8
	2	8 h	8

　　上表反映了本案例中的处理因素以及水平。2个因素(煤焦油、时间)，每个因素各有2个水平(3 ug/mL、75 ug/mL；6 h、8 h)。

Descriptive Statistics				
Dependent Variable: 吸光度				
煤焦油	时间	Mean	Std. Deviation	N
3 ug/mL	6 h	0.18600	0.016793	4
	8 h	0.14925	0.016879	4
	Total	0.16763	0.025077	8
75 ug/mL	6 h	0.12575	0.020451	4
	8 h	0.11450	0.052475	4
	Total	0.12013	0.037357	8
Total	6 h	0.15588	0.036569	8
	8 h	0.13188	0.040587	8
	Total	0.14388	0.039324	16

上表给出了各种组合的描述性统计量。

Tests of Between-Subjects Effects Dependent Variable: 吸光度					
Source	Type III Sum of Squares	df	Mean Square	F	Sig.
Corrected Model	0.012[a]	3	0.004	4.272	0.029
Intercept	0.331	1	0.331	354.335	0.000
A	0.009	1	0.009	9.655	0.009
B	0.002	1	0.002	2.465	0.142
A * B	0.001	1	0.001	0.696	0.421
Error	0.011	12	0.001		
Total	0.354	16			
Corrected Total	0.023	15			

[a], R Squared = 0.516 (Adjusted R Squared = 0.396)

　　上表是析因分析方差分析最重要的结果表格。首先看A*B，即煤焦油与作用时间之间是否有交互作用，$F=0.696$，$P=0.421$，尚不能认为二者存在交互作用。再看A处理因素，$F=9.655$，$P=0.009$，可认为不同煤焦油含量组的吸光度不同；随后看B因素，$F=2.465$，$P=0.142$，可认为不同作用时间组的吸光度差异无统计学意义。

　　至此，析因设计资料的方差分析在SPSS软件中的实现讲解完毕。

参考文献

[1]　周登远.临床医学研究中的统计分析和图形表达实例详解[M].北京:军事医学科学出版社,2011.

[2]　张文彤.SPSS统计分析高级教程[M].北京:高等教育出版社,2004.

(周支瑞)

第十七章　多重线性回归的SPSS软件实现

1　模型简介

本文所要讨论的问题是如何同时考虑多个因素对同一观测结果的影响，这一观测结果是需要满足正态分布的计量资料。此时，因变量(Dependent Variable)只有一个，也称为反应变量或响应变量(Response Variable)，常用Y表示。自变量(Independent Variable)，也称解释变量(Explanatory Variable)可有多个，P个自变量用向量形式表示为$(X_1, X_2, X_3, \cdots, X_p)$。设有n例观察对象，第i例$(i=1,2,3,\cdots,n)$的一组观察值为$(Y_i, X_{i1}, X_{i2}, X_{i3}, \cdots, X_{ip})$。当因变量与自变量组之间存在多重线性关系时，应用多重线性回归模型可以很好地刻画它们之间的关系。

$$Y_i = \hat{Y} + e_i = b_0 + b_1 x_{i1} + \cdots + b_p x_{ip} + e_i$$

由上式可以看出，实测值Y_i由两部分组成，第一部分为其估计值，用$\hat{Y}$表示，即给定各自变量取值时，因变量Y的估计值，表示能由自变量决定的部分。e_i为残差，是应变量实测值Y与其估计值$\hat{Y}$之间的差值，表示不由自变量决定的部分。它对于判断当前建立的模型是否成立，是否还有别的变量需要引入模型等一系列问题是非常有价值的。式中b_0为常数项，它表示当所有自变量取值均为0时因变量的估计值，b_1为偏回归系数，表示当其他自变量取值固定时(所以在回归系数前加上"偏"字)，自变量X_i每改变一个单位时，$\hat{Y}$的变化量[1]。这一段看起来挺复杂，读者如果不能理解，也可以忽略这一段，对实际运用并无大碍。

2　案例

　　某医生收集了97名成年人的资料，并分别测得其血常规和血生化指标，原始数据如下表，试以血红蛋白为因变量，其他变量为自变量进行线性回归分析(详见表1)。

表1　97名成年人血常规与血生化数据

编号	性别	年龄	红细胞	白细胞	血小板	总胆红素	直接胆红素	血红蛋白
1	女	青年	2.28	6.70	234	16.8	5.1	70
2	男	青年	4.52	12.70	378	17.7	3.7	141
3	女	青年	5.42	6.90	126	25.8	9.3	138
4	女	中年	3.79	11.40	166	16.4	3.6	121
5	男	青年	5.77	14.30	353	12.9	0.1	171
6	女	青年	5.46	6.90	301	21.3	5.1	112
7	男	青年	6.79	5.40	100	20.6	4.6	194
8	男	青年	5.22	9.20	192	21.2	4.1	161
9	女	中年	4.00	17.90	241	12.4	1.8	128
10	女	青年	4.63	17.50	301	14.8	2.1	100
……								
96	女	青年	3.62	5.90	204	8.8	1.4	106
97	女	老年	4.55	8.40	583	3.3	1.0	129

3　SPSS录入数据

　　变量赋值如表2，图1-图2：

表2　变量赋值说明

X1：性别	女=0；男=1
X2：年龄	青年=1；中年=2；老年=3
X3：红细胞数	不用赋值
X4：白细胞数	不用赋值
X5：血小板	不用赋值
X6：总胆红素	不用赋值
X7：直接胆红素	不用赋值
Y：血红蛋白	不用赋值

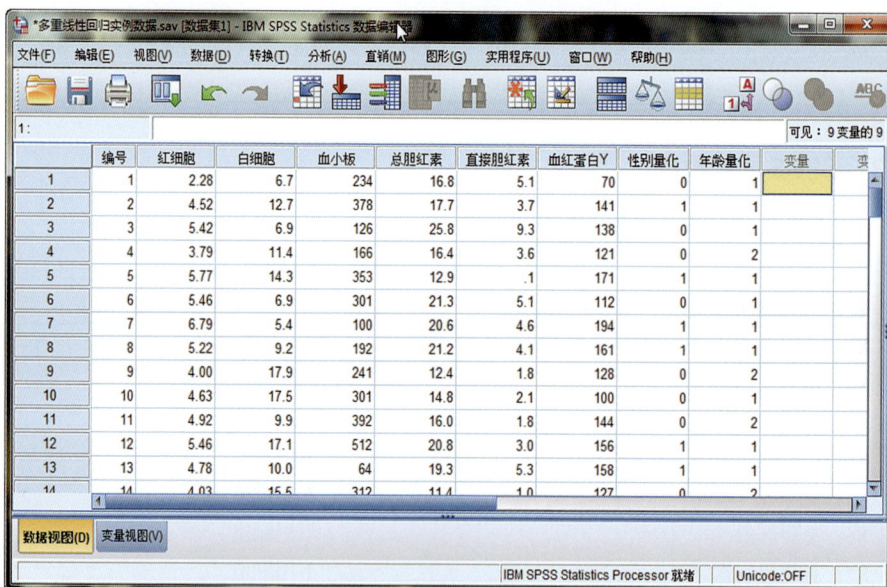

图1　变量视图

图2　数据视图

4　SPSS操作过程

分析→回归→线性如图3-图5。

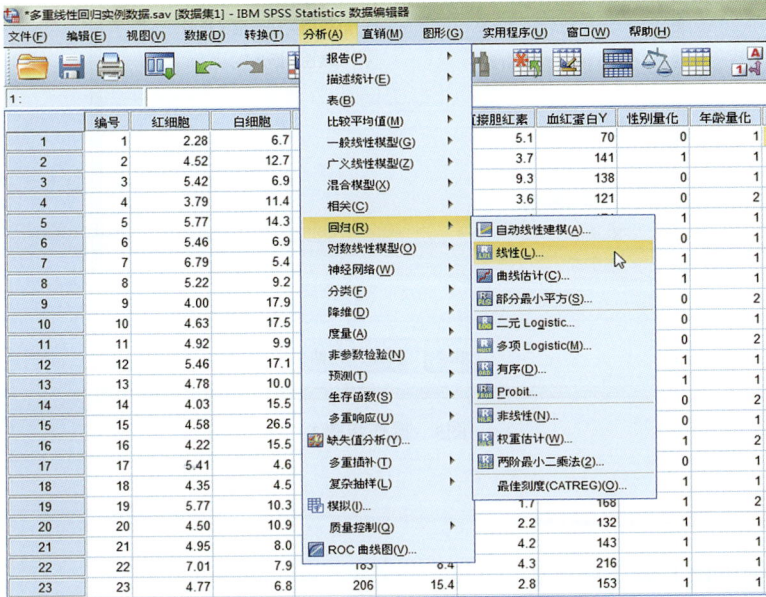

图3　操作步骤1

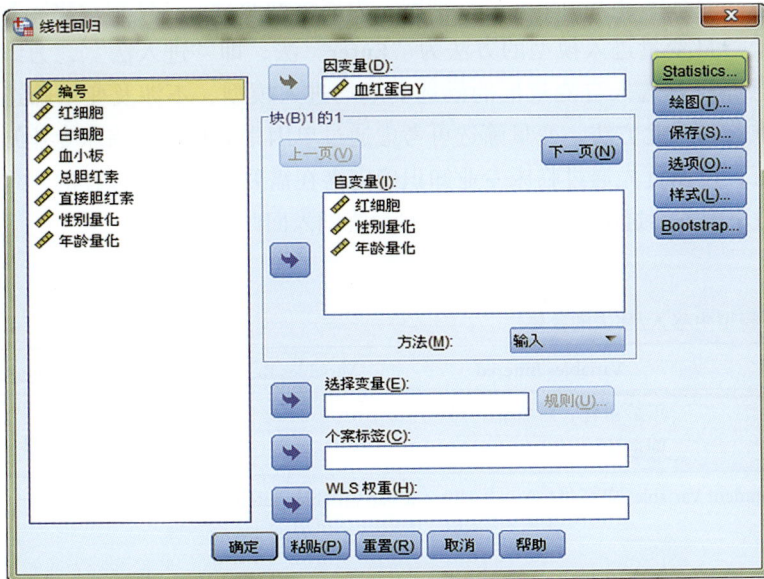

图4　操作步骤2

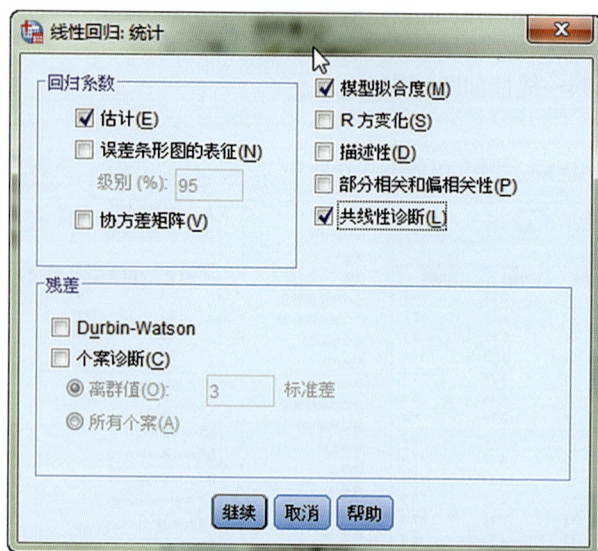

图5　操作步骤3

5　SPSS计算结果解读

5.1 模型中移入/移去的变量

　　共纳入"年龄量化"、"红细胞"、"性别量化"三个变量(表3)。"年龄量化"为有序分类变量，"红细胞"为连续型变量，"性别量化"为二分类变量。自变量进入模型的方法为"Enter"法，即"进入法"，为默认选项，意即所有选入自变量框的候选变量均进入模型，不涉及变量筛选的问题。推荐选择此方法，变量筛选可考虑通过单因素分析联合临床专业知识判断进行，比如首先通过临床专业知识确定潜在需要纳入回归方程的变量，然后通过单因素筛选出P值小于0.2的变量最终纳入回归方程。

表3　模型中移入/移去的变量

Model	Variables Entered	Variables Removed	Method
1	年龄量化，红细胞，性别量化[b]	.	Enter

[a], Dependent Variable: 血红蛋白Y；　[b], All requested variables entered.

5.2 模型汇总结果

表4中"R"，"R Square"，"Adjusted R Square"，"Std. Error of the Estimate"分别代表"复相关系数"，"决定系数"，"校正的决定系数"，"剩余标准差"。R值越大代表线性回归关系越密切。R Square表示因变量Y的总变异可由回归模型中自变量解释的那部分所占的比例，R Square越大越好。根据样本含量及模型中自变量的个数即可计算Adjusted R Square，该值越大，模型拟合效果越好。

表4　模型汇总结果

Model	R	R Square	Adjusted R Square	Std. Error of the Estimate
1	0.827[a]	0.684	0.674	14.125

[a], Predictors: (Constant)，年龄量化，红细胞，性别量化。

5.3 Anova结果

表5中因变量Y的总变异可分为两个部分：1)回归平方和，表示因变量变异种由回归模型中所包含的自变量所能解释的部分；2)残差平方和，表示因变量的变异种没有被回归模型所包含的变量解释的部分。本例中$F=67.125$，$P=0.000$。说明至少一个自变量的回归系数不为0，所建立的回归模型有统计学意义。

表5　Anova结果[a]

Model		Sum of Squares	df	Mean Square	F	Sig.
1	Regression	40177.444	3	13392.481	67.125	0.000[b]
	Residual	18555.009	93	199.516		
	Total	58732.454	96			

[a], Dependent Variable: 血红蛋白Y；[b], Predictors: (Constant)，年龄量化，红细胞，性别量化。

5.4 回归系数表(最重要的结果)

表6中给出了这个回归方程中常数项(Constant)、红细胞、性别量化、年龄量化的偏回归系数(Unstandardized Coefficients)及对应的标准误，分别为：23.967、22.467、8.164、2.510，其中常数项表示当自变量取值为0时，因变量的取值，本例中没有实际意义。为了消除原始变量单位不同或者量纲不同的影响，软件同时计算了标准化的偏回归系数(Standardized Coefficients)，分别为：

0.781、0.165、0.067。回归系数绝对值越大说明对回归模型的贡献越大。同时对回归系数进行了假设检验，并给出了相应的P值，分别为：0.007、0.000、0.008、0.260，其中常数项的回归系数没有实际意义，其他P值表明红细胞、性别的回归系数有统计学意义。"Collinearity Statistics"提供了共线性诊断两个参数。容忍度(Tolerance)越小，多重共线性越严重，一般认为容忍度小于0.1时，存在严重的共线性。方差膨胀因子(VIF)即容忍度的倒数，一般认为其不应大于5。本例中，可以认为不存在明显的共线性问题。

表6 回归系数表(最重要的结果)[a]

Model		Unstandardized Coefficients		Standardized Coefficients	t	Sig.	Collinearity Statistics	
		B	Std. Error	Beta			Tolerance	VIF
1	(Constant)	23.967	8.751		2.739	0.007		
	红细胞	22.467	1.733	0.781	12.967	0.000	0.937	1.067
	性别量化	8.164	2.997	0.165	2.724	0.008	0.928	1.078
	年龄量化	2.510	2.212	0.067	1.134	0.260	0.965	1.036

[a], Dependent Variable: 血红蛋白Y。

5.5 共线性诊断

表7进一步给出了特征根(Eigenvalue)：对模型中常数项及所有自变量计算主成分，如果自变量间存在较强的线性相关关系，则前面的几个主成分数值较大，而后面的几个主成分较小，甚至接近0。事实上，本例中单从特征根这个结果上并不好判断共线性的问题。下面我们再看看条件指数(Condition Index)：其等于最大的主成分与当前主成分的比值的算术平方根。所以第一个主成分相对应的条件指数总为1。同样，如果几个条件指数较大，比如大于30，则提示存在多重共线性。本例中，从条件指数这个结果中并未见明显的共线性。我们再看看变异构成(Variance Proportions)：回归模型中各项(包括常数项)的变异被各主成分所能解释的比例，换句话说，即各主成分对模型中各项的贡献。如果某个主成分对两个或多个自变量的贡献均较大(如大于0.5)，说明这几个自变量间存在一定程度的共线性。本例中并未出现这种情况。综合表6与表7共线性诊断的各项参数，并未检测到明显的共线性问题。本例也提醒我们共线性的诊断要从多个维度去综合判断[1]。共线性诊断事实上是一个比较复杂的问题，从实践运用的角度，读者至少需要掌握一个判断共线性的统计指标，起码在实际运用过程中读者要有意识地去判断是否存在共线性的问题。

表7　共线性诊断[a]

Model	Dimension	Eigenvalue	Condition Index	Variance Proportions			
				(Constant)	红细胞	性别量化	年龄量化
1	1	3.376	1.000	0.00	0.00	0.03	0.01
	2	0.499	2.601	0.00	0.00	0.82	0.05
	3	0.109	5.556	0.03	0.08	0.15	0.82
	4	0.016	14.749	0.97	0.91	0.01	0.12

[a], Dependent Variable: 血红蛋白Y。

参考文献

[1]　张文彤.SPSS统计分析高级教程[M].北京:高等教育出版社,2004.

(周支瑞)

第十八章 二分类Logistic回归在SPSS软件中的实现

1 Logistic回归模型概述(读者可以忽略这部分)

Logistic回归模型是一种概率模型，它是以某一事件发生与否的概率P为因变量，以影响P的因素为自变量建立回归模型，分析某事件发生的概率与自变量之间的关系，是一种非线性回归模型。适用于因变量为二项或多项分类(有序、无序)的资料。利用logistic分布函数的特征来表示在自变量X的作用下出现阳性结果或阴性结果的概率。阳性结果的概率记为：P(y=1|x), (在X 作用下，出现Y=1的概率)；出现阴性结果的概率为: Q(y=0|x), 其中：P+Q=1。当模型中只有一个自变量时，logistic回归模型可表示为：

$$P(y=1\,|\,x) = \frac{\exp(\beta_0 + \beta X)}{1 + \exp(\beta_0 + \beta X)} \quad (1)$$

$$Q(y=0\,|\,x) = \frac{1}{1 + \exp(\beta_0 + \beta X)} \quad (2)$$

式中，β_0 为回归线的截距，β 是与X有关的参数，称回归系数。

$$\frac{P(y=1|x)}{Q(y=0|x)} = \exp(\beta_0 + \beta X) \qquad (3)$$

注意：P/Q称为事件的优势，在流行病学中称为比值(odds)。

当有多个X时，logistic回归模型：

$$P(y=1|x) = \frac{\exp(\beta_0 + \beta_1 x_1 + \beta_2 x_2 + ... + \beta_p x_p)}{1 + \exp(\beta_0 + \beta_1 x_1 + \beta_2 x_2 + ... + \beta_p x_p)} \quad (4)$$

$$Q(y=0|x) = \frac{1}{1 + \exp(\beta_0 + \beta_1 x_1 + \beta_2 x_2 + ... + \beta_p x_p)} \quad (5)$$

式中，β_0 为截距，β_j (j=1,2,$\cdots$,p)，称偏回归系数。

$$\frac{P(y=1|x)}{Q(y=0|x)} = \exp(\beta_0 + \beta_1 x_1 + \beta_2 x_2 + ... + \beta_p x_p) \qquad (6)$$

式(1)或式(4)称为logistic回归模型。

$$P(y=1|x) = \frac{\exp(\beta_0 + \beta X)}{1 + \exp(\beta_0 + \beta X)} \quad (1)$$

$$P(y=1|x) = \frac{\exp(\beta_0 + \beta_1 x_1 + \beta_2 x_2 + ... + \beta_p x_p)}{1 + \exp(\beta_0 + \beta_1 x_1 + \beta_2 x_2 + ... + \beta_p x_p)} \quad (4)$$

经logit变换：将S型曲线转化为直线。

$$\frac{P(y=1|x)}{Q(y=0|x)} = \exp(\beta_0 + \beta X) \qquad (3)$$

$$\frac{P(y=1|x)}{Q(y=0|x)} = \exp(\beta_0 + \beta_1 x_1 + \beta_2 x_2 + ... + \beta_p x_p) \qquad (6)$$

对式(3)和式(6)两边取自然对数得：

$$\ln(P/Q) = \beta_0 + \beta x \quad (7)$$

$$\ln(P/Q) = \beta_0 + \beta_1 x_1 + \beta_2 x_2 + \ldots\ldots + \beta_p x_p \quad (8)$$

记为：

$$\text{logit}(P) = \ln(P/Q)$$

$$\log it(P) = \beta_0 + \beta x$$

$$\log it(P) = \beta_0 + \beta_1 x_1 + \beta_2 x_2 + \ldots\ldots + \beta_p x_p$$

经logit变换之后，这就是线性回归方程，说明：1)把ln(P/Q)称为logit(P)变换；2) P/Q称为事件的优势，在流行病学中称为比值(odds)。因此，优势的对数值与影响因素之间呈线性关系[1]。

2 一些基本概念

2.1 优势比

如前所述，人们常把出现某种结果的概率与不出现的概率之比称为比值(odds)，即odds=P/1-P。两个比值(优势)之比称为比值比(odds ratio，也翻译成优势比，简称OR)。比如，暴露组的优势(比值)与非暴露组的优势(比值)之比，称优势比(比值比)(OR)，在这里OR用于说明暴露某因素引起疾病或死亡的危险度大小[1]。

$$OR = \frac{P(1)/[1-P(1)]}{P(0)/[1-P(0)]} \quad (9)$$

$$\ln(OR) = \ln(\frac{P(1)/[1-P(1)]}{P(0)/[1-P(0)]}) = \log it[P(1)] - \log it[P(0)] \quad (10)$$

P(1)：X取1时，暴露组结局事件发生概率；P(0)：X取0时，非暴露组结局事件发生概率。

$$\ln(P/Q) = \beta_0 + \beta x$$

$$\ln(OR) = \log it[P(1)] - \log it[P(0)] = (\beta_0 - \beta \times 1) - (\beta_0 - \beta \times 0) = \beta$$

2.2　Logistic回归系数的意义

由上式可见：$\beta = \ln(OR)$ 或者 $OR = e^{\beta}$。β 的意义是：在其他自变量固定不变的情况下，自变量的暴露水平每改变一个测量单位所引起的优势比(OR)自然对数的改变量，或引起优势比为增加前的 e^{β} 倍。从数学上讲，beta和多元回归中系数的解释并无不同，代表x改变一个单位时logit(P)的平均改变量，但由于odds的自然对数即logit(P)变换，因此logistic回归模型中的系数和OR有着直接的变换关系，使得logistic回归系数有了更加贴近实际的解释，从而也使得该模型得到了广泛的应用[1]。

3　案例(读者重点阅读此部分即可)

Hosmer和Lemeshow于1989年研究了低出生体重婴儿的影响因素，数据如图1-图2。结果变量为是否娩出低出生体重儿(变量名为LOW，1=低出生体重，即婴儿出生体重<2500g; 0=非低出生体重)，考虑的影响因素(自变量)有：产妇妊娠前体重(lwt，磅)；产妇年龄(age，岁)；产妇在妊娠期间是否吸烟(smoke，0=未吸、1=吸烟)；本次妊娠前早产次数(ptl，次)；是否患有高血压(ht，0=未患、1=患病)；子宫对按摩、催产素等刺激引起收缩的应激性(ui，0=无、1=有)；妊娠前三个月社区医生随访次数(ftv，次)；种族(race，1=白人、2=黑人、3=其他民族)。

4　SPSS录入数据(如图1–图2)

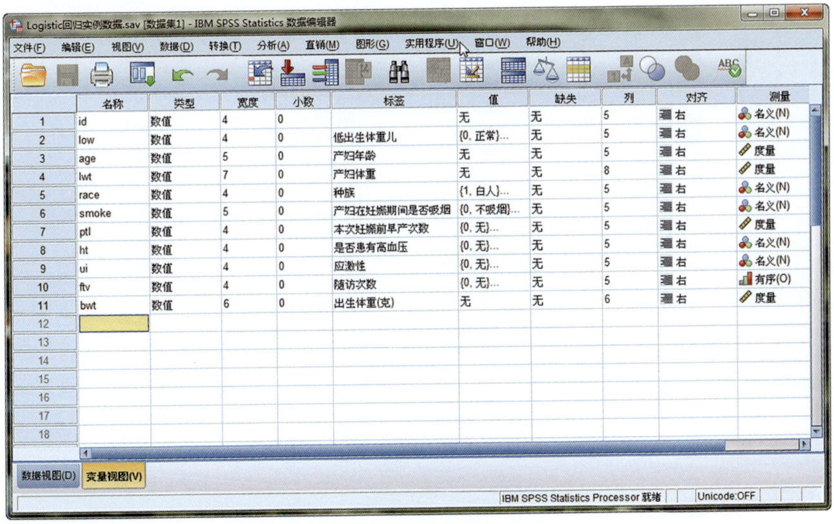

图1　变量视图

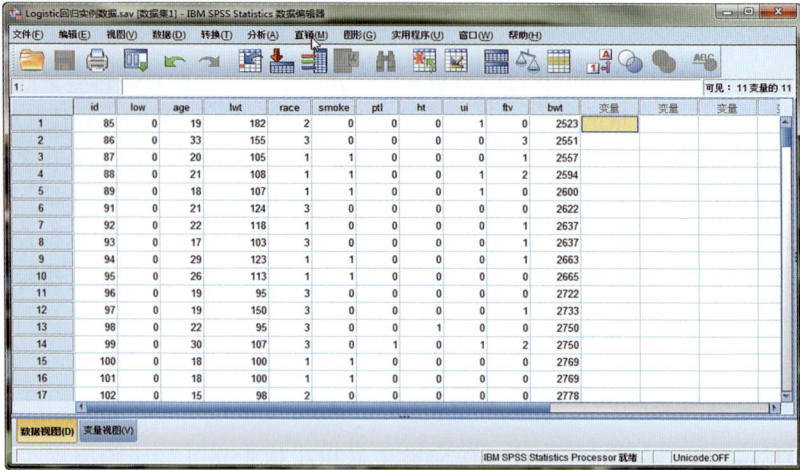

图2　数据视图

5　SPSS操作过程

5.1　步骤1

分析→回归→二元Logistics回归，如图3所示。

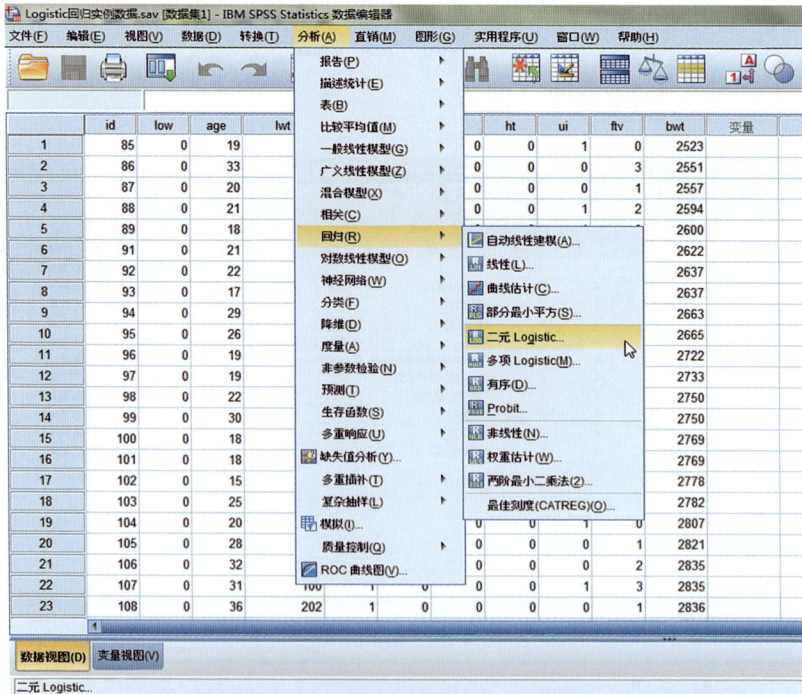

图3　步骤1

5.2　步骤2

把因变量及自变量选入相应的框中，如图4所示。

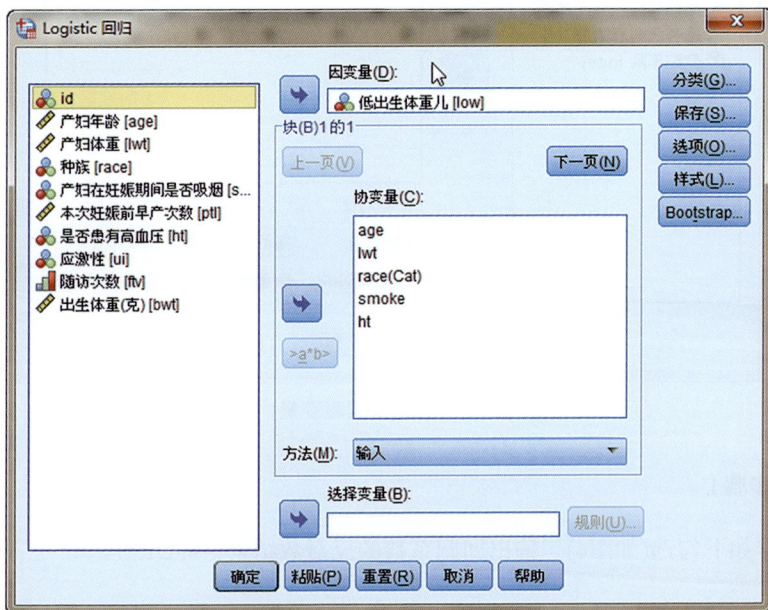

图4　步骤2

5.3　步骤3

设置哑变量，如图5所示。因为SPSS默认将所有的自变量均视作连续型变量，如本例，不同种族的变量赋值为1、2、3，但这仅仅是一个代码而已，并不意味着白人、黑人、其他民族间存在大小次序的关系，即并非代表产妇娩出低出生体重儿概率的logit(P)会按此顺序线性增加或减少。即使是有序多分类变量，比如疾病分期分为早、中、晚三个期别，各类别间的差距也是无法准确衡量的，按编码数值来分析实际上就是强行规定为等距，这可能会引入更大的误差[1]。此时，就必须将原始的多分类变量转化为数个哑变量，每个哑变量只代表某两个级别或若干个级别间的差异，这样得到的回归结果才能有实际意义。通俗地说，所谓哑变量的设置即是把原本有大小之分的无序分类变量或等级变量拆分为无大小区分的分类变量，一般用0和1来赋值。

图5　步骤3(设置哑变量)

5.4　步骤4

作如下勾选(如图6)，输出回归系数的反对数结果，即OR值。

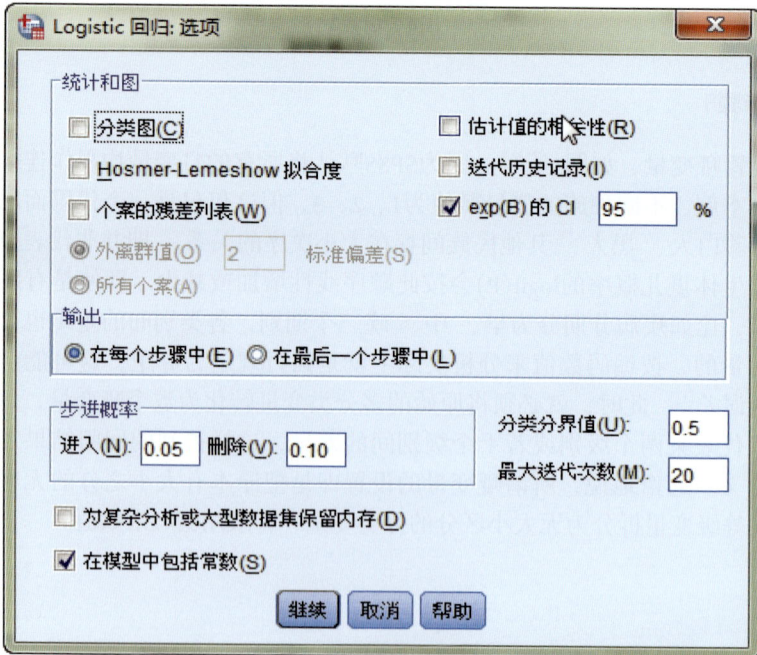

图6　步骤4

6 SPSS计算结果解读

6.1 哑变量设置结果如表1所示：

表1 哑变量设置结果

种族	Frequency	Parameter coding	
		(1)	(2)
白人	96	1.000	0.000
黑人	26	0.000	1.000
其他种族	67	0.000	0.000

6.2 预测分类结果

随后将开始进行模型拟合，首先给出的是模型不含任何自变量，而只有常数项(即无效模型)时的输出结果，故标题为："Block 0: Beginning Block"。表2显示了预测分类结果。由于模型中仅含有常数项，将所有的观察对象均判断为正常出生体重儿的正确率为68.8%，实际上就是全部研究对象的正常体重概率130/189=0.688。也就是说，由于当前样本中大部分新生儿为正常出生体重，因此当模型中不包含任何自变量时，样本中所有观察对象皆被预测为正常出生体重，总的预测准确率为68.8%。

表2 预测分类结果[a,b]

Step 0	Observed			Predicted		
	低出生体重儿		Percentage Correct	低出生体重儿		Percentage Correct
	正常	低出生体重		正常	低出生体重	
	130	0	100.0	130	0	100.0
	59	0	0	59	0	0
Overall Percentage						68.8

[a], Constant is included in the model; [b], The cut value is. 500.

6.3 模型汇总结果

基于无效模型，现在开始在分析中引入自变量，由于本例尚未涉及变量筛选的问题，因此标题为"Block 1: Method = Enter"。表3输出了当前模型的-2log(似然值)和两个伪决定系数("伪"表示与线性回归模型中的决定系数相区别)Cox & Snell R Square和Nagelkerke R Square。后两者从不同角度反映了当前模型中自变量解释了反应变量的变异占反应变量总变异的比例。但对于

Logistic回归而言，通常看到的模型伪决定系数的大小不像线性回归模型中的决定系数那么大，具体原因笔者也未曾去考证。

表3 模型汇总结果

Step	-2 Log likelihood	Cox & Snell R Square	Nagelkerke R Square
1	209.243[a]	0.126	0.177

[a], Estimation terminated at iteration number 5 because parameter estimates changed by less than 0.001.

6.4 引入变量后的预测分类结果

表4这是应用引入自变量后重新拟合的回归模型进行预测的分类表格，$P>0.5$判断为出现阳性结果(正常体重)。此处189例研究对象中共有138(122+16)例判断正确，总正确率为73.0%。

表4 引入变量后的预测分类结果[a]

Step 1	Observed 低出生体重儿			Predicted 低出生体重儿		
	正常	低出生体重	Percentage Correct	正常	低出生体重	Percentage Correct
	122	8	100.0	122	8	93.8
	43	16	0	43	16	27.1
Overall Percentage						73.0

[a], The cut value is. 500.

6.5 回归方程中的变量(最重要的结果)

表5中输出了模型中各自变量的偏回归系数及其标准误、Wald卡方、自由度、P值、OR值及可信区间(即表格最右侧的Exp(B)。由此可以得出结论，纳入回归方程的变量除age以外，其余回归系数均有统计学意义。孕妇体重每增加一个单位则出生低体重婴儿的风险降低(OR=0.985，P=0.020)。其他人种较白种人更倾向于生育低体重婴儿(OR=0.388，P=0.026)，黑种人较其他人种并未见统计学差异(OR=1.311，P=0.611)。妊娠期间吸烟的产妇较不吸烟的产妇生育低体重婴儿的风险增加(OR=2.898，P=0.006)。患有妊娠期高血压的产妇生育低体重婴儿的风险较无妊高症产妇增加(OR=5.310，P=0.014)。这里的常数项无实际意义。

表5　回归方程中的变量

Step 1[a]	B	S.E.	Wald	df	Sig.	Exp(B)	95% C.I.for EXP(B)	
							Lower	Upper
age	−0.018	0.035	0.281	1	0.596	0.982	0.917	1.051
lwt	−0.016	0.007	5.442	1	0.020	0.985	0.972	0.998
race			7.517	2	0.023			
race(1)	−0.946	0.424	4.976	1	0.026	0.388	0.169	0.891
race(2)	0.271	0.533	0.258	1	0.611	1.311	0.461	3.727
smoke	1.064	0.387	7.564	1	0.006	2.898	1.358	6.187
ht	1.670	0.680	6.024	1	0.014	5.310	1.400	20.145
Constant	1.454	1.051	1.914	1	0.167	4.281		

[a], Variable(s) entered on step 1: age, lwt, race, smoke, ht.

参考文献

[1]　张文彤.SPSS统计分析高级教程[M].北京:高等教育出版社,2004.

(周支瑞)

111

第十九章　Cox回归的SPSS软件实现

1　Cox模型简介(读者可以忽略这部分)

　　1972年，英国统计学家 D. R. Cox提出了一种比例风险模型(Cox proportional hazard model)，简称Cox模型。它可以分析多种因素对生存时间的影响，而且允许有"截尾"存在。是生存分析中最重要的模型之一。Cox模型主要用于肿瘤和其他慢性病的预后因素分析，也可以用于一般的临床疗效评价和队列的病因探索。其基本结构为：

$$h(t, X) = h_0(t) \exp(\beta_1 X_1 + \beta_2 X_2 + ... + \beta_m X_m) \qquad (1)$$

　　h(t,X)：t时点上m个危险因素起作用时的风险率，即在时间t上的死亡率；$h_0(t)$：某时间t上当m个危险因素为0时的基准风险率；X=(X1, X2,···, Xm)：与生存时间可能有关的自变量；β=(β1, β2,···, βm)：Cox模型的回归系数。βj与h(t,X)之间有如下关系：①βj>0，则Xj取值越大，h(t,X)的值越大，表示患者死亡的风险率越大；②βj=0，则Xj取值对h(t,X)无影响；③βj<0，则Xj取值越大，h(t,X)的值越小，表示患者死亡的风险率越小。

　　h(t)和$h_0(t)$成比例关系，比例系数是：

$$h(t, X) / h_0(t) = \exp(\beta_1 X_1 + \beta_2 X_2 + ... + \beta_m X_m) \qquad (2)$$

112

故Cox模型又称比例风险模型，将上式两边取自然对数，得：

$$\ln[h(t,X)/h_0(t)] = \beta_1 X_1 + \beta_2 X_2 + ... + \beta_m X_m \qquad (3)$$

此式与多元线性回归模型非常类似，故有人称Cox模型为Cox回归。由此式可见β_j的含义是：在其他自变量不变前提下，自变量Xj改变一个单位，引起的死亡风险改变的自然对数值。

式(1)可改写为：

$$h(t,X) = h_0(t)\exp(\beta_1 X_1)\exp(\beta_2 X_2)...\exp(\beta_m X_m) \qquad (4)$$

相对危险度(RR)=$\exp_j(X_{j2}-X_{j1})$，如Xj为二分类数据，则：RR=$\exp_j$。RR含义：在其他自变量保持不变前提下，自变量Xj改变一个单位，死亡风险比原水平改变exp(j)倍。

Cox回归模型的应用条件：1)已知观察对象的生存时间；2)已知观察对象在事先确定的观察时间内，其是否发生某事件的结果；3)自变量可以是计量资料、计数资料或等级资料；4)等比例风险(PH)。指在协变量的不同状态，患者的风险在不同的时间保持不变。如在研究的10年中，糖尿患者心脏病发作的可能性是非糖尿患者的3倍，无论在第1年，第2年……都是如此[1]。

2 案例(读者掌握此部分即可)

以下数据是一项关于胰腺癌手术中接受放射治疗是否会延长患者生存时间的研究的数据。该研究的终点为死亡，接受手术被定义为计算生存时间的起点。由于该研究是一项未经随机化的观察性研究，要正确估计术中接受放射治疗提高患者生存时间的效果，还需要考虑对其他因素的效果进行调整。数据的详细说明见表1。

表1 胰腺癌术中放疗效果研究数据说明

变量名	变量说明	变量类型	分类变量的编码
casno	患者编号		
time	生存时间(月)	连续	
censor	删失	二分类	0：死亡、1：删失
age	手术时的年龄	连续	
trt	处理组别(有无术中放疗)	二分类	0：无术中放疗、1：有术中放疗
sex	性别	二分类	0：男、1：女
bui	占位处	二分类	0：胰脏头部、1：头部以外
ch	胰胆管浸润程度	有序多分类	1:ch0; 2:ch1; 3:ch2; 4: ch3
p	有无腹膜转移	二分类	0：无、1：有
stage	TNM分类	二分类	3：Ⅲ期、4：Ⅳ期

3 SPSS录入数据(如图1–图2)

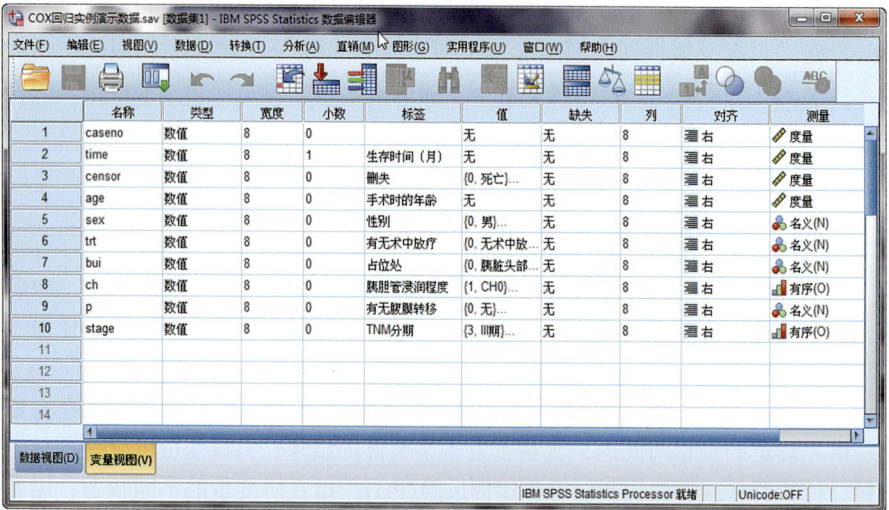

图1 变量视图

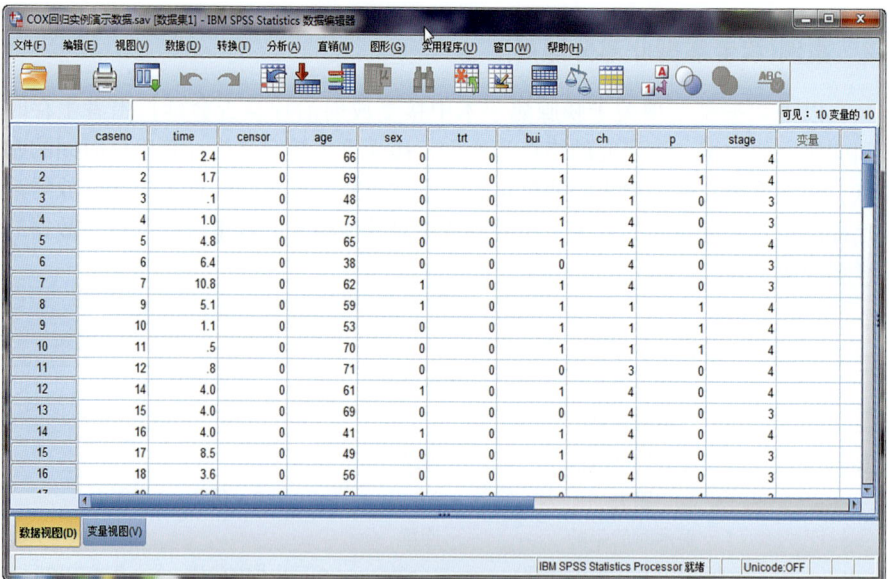

图2 数据视图

4   SPSS操作过程

4.1   步骤1

分析→生存函数→Cox回归，如图3所示。

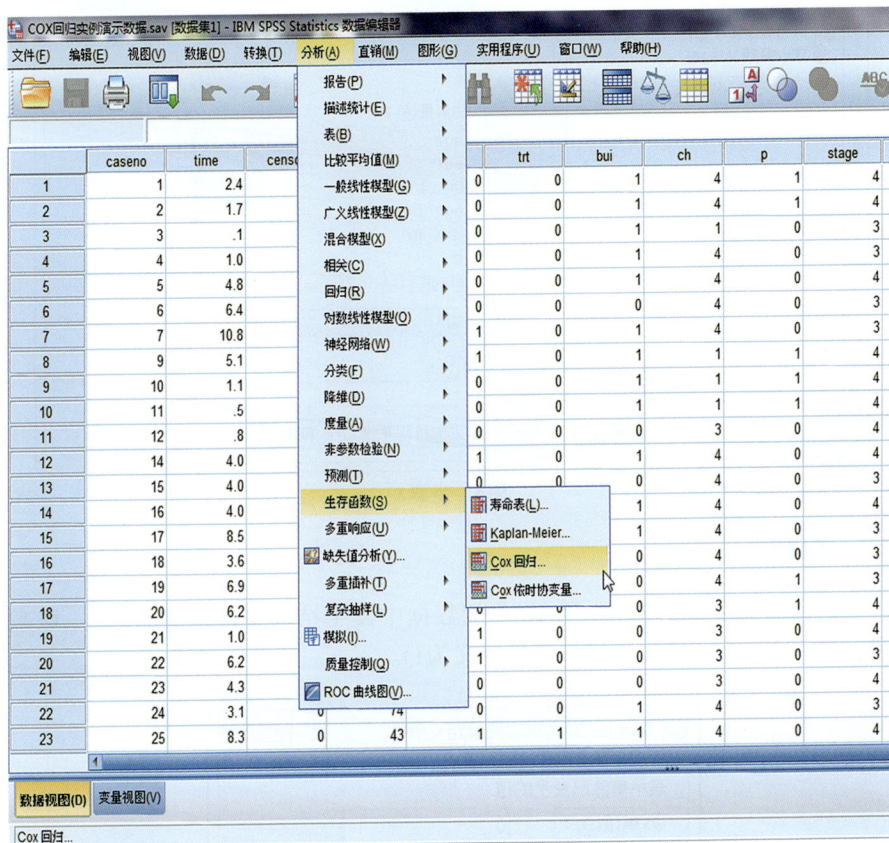

图3   步骤1

4.2   步骤2

依次把时间变量、状态变量(需定义)及自变量选入相应的框中，如图4所示。所有复选框设置完毕之后单击"确定"输出结果。

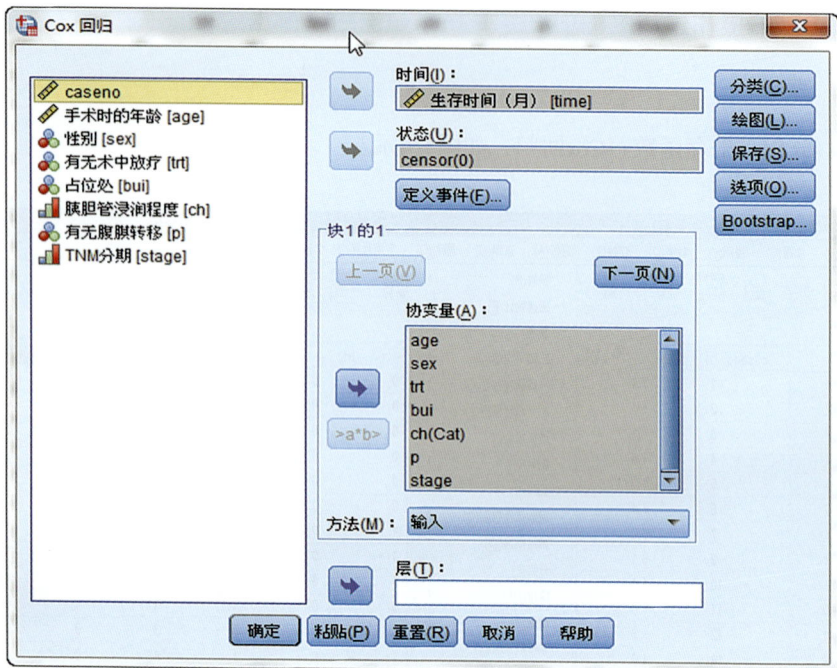

图4　步骤2

4.3　步骤3

定义状态变量，如图5所示(本例数据中发生结局事件定义为0，一般来说，我们更倾向于把发生结局事件定义为1)。

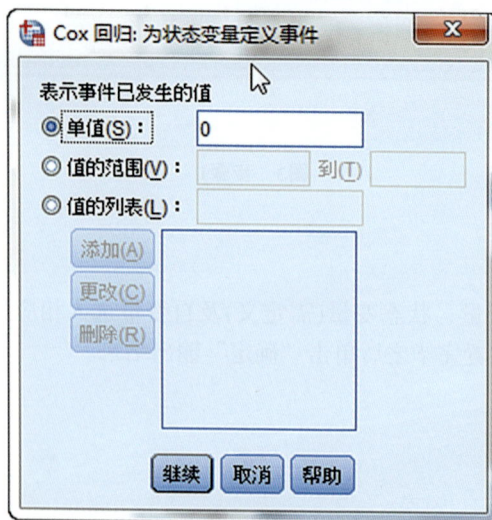

图5　步骤3

4.4　步骤4

定义分类协变量，如图6所示。因为SPSS默认将所有的自变量均视作连续型变量，如本例，不同胆管浸润程度赋值为1、2、3、4，但各类别间的差距也是无法准确衡量的，按编码数值来分析实际上就是强行规定为等距，这可能会引入一些误差。此时，就必须将原始的多分类变量转化为数个哑变量，每个哑变量只代表某两个级别或若干个级别间的差异，这样得到的回归结果才能有实际意义[1]。关于哑变量设置的相关解释可参阅上一章节。

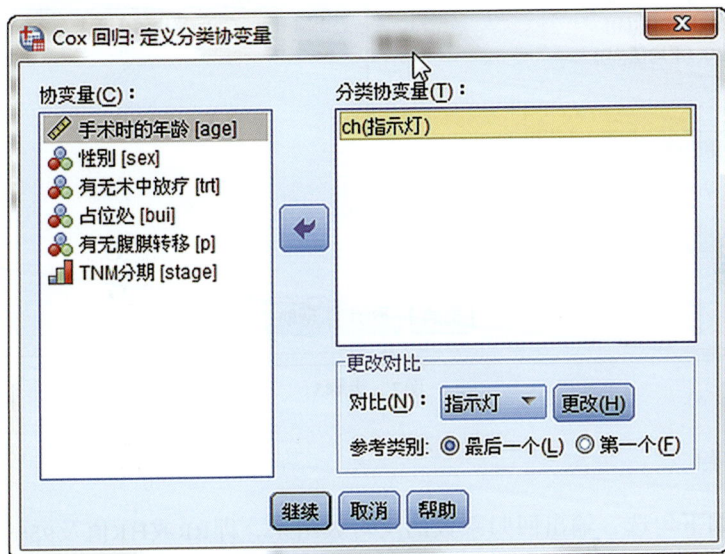

图6　步骤4

4.5　步骤5

设置绘图选项，指定绘制生存函数图，同时按照步骤4定义的分类协变量绘制各组的生存函数图。如图7所示。

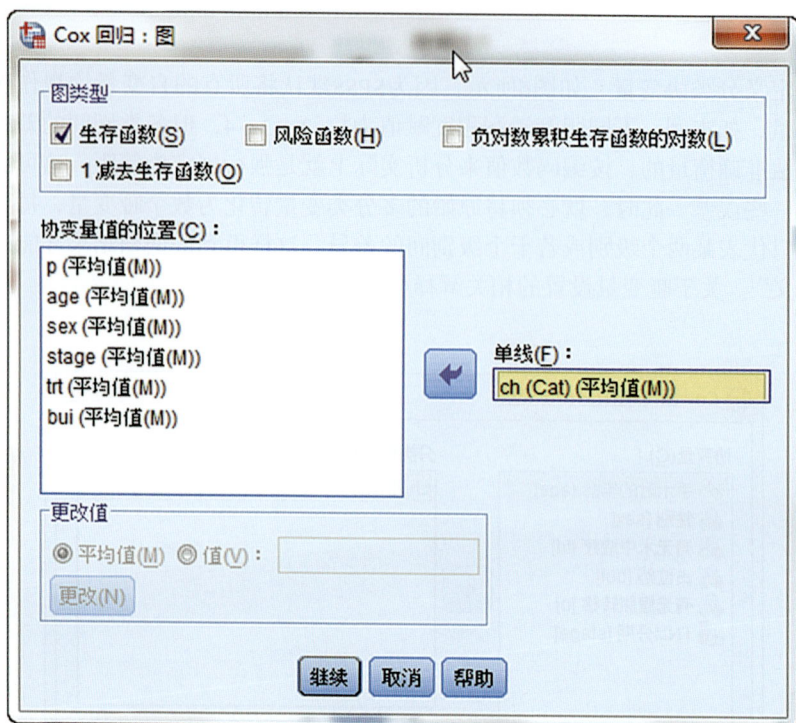

图7　步骤5

4.6　步骤6

作如下勾选，输出回归系数的反对数结果，即RR或HR值及95%可信区间。如图8所示。

图8　步骤6

5　SPSS计算结果及解读

软件给出了一个总例数、事件发生例数、删失例数以及缺失数据等信息(见表2)。

表2　案例汇总表

		N	Percent
Cases available in analysis	Event[a]	82	98.8%
	Censored	1	1.2%
	Total	83	100.0%
Cases dropped	Cases with missing values	0	0.0%
	Cases with negative time	0	0.0%
	Censored cases before the earliest event in a stratum	0	0.0%
	Total	0	0.0%
Total		83	100.0%

[a], Dependent Variable: 生存时间(月)。

表3给出了分类变量ch生成哑变量时的各分类水平频数和编码的对照变，按照默认设定，ch将会使用最后一个分类作为参照水平。

表3　分类变量编码表[a]

ch[b]	Frequency	(1)	(2)	(3)
1=CH0	32	1	0	0
2=CH1	8	0	1	0
3=CH2	17	0	0	1
4=CH3	26	0	0	0

[a], Category variable: ch（胰胆管浸润程度）；[b], Indicator Parameter Coding。

本例中当前模型与无效模型相比(Change From Previous Step)，Chi-square=18.116，对应的P=0.034，因此可以认为当前模型要优于无效模型。"Overall (score)"对应的是比分检验的结果，见表4。

表4　模型系数的综合测试[a]

-2 Log Likelihood	Overall (score)			Change From Previous Step			Change From Previous Block		
	Chi-square	df	Sig.	Chi-square	df	Sig.	Chi-square	df	Sig.
552.313	18.280	9	0.032	18.116	9	0.034	18.116	9	0.034

[a], Beginning Block Number 1. Method = Enter.

　　软件给出了各自变量的回归系数的估计值B、回归系数的标准误SE、Wald检验的值、自由度、P值、回归系数的反对数Exp(B)(比值比)及其95%可信区间。本例中除了术中放疗(TRT)的回归系数有统计学意义，其P值为0.012，其他自变量的回归系数假设检验P值均大于0.05。故可以认为术中放疗对比不放疗可降低胰腺癌患者的死亡风险，OR=0.441，95% CI (0.233，0836)，见表5。

表5　方程中变量的检验和估计值

	B	SE	Wald	df	Sig.	Exp(B)	95.0% CI for Exp(B)	
							Lower	Upper
age	0.018	0.013	1.863	1	0.172	1.018	0.992	1.045
sex	−0.034	0.245	0.019	1	0.891	0.967	0.598	1.564
trt	−0.818	0.326	6.298	1	0.012	0.441	0.233	0.836
bui	0.599	0.350	2.939	1	0.086	1.821	0.918	3.613
ch			4.679	3	0.197			
ch(1)	−0.135	0.359	0.142	1	0.707	0.874	0.433	1.765
ch(2)	0.697	0.463	2.260	1	0.133	2.007	0.809	4.976
ch(3)	0.454	0.388	1.372	1	0.241	1.575	0.737	3.366
p	0.360	0.278	1.666	1	0.197	1.433	0.830	2.473
stage	0.453	0.281	2.596	1	0.107	1.573	0.907	2.728

　　所有患者的生存函数曲线，如图9所示。

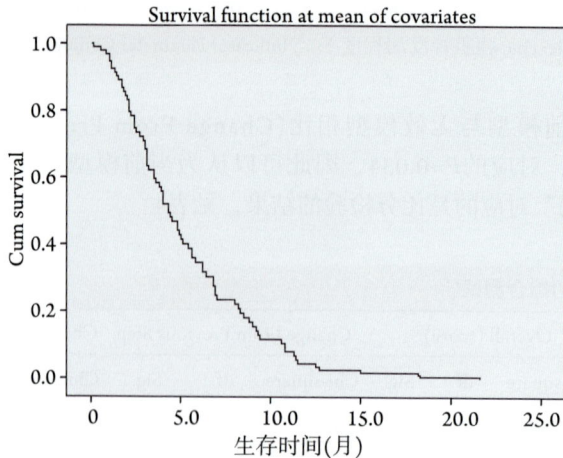

图9　生存函数曲线

按照胰胆管浸润程度绘制生存曲线，如图10所示。

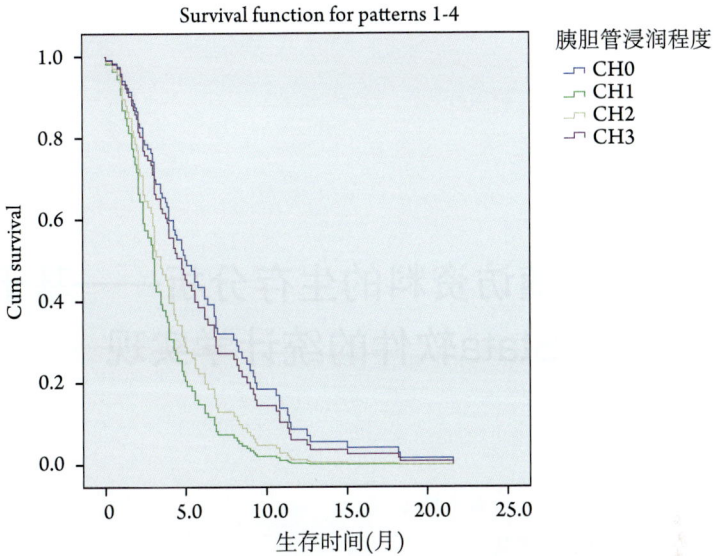

图10　按照胆管浸润程度分组绘成的生存函数曲线

参考文献

[1]　张文彤.SPSS统计分析高级教程[M].北京:高等教育出版社,2004.

(周支瑞)

第二十章 随访资料的生存分析——基于 Stata软件的统计学实现

1 前言

　　生存分析(survive analysis)即是将终点事件的出现与否和出现终点事件所经历的时间结合起来的一种统计分析方法，生存分析通常研究的终点事件是死亡，生存分析由此得名。但生存分析可更广泛的运用于恶性肿瘤、慢性疾病或其他情况的随访研究中事件分析，比如疾病的发生、复发、转移、伤口的愈合、某种症状的消失等。生存资料的分析主要特点就是考虑每个研究对象出现某一结局所经历的时间。生存曲线即是以生存时间为横轴，生存率为纵轴，将各个时间点对应的生存率连接在一起的曲线图[1-2]。

2 生存分析中几个重要的基本概念

2.1 生存时间

　　生存时间(survival time)也是一个广义概念，泛指所关心的某现象的持续时间，即随访观察持续的时间，常用符号t表示。生存时间分为两种类型：1)完全数据(complete data)：指从观察起点到发生"死亡"事件所经历的时间。提供了观察对象确切的生存时间。2)截尾数据(censored data)：亦称截尾值(censored value)或终检值。指从观察起点到发生非"死亡"事件所经历的时间。

2.2 截尾

生存结局分为"死亡"与"截尾"两类，"死亡"是感兴趣的终点时间，其他终点事件或结局都归为截尾。

2.3 死亡概率

死亡概率(probability of death)表示单位时间段开始存活的个体，在该段时间内死亡的可能性。用符号q表示。q=某年内死亡人数÷某年年初人口数。

2.4 生存概率

生存概率(probability of survival)表示单位时间段开始存活的个体，到该段时间结束时仍存活的可能性。用符号P表示。P=某年活满一年人口数÷某年年初人口数。P=1-q。

2.5 生存率

生存率(survival rate, survival function)表示观察对象经历t_k个单位时间段后仍存活的可能性。若无截尾数据，则$S(t_k) = P(T > t_k) = t_k$时刻仍存活的例数/观察总例数。其中$0 \leqslant S(t) \leqslant 1$。若有截尾数据，须分时段计算生存概率。假定观察对象在各个时段的生存事件独立，应用概率乘法定理：$S(t_k) = P(T > t_k) = P_1 \cdot P_2 \cdots P_k$，$P_i$为某时段的生存概率，故生存率又称累积生存概率(cumulative probability of survival)。

2.6 生存曲线

生存曲线(survival curve)：生存时间为横轴，将各时点所对应的生存率连接在一起的曲线图，样本量小时生存曲线呈阶梯形，样本量足够大时，形成光滑的曲线。

2.7 中位生存时间

中位生存时间是指50%观察对象能存活的时间。

3 生存分析的统计学方法

由于生存时间一般不呈正态分布，而且需要考虑截尾数据，生存分析有其独特的统计学方法。常用的统计学方法有以下几种。

3.1 描述性分析

根据样本生存资料估计总体生存率及其他有关指标(如中位生存时间等)。常采用Kaplan-Meier法(乘积极限法)进行分析。对于频数表资料则采用寿命表法进行分析。计算生存率需要考虑时间顺序。

3.2 比较分析的方法

对不同组生存率进行比较分析，常采用非参数的log-rank检验，检验无效假设使两组或多组总体生存时间分布相同。

3.3 影响因素分析

通过生存分析模型来探讨影响生存时间的因素，常用的方法为Cox比例风险模型。

4 基于Stata软件的统计学实现生存分析

(笔者注：以下所举实例数据全部来自于陈峰教授主编《现代医学统计方法与Stata应用(第2版)》，相关Stata命令及结果解释大部分来自于这本书，其中部分命令有少许改动。陈锋教授主编的这本书通俗易懂，感兴趣的读者可以找来一读[3])。

4.1 生存资料的定义

在对随访资料进行生存分析之前，需先将该数据库定义为生存资料数据库，其命令是：

stset 时间变量[,failure(截尾变量==#)]

其中，选择项failure(截尾变量==#)规定截尾变量取值为"#"时研究对象出现预期结果，没有该选择项时，Stata以所有不等于0的非缺失值为出现预期结果。对数据库进行定义时必须注意变量顺序，命令stset后的变量顺序依次为时间变量、截尾变量。定义数据库后，系统自动产生四个变量：

_st/* 数据库中该条记录是否被定义为生存资料

_d/* 该条记录是否出现预期结果

_t/* 观察对象被随访的时间

_t0/* 观察对象第一次被观察到的时间(开始过程的时间为0)

案例1：某医院泌尿外科于1979~1982年间做了19例肾移植手术，拟了解肾移植后患者的生存时间(天)。规定随访开始时间为患者术后第一天，预期结果为该患者因与肾移植有关的各种原因的死亡。后改进手术方式，于1983~1986年又做了14例，资料如下(有+的数据表示该患者截尾)。计算各组的生存率及可信区间(资料已存入文件例1.dta，数据如图1)。

一般手术: 3 9 15 20 20 26 30 41 46 64+ 64 135 223 365 450 596+ 680+ 900+ 900+

改进手术: 10 390+ 518+ 70+ 70+ 120 475+ 225 801+ 366 647+ 1001+ 1045+ 1045+

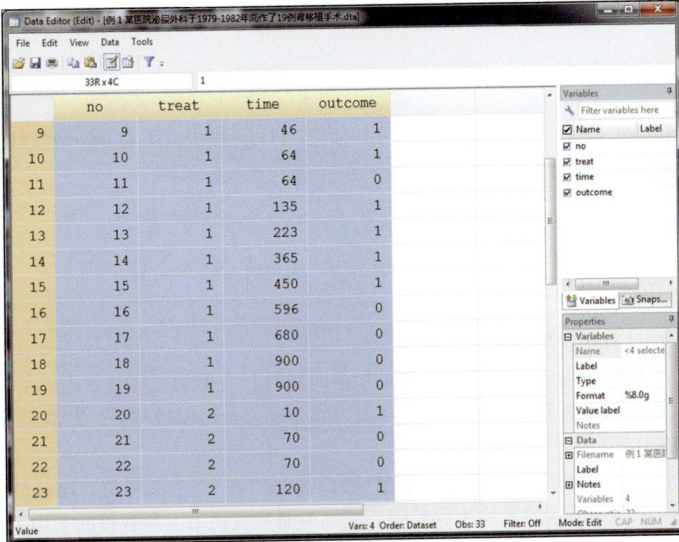

图1　录入数据

no=患者编号，treat=患者接受的两种干预，time=生存时间，outcome=结局，"1"表示发生结局，"0"表示截尾

键入命令如下：

. stset time, failure(outcome)

得结果如图2：

```
        failure event:  outcome != 0 & outcome < .
    obs. time interval:  (0, time]
 exit on or before:  failure
─────────────────────────────────────────────────
        33  total observations
         0  exclusions
─────────────────────────────────────────────────
        33  observations remaining, representing
        18  failures in single-record/single-failure data
     11370  total analysis time at risk and under observation
                                  at risk from t =          0
                       earliest observed entry t =          0
                         last observed exit t =       1045
```

图2　数字化结果

数据库"例1"被定义为生存分析数据库，变量"outcome"取值不等于0且不等于缺失值时，该记录为完全数据，即出现预期结果。反之则为截尾值，表示未观测到患者出现预期结果。完成上述定义后，即可用下面介绍的命令作进一步分析。

4.2　生存资料的描述

用于计算中位生存时间的命令是：

stsum [if 表达式] [,by(分组变量)]

可用stci 命令计算中位生存时间、平均生存时间、生存时间的百分位数，及其可信区间：

stci [if 表达式], [,by(分组变量) 选择项]

其中，选择项有：

median /* 计算中位生存时间
emean /* 计算平均生存时间时，如果生存时间最长一例为截尾值，emean 假设数据服从指数分布,并根据指数分布将该例后生存曲线部分延长至与横轴相交，曲线下面积即为所求的平均生存时间。
rmean /* 计算平均生存时间时，如果生存时间最长一例为截尾值，rmean不对数据延长，曲线下面积即为所求的平均生存时间。此即为通常教科书上所教授的平均生存时间。
p(#) /* 生存时间的百分位数
level(#) /* 可信区间的可信度

也可用survsum 命令计算中位生存时间的中位数。

继续以例1数据为例，在命令窗口键入：

. stsum, by(treat)

数字化结果如图3：

```
        failure _d: outcome
   analysis time _t: time
```

treat	time at risk	incidence rate	no. of subjects	Survival time 25%	50%	75%
1	4587	.0030521	19	20	64	450
2	6783	.0005897	14	366	.	.
total	11370	.0015831	33	41	365	.

图3　数字化结果

126

第二组(改进手术组)较早出现了截尾数据,故该组的中位生存时间无法进行估计,Stata用缺失值表示。

用stci命令可以计算平均生存时间及其可信区间:

命令窗口键入命令如下:

. stci, rmean by(treat)

数字化结果如图4:

```
        failure _d:  outcome
   analysis time _t:  time

                 no. of   restricted
treat           subjects      mean     Std. Err.    [95% Conf. Interval]

       1            19    297.0329(*)   83.96867     132.457    461.608
       2            14    766.4481(*)  116.2397      538.622    994.274

   total            33    512.9716(*)   83.84662     348.635    677.308

(*) largest observed analysis time is censored, mean is underestimated
```

图4 数字化结果

第二组的平均生存时间明显长于第一组。对于观察队列中最后一例为截尾值者,平均生存时间的估计值偏低(underestimated)。Stata 在相应数值后加"*"表示。

4.3 生存率的估计

生存率的估计一般采用乘积极限(product-limit)法,又称Kaplan-Meier法,其标准误的计算用Greenwood 近似法。根据生存率及其标准误,可以绘制生存曲线,估计可信区间。

用于输出生存率、生存率的标准误等统计量的命令是:

sts list [if 表达式] [, by(分组变量) strata(分层变量) adjustfor(校正变量) 选择项]

选择项有:

failure /* 输出死亡函数 (1-S(t))
na /* 输出累积风险函数
level /* 规定所输出可信区间的可信度

这里,by与strata选择项的使用有所不同。使用by 选择项时,Stata对分组变量的不同水平分别计算生存函数和累积风险函数。而在使用strata选择项时必须同时使用adjustfor选择项,此时Stata将计算adjustfor选择项中校正变量取值为0时的生存函数、累积风险函数,即计算基线生存函数、基线累积风险函数。

用于绘制Kaplan-Meier 生存(死亡)曲线的命令是：

stsgraph [,by(分组变量) separate 绘图命令选择项] /* 绘制Kaplan-Meier 生存(死亡)曲线

stphplot [,by(分组变量) 绘图命令选择项] /* 绘制log(-log(S(t)))与log(time)的线图

stcoxkm [,by(分组变量) separate 绘图命令选择项] /* 绘制Kaplan-Meier 生存曲线与Cox 预测曲线

在上述的"绘图命令选择项"中，可以选用xlab、ylab、xtick、ytick以及标题命令t1、t2、b1、b2、l1、l2、r1、r2 等，但connect、symbol、pen等选择项不能用。因y轴从0 开始，所以ylog 等选择项亦不能用。在stphplot 命令中，可选用connect、symbol、pen 等选择项。

sts graph 命令中的其他常用选择项：

adjustfor(变量) /* 按指定变量进行调整

failure /* 指定绘制"死亡"曲线，缺失为绘制生存曲线

gwood /* 绘制生存(或死亡)曲线及其Greenwood 可信区间

na /* 绘制Nelson-Aalen 累积风险函数曲线

cna /* 绘制Nelson-Aalen 累积风险函数曲线及其可信区间

lost /* 在曲线上标出该时间点截尾值例数

计算各组的生存率及标准误，命令及结果如图5：

. sts list if treat==1

```
         failure _d:  outcome
   analysis time _t:  time
```

Time	Beg. Total	Fail	Net Lost	Survivor Function	Std. Error	[95% Conf. Int.]	
3	19	1	0	0.9474	0.0512	0.6812	0.9924
9	18	1	0	0.8947	0.0704	0.6408	0.9726
15	17	1	0	0.8421	0.0837	0.5865	0.9462
20	16	2	0	0.7368	0.1010	0.4789	0.8810
26	14	1	0	0.6842	0.1066	0.4279	0.8439
30	13	1	0	0.6316	0.1107	0.3790	0.8044
41	12	1	0	0.5789	0.1133	0.3321	0.7626
46	11	1	0	0.5263	0.1145	0.2872	0.7188
64	10	1	1	0.4737	0.1145	0.2444	0.6728
135	8	1	0	0.4145	0.1145	0.1962	0.6211
223	7	1	0	0.3553	0.1124	0.1519	0.5665
365	6	1	0	0.2961	0.1082	0.1117	0.5087
450	5	1	0	0.2368	0.1015	0.0758	0.4475
596	4	0	1	0.2368	0.1015	0.0758	0.4475
680	3	0	1	0.2368	0.1015	0.0758	0.4475
900	2	0	2	0.2368	0.1015	0.0758	0.4475

图5　数字化结果

绘制各组的生存曲线，命令及结果如图6：

. sts graph,by(treat) lost

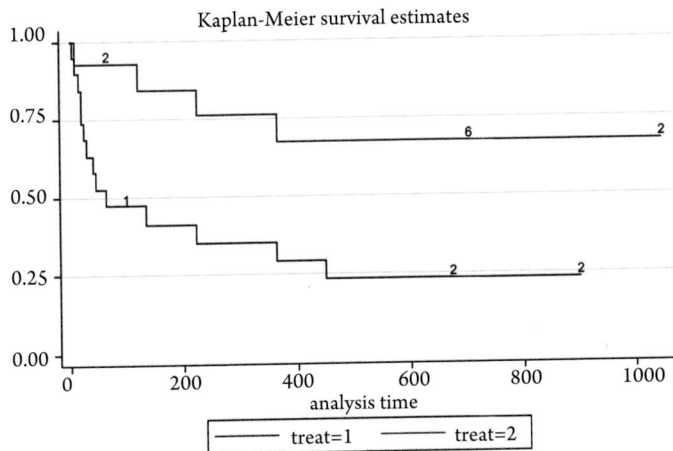

图6　生存曲线

　　两条曲线分别表示两组的生存曲线，曲线上的数字表示在该时刻的截尾值例数。显然，两组的生存率不同。绘制各组的生存曲线及其可信区间，使用gwood选择项。如对第1组，命令及结果如图7：

. sts graph if treat==1, gwood

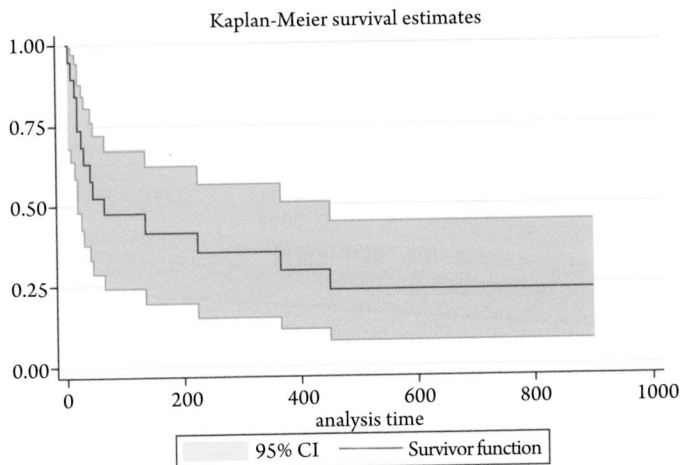

图7　生存曲线(95%可信区间)

图中，中间一条线是treat=1组的生存曲线，上、下两条线分别表示生存率的可信区间的上下限。注意，率的可信区间是不对称的。

4.4 生存率的比较

一、两组或多组生存率的比较

检验两组或多组生存率是否相同一般采用Log-rank(Mantel–Cox)检验、Wilcoxon(Breslow)检验。命令如下：

sts test 分组变量 [,选择项]
选择项有：
logrank /* 进行Log-Rank 检验
wilcoxon /* 进行Wilcoxon(也叫Wilcoxon-Gehan 检验或Breslow 检验)
trend /* 检验死亡(生存)率是否随分组变量取值水平的增高而上升或下降

就案例1资料，比较两组患者的生存时间有无差别。键入命令如下：

. sts test treat, logrank

数字化结果如图8：

```
           failure _d:  outcome
    analysis time _t:   time


Log-rank test for equality of survivor functions

           Events        Events
treat      observed      expected

1            14            8.57
2             4            9.43

Total        18           18.00

           chi2(1) =      6.71
           Pr>chi2 =      0.0096
```

图8 数字化结果

这里的检验假设是第一处理组的生存率与第二组的相同。输出结果中给出了两组的实际数(Events observed)及理论数(Events expected)。本例中改进手术组的实际实际死亡数小于理论数，说明该组患者预后情况较好，经Log-rank检验，$\chi^2 = 6.71$，自由度$\upsilon=1$，$P=0.0096$，按$\alpha=0.05$的检验水准认为两组患者的生存时间有差别，以改进手术组为优。

4.5　Cox 比例风险模型

恶性肿瘤患者生存时间的长短，不仅与治疗有关，还受患者的年龄、性别、病情、心理、环境、社会等因素的影响，如果要确切地显示治疗措施的效果，所有的患者除了治疗措施不同以外，其他影响因素必须相同(或相近)，但实际上这是不可能做到的。因此，我们最好能采用多因素分析方法，即分析包括治疗措施在内的可能因素对生存时间长短的影响(大小和方向)。

但生存时间的分布往往不服从正态分布(大多为正偏态分布)，有时不知道它的分布类型，又存在截尾数据(Censored data)，这样，就不能用多元线性回归方法来分析。而传统的方法只能进行单因素分析，又不能利用截尾数据(Censored data)。1972年，英国统计学家 D. R. COX提出了一种比例风险模型(Cox proportional hazard model)，简称Cox模型。它可以分析多种因素对生存时间的影响，而且允许有"截尾"存在。是生存分析中最重要的模型之一。Cox模型主要用于肿瘤和其他慢性病的预后因素分析，也可以用于一般的临床疗效评价和队列的病因探索。Cox 比例风险模型的一般形式是：

$$H(t, X) = h_0(t) exp(\beta_2 X_1 + \beta_2 X_2 + \ldots + \beta_m X_m)$$

$h(t)$表示研究对象在时点t暴露于协变量$(X_1, X_2, \cdots, X_m)$之下的风险函数，$h_0(t)$表示所有协变量取值均为0时的基线风险函数。在Cox模型中$h_0(t)$不能由样本得出，因而不能估计生存率。但这并不妨碍对各协变量相对危险度的估计。

估计Cox比例风险模型的命令格式为：

stcox [协变量] [,nohr strata(分层变量)]

估计含有时依变量的Cox比例风险模型的命令格式为：

cox 时间变量 [协变量] [,hr dead(截尾变量) strata(分层变量) 选择项]

进行逐步Cox回归分析的命令为：

sw cox 时间变量协变量 [, cox命令选择项逐步回归选择项]

这里选择项有：

nohr /* 指定输出回归系数b 而不是危险比exp(b)

tvc(时依变量) /* 指定时依变量

texp() /* 时依变量取值变化表达式

level(#) /* 可信区间的可信度

maximize-options /* 进行最大似然估计的控制选项

[注] 应用命令"cox"时无须事先应用stset 对数据进行定义，且进行逐步回归时只能使用cox命令。

用 sw cox 命令可以进行逐步Cox回归分析。

就案例1资料进行Cox回归分析。

在应用stset 对数据进行规定后，可直接用stcox 命令进行Cox 回归分析。键入命令如下：

. stcox treat,nohr

或者也可以使用如下命令：

. cox time treat, dead(outcome)

结果如图9或图10：

```
            failure _d:  outcome
     analysis time _t:  time

Iteration 0:   log likelihood = -55.891004
Iteration 1:   log likelihood =  -52.42008
Iteration 2:   log likelihood = -52.389695
Iteration 3:   log likelihood =  -52.38966
Refining estimates:
Iteration 0:   log likelihood =  -52.38966

Cox regression -- Breslow method for ties

No. of subjects =        33           Number of obs    =         33
No. of failures =        18
Time at risk    =     11370
                                      LR chi2(1)       =       7.00
Log likelihood  =   -52.38966         Prob > chi2      =     0.0081
```

_t	Coef.	Std. Err.	z	P>|z|	[95% Conf. Interval]	
treat	-1.371774	.5708971	-2.40	0.016	-2.490712	-.2528364

图9　数字化结果

```
Iteration 0:   log likelihood = -55.891004
Iteration 1:   log likelihood =  -52.42008
Iteration 2:   log likelihood = -52.389695
Iteration 3:   log likelihood =  -52.38966
Refining estimates:
Iteration 0:   log likelihood =  -52.38966

Cox regression -- Breslow method for ties
Entry time 0                          Number of obs    =         33
                                      LR chi2(1)       =       7.00
                                      Prob > chi2      =     0.0081
Log likelihood  =   -52.38966         Pseudo R2        =     0.0626
```

time	Coef.	Std. Err.	z	P>|z|	[95% Conf. Interval]	
treat	-1.371774	.5708971	-2.40	0.016	-2.490712	-.2528364

图10　数字化结果

风险函数一般用极大似然估计，用Newton-Raphson法迭代。结果中给出了每次迭代的似然函数之对数值(Log Likelihood)，本例经四次迭代得极大似然估计变量treat 的系数(Coefficient)为-1.371774，其标准误(Std.Error)为.5708971，z值为-2.40，是对treat 的系数是否为0的检验，$P>|z|$是相应的概率。本例的$P=0.0016$，故可认为treat的系数不为0。从而得Cox比例风险函数：

$$h(t) = h_0(t) \times e^{-1.371774 \times treat}$$

如果计算HR则可使用如下命令：

. stcox treat, hr

或者使用以下命令：

. cox time treat, dead(outcome) hr

结果如图11-图12：

```
          failure _d: outcome
    analysis time _t: time

Iteration 0:   log likelihood = -55.891004
Iteration 1:   log likelihood =  -52.42008
Iteration 2:   log likelihood = -52.389695
Iteration 3:   log likelihood =  -52.38966
Refining estimates:
Iteration 0:   log likelihood =  -52.38966

Cox regression -- Breslow method for ties

No. of subjects =        33          Number of obs   =        33
No. of failures =        18
Time at risk    =     11370
                                     LR chi2(1)      =      7.00
Log likelihood  =   -52.38966        Prob > chi2     =    0.0081
```

_t	Haz. Ratio	Std. Err.	z	P>|z|	[95% Conf. Interval]	
treat	.2536565	.1448118	-2.40	0.016	.082851	.7765949

图11 数字化结果

```
Iteration 0:   log likelihood = -55.891004
Iteration 1:   log likelihood =  -52.42008
Iteration 2:   log likelihood = -52.389695
Iteration 3:   log likelihood =  -52.38966
Refining estimates:
Iteration 0:   log likelihood =  -52.38966

Cox regression -- Breslow method for ties
Entry time 0                         Number of obs   =        33
                                     LR chi2(1)      =      7.00
                                     Prob > chi2     =    0.0081
Log likelihood  =   -52.38966        Pseudo R2       =    0.0626
```

time	Haz. Ratio	Std. Err.	z	P>|z|	[95% Conf. Interval]	
treat	.2536565	.1448118	-2.40	0.016	.082851	.7765949

图12 数字化结果

以案例2数据为例继续演示Stata软件实现Cox回归

某临床试验比较A，B两治疗方案对某病的治疗效果，A 组(group=0)12人，B组(group=1)13 人。患者分组后检验其肾功能(kidney)，功能正常者记0，不正常者记为1；治疗后生存时间为stime(天)；数据已存入文件例2.dta。问不同治疗方案及肾功能对患者的生存时间是否有影响？

这里，时间变量是stime，终检变量是censor，治疗方案(group)是研究因素，而肾功能(kidney)是混杂因素。例2数据如图13所示：

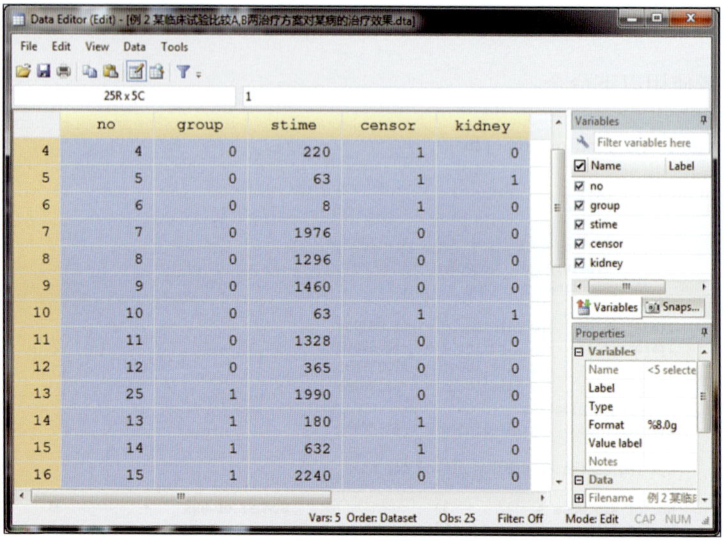

图13 数据录入

键盘键入命令设置数据为生存数据，如下：

. stset stime, failure(censor)

结果如图14：

```
       failure event:  censor != 0 & censor < .
  obs. time interval:  (0, stime]
 exit on or before:  failure

        25  total observations
         0  exclusions

        25  observations remaining, representing
        17  failures in single-record/single-failure data
     15334  total analysis time at risk and under observation
                             at risk from t =          0
                    earliest observed entry t =          0
                         last observed exit t =       2240
```

图14 数字化结果

继续键入命令如下：

. stcox group kidney, nohr nolog

得结果如图15：

```
         failure _d:  censor
   analysis time _t:  stime

Cox regression -- Breslow method for ties

No. of subjects =          25          Number of obs    =         25
No. of failures =          17
Time at risk    =       15334
                                        LR chi2(2)       =      22.67
Log likelihood  =  -35.707534          Prob > chi2      =     0.0000
```

_t	Coef.	Std. Err.	z	P>|z|	[95% Conf. Interval]	
group	1.243078	.5993177	2.07	0.038	.0684365	2.417719
kidney	4.105455	1.164533	3.53	0.000	1.823012	6.387898

图15　数字化结果

计算HR，则输入如下命令：

. stcox group kidney, hr

得结果如图16：

```
         failure _d:  censor
   analysis time _t:  stime

Iteration 0:    log likelihood = -47.041906
Iteration 1:    log likelihood = -36.017747
Iteration 2:    log likelihood = -35.726664
Iteration 3:    log likelihood = -35.707606
Iteration 4:    log likelihood = -35.707534
Refining estimates:
Iteration 0:    log likelihood = -35.707534

Cox regression -- Breslow method for ties

No. of subjects =          25          Number of obs    =         25
No. of failures =          17
Time at risk    =       15334
                                        LR chi2(2)       =      22.67
Log likelihood  =  -35.707534          Prob > chi2      =     0.0000
```

_t	Haz. Ratio	Std. Err.	z	P>|z|	[95% Conf. Interval]	
group	3.466265	2.077394	2.07	0.038	1.070833	11.22024
kidney	60.67034	70.65261	3.53	0.000	6.190477	594.6052

图16　数字化结果

4.6　随访生存资料的寿命表法

当样本含量较大或不能准确得知研究结果出现的时间时，可以将各研究对象的生存时间按年或月进行分组计算其生存率。Stata相应的命令是：

ltable 时间变量 [dead(截尾变量)] [,by(分组变量) 选择项绘图选择项]

ltable命令中大部分选择项前面已经介绍过，未介绍过的有：

weight /* 指定权重变量

survival /* 指定输出生存率

failure /* 指定输出死亡率

hazard /* 指定输出风险函数

interval /* 指定寿命表中生存时间组距

test /* 应用似然比检验、Log-rank检验对各总体生存率曲线是否相同进行检验

notab /* 不输出寿命表

noconf /* 绘制生存率曲线时不绘制各时间点生存率的可信区间

graph /* 指定绘制生存率曲线

案例3：随访某种恶性肿瘤患者生存情况如图17所示，试进行统计分析。这是一个分组资料，先将数据整理成下列形式，包括处理变量treat、生存年数year、是否截尾censor，以及频数num。其中，生存年数输入时"0～"输为0.5，"1～"输为1.5，其他依此类推。

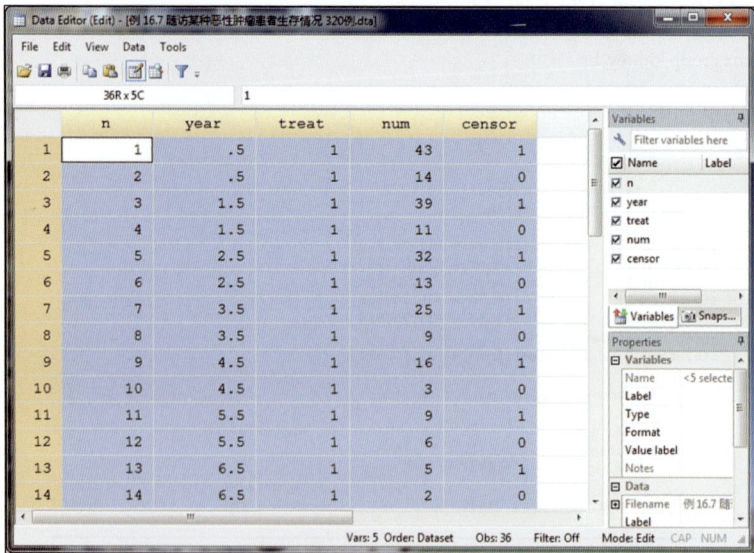

图17　数据录入

计算寿命表并进行统计学检验，命令如下：

. ltable year censor [weight=num], test by(treat) interval(1)

得数字化结果如图18：

(frequency weights assumed)
(frequency weights assumed)

Interval		Beg. Total	Deaths	Lost	Survival	Std. Error	[95% Conf. Int.]	
treat = 1								
0	1	238	43	14	0.8139	0.0256	0.7574	0.8584
1	2	181	39	11	0.6330	0.0324	0.5659	0.6926
2	3	131	32	13	0.4703	0.0345	0.4013	0.5362
3	4	86	25	9	0.3260	0.0339	0.2607	0.3929
4	5	52	16	3	0.2227	0.0315	0.1643	0.2869
5	6	33	9	6	0.1559	0.0289	0.1044	0.2168
6	7	18	5	2	0.1101	0.0267	0.0648	0.1688
7	8	11	3	1	0.0786	0.0245	0.0394	0.1352
8	9	7	3	4	0.0314	0.0198	0.0071	0.0888
treat = 2								
0	1	301	67	14	0.7721	0.0245	0.7198	0.8159
1	2	220	51	11	0.5885	0.0292	0.5290	0.6432
2	3	158	39	15	0.4360	0.0302	0.3763	0.4941
3	4	104	31	8	0.3009	0.0290	0.2452	0.3583
4	5	65	20	7	0.2030	0.0266	0.1537	0.2573
5	6	38	13	5	0.1287	0.0235	0.0870	0.1787
6	7	20	7	3	0.0800	0.0206	0.0458	0.1264
7	8	10	4	3	0.0423	0.0175	0.0168	0.0865
8	9	3	2	1	0.0085	0.0113	0.0003	0.0632

Likelihood-ratio test statistic of homogeneity (group=treat):
chi2(1) = 1.0969849,   P = .29492875

Logrank test of homogeneity (group=treat):

Log-rank test for equality of survivor functions

treat	Events observed	Events expected
1	175	185.80
2	234	223.20
Total	409	409.00
	chi2(1) =	1.53
	Pr>chi2 =	0.2155

图18　数字化结果

　　Stata依次输出各段生存时间起点及终点、期初人数、期内死亡人数、截尾例数、生存率及其标准误和相应的95%可信区间。同时给出了两组的齐性检验(Lawlsee,1982)及log-rank检验。

　　绘制第一组(group=1)患者的生存率曲线图(图19)。命令如下:

. ltable year censor [weight=num], test by(treat) interval(1) graph

　　得结果如下:

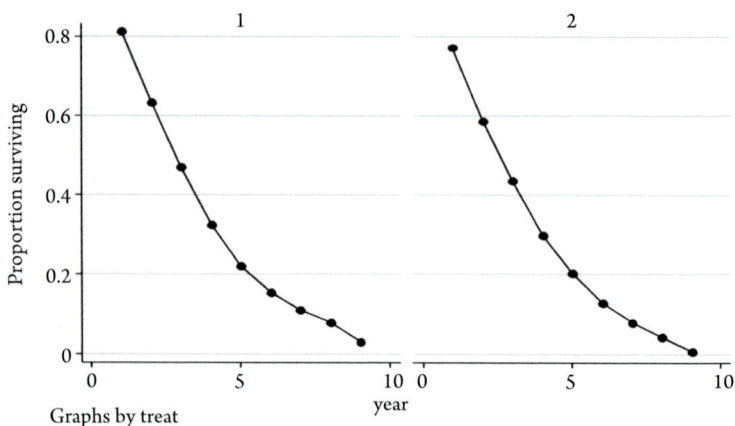

图19　生存曲线

5　结语

　　生存分析应用广泛，作为一个临床医生至少应该掌握使用一种统计学软件实现生存分析，本文在参考了《现代医学统计方法与Stata应用(第2版)》基础上给大家演示了Stata软件实现生存分析的过程，希望能对大家的科研工作有所帮助。

参考文献

[1]　孙振球,徐勇勇.生存分析[M].医学统计学.人民卫生出版社,2010,299-325.

[2]　周支瑞,张天嵩,李博,等.生存曲线中Meta分析适宜数据的提取与转换[J].中国循证心血管医学杂志.2013,6:243-247.

[3]　陈峰.随访资料的生存分析[M].现代医学统计方法与Stata应用.2版.中国统计出版社,2003.

(周支瑞，张天嵩)

第二十一章　生存数据的Logrank检验——基于MedCalc软件实现

　　虽然生存分析的Logrank检验在SPSS软件中实现较为方便，但SPSS软件不能提供Hazard Ratio(风险比)及其95%可信区间，亦不能在生存曲线图形下方提供Numbers at Risk(历险数)，而这两个指标恰恰是论文中要求报告的重要统计指标。如何解决这个问题？今天笔者给大家介绍一个权威、好用，专为医学科研工作者量身定做的统计软件——MedCalc。这个医学统计软件可以应付大多数的医学统计问题，而且制图美观，推荐级别：五颗星！下面我们就以案例的形式讲解MedCalc在生存分析中的应用。

　　【案例】表1列出了一项新药临床试验中44名慢性活动性肝炎患者的生存时间(月)。这些患者被随机分配至强的松新药组或对照药物组，每组22名。对这些患者进行随访，并记录他们死亡发生的时间直至研究结束。在研究期间，新药组有1名患者失访，对照组没有患者失访。在研究结束时，新药组有10名患者仍然存活，对照组有6名患者删失。

表1　44名慢性活动性肝炎的生存资料

组别	生存时间
新药	2 6 12 54 56$^{+(失访)}$ 68 89 96 125$^+$ 128$^+$ 131$^+$ 140$^+$ 141$^+$ 143 145$^+$ 146$^+$ 148$^+$ 162$^+$ 168 173$^+$ 181$^+$
对照	2 3 4 7 10 22 28 29 32 37 40 41 54 61 63 71 127$^+$ 140$^+$ 146$^+$ 158$^+$ 167$^+$ 182$^+$

$^+$表示删失。

第一步，如图1所示录入数据。

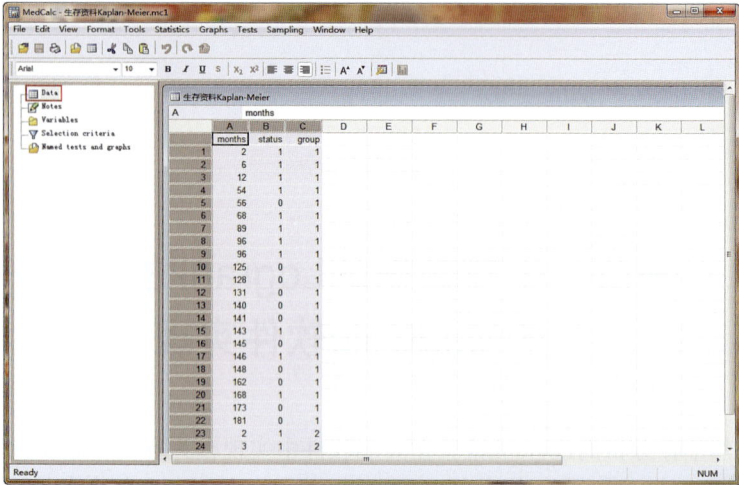

图1　录入数据

此处需要注意：出现结局应该赋值为"1"，截尾数据赋值为"0"，不能调换，主要原因是软件默认1为出现结局，而且不能自定义。

可以点开Variables查看录入变量的属性，修改变量标签等，如图2所示：

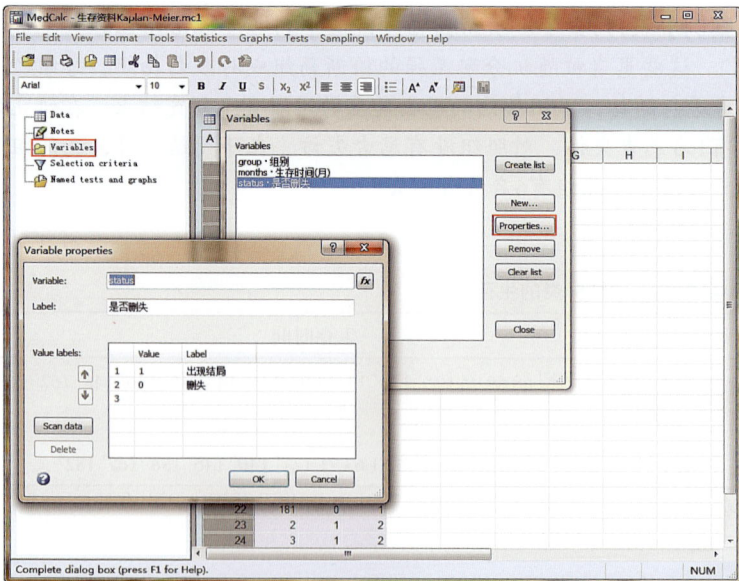

图2　变量设置窗口

第二步，如图3依次点击。

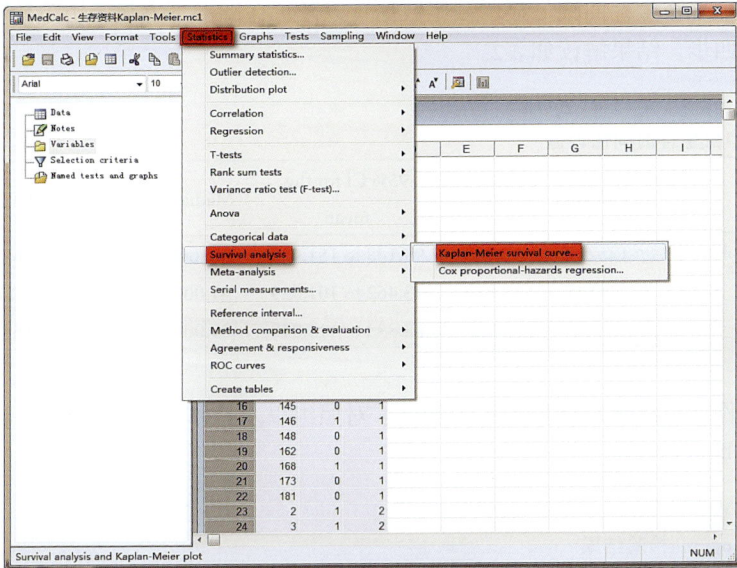

图3　选择K-M曲线法

第三步，如图4选择对应的变量填入以及对输出结果的选项进行设置。

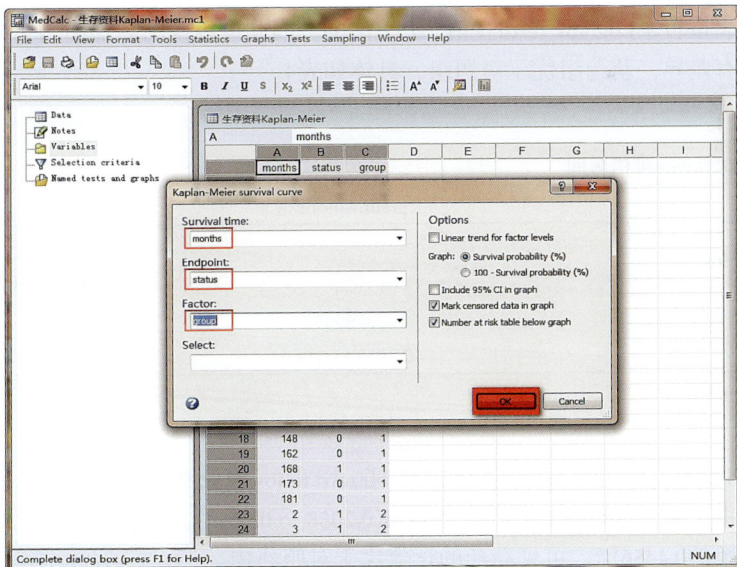

图4　变量填入及选项设置

参数解释：Survival time，此处选择生存时间months；Endpoint，此处选择生存状态变量status；Factor，此处选择分组变量。Options：选项中勾选的两项分别表示"在生存曲线上显示截尾数据"以及"在图形下方显示历险数"。

第四步，结果解读如表2。

表2　中位生存时间估计值

Factor	Mean	SE	95% CI for the mean	Median	95% CI for the median
prednisolone组	125.568	13.480	99.148 to 151.988	146.000	96.000 to 168.000
对照组	72.545	14.839	43.462 to 101.629	41.000	28.000 to 71.000
Overall	98.925	8.211	82.833 to 115.018	89.000	54.000 to 168.000

软件计算结果直接报告了实验组、对照组以及总体的中位生存时间及95%可信区间如表3。

表3　Logrank检验结果

Chi-squared	4.6599
DF	1
Significance	$P=0.0309$

此表报告了Logrank test的P值，$P=0.0309$。因此可以认为新药组与对照组生存时间有差异，新药组优于对照组，具体如表4。

表4　HR及95%可信区间

Factor	prednisolone组	对照组
prednisolone组	–	2.2444 1.0369 to 4.8582
对照组	0.4456 0.2058 to 0.9644	–

a, Column/Row.

表4给出了新药组与对照组比较的Hazard ratios以及95%可信区间。新药组与对照组比较，HR及95%CI为：0.4456(0.2058 to 0.9644)，即新药组的死亡风险是对照组的0.4456倍，可见新药的疗效优于对照药物。

第五步，导出或打印图片。此处建议安装虚拟打印机打印生存曲线图形，以获得可用于投稿的高分辨率的清晰图片。如图5所示，图片的底部提供了Numbers at risk(历险数)。

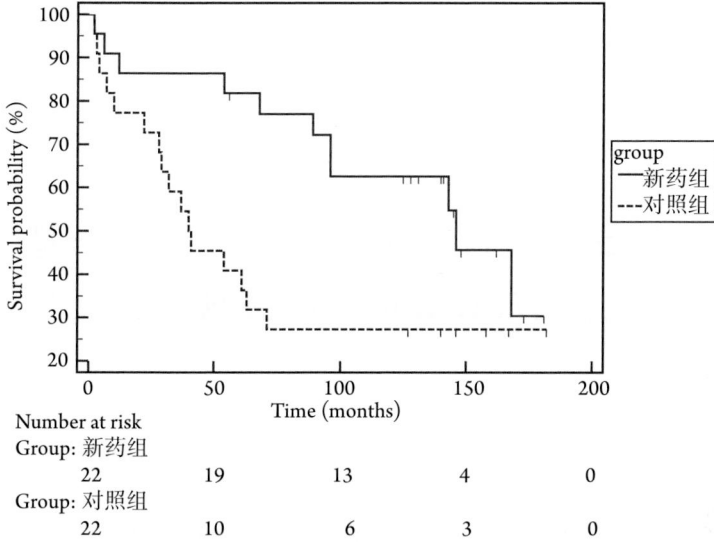

图5　生存曲线

至此，本文开始处提到的两个SPSS软件不能方便实现的两个重要指标在MedCalc软件中都实现了，足见其功能的强大，非常适合医学科研工作者。在MedCalc软件中实现Logrank检验演示完毕，下一期我们讲解在MedCalc软件中如何实现Cox回归分析。

(周支瑞，张天嵩)

第二十二章　生存数据的Cox回归——基于 MedCalc软件实现

有关Cox回归模型的介绍我们在前文《Cox回归的SPSS软件实现》中已经述及，本文继续以其中的案例讲解如何在MedCalc中实现Cox回归。

【案例】以下数据是一项关于胰腺癌手术中接受放射治疗是否会延长患者生存时间的研究的数据。该研究的终点为死亡，接受手术被定义为计算生存时间的起点。由于该研究是一项未经随机化的观察性研究，要正确估计术中接受放射治疗提高患者生存时间的效果，还需要考虑对其他因素的效果进行调整。数据的详细说明见表1。

表1　胰腺癌术中放疗效果研究数据说明

变量名	变量说明	变量类型	分类变量的编码
casno	患者编号		
time	生存时间(月)	连续	
status	结局	二分类	1：死亡、0：删失
age	手术时的年龄	连续	
trt	处理组别(有无术中放疗)	二分类	0：无术中放疗、1：有术中放疗
sex	性别	二分类	0：男、1：女
bui	占位处	二分类	0：胰脏头部、1：头部以外
ch	胰胆管浸润程度	有序多分类	1：ch0；2：ch1；3：ch2；4：ch3
p	有无腹膜转移	二分类	0：无、1：有
stage	TNM分类	二分类	3：III期、4：IV期

第一步，录入数据如图1(MedCalc支持导入其他统计软件整理的数据，如Stata，SPSS，Excel等，本例中的数据即是直接导入.sav格式的SPSS数据文件)

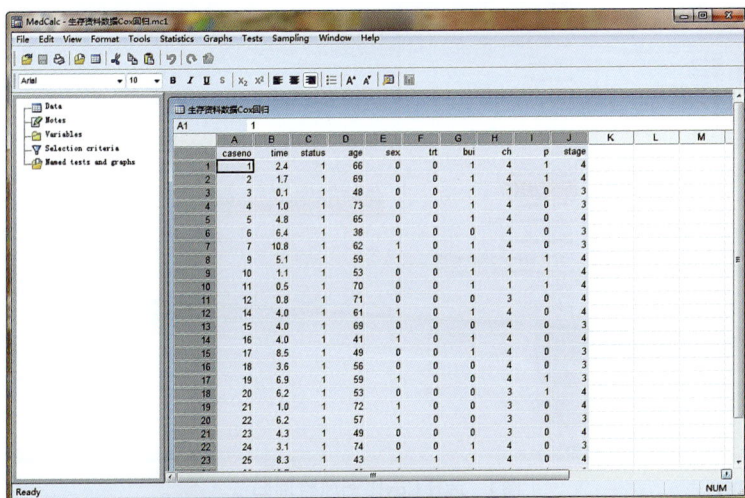

图1　录入数据

此处需要注意：出现结局应该赋值为"1"，截尾数据赋值为"0"，不能调换，主要原因是软件默认1为出现结局，而且不能自定义。

可以点开Variables查看录入变量的属性，修改变量标签等，如图2所示。

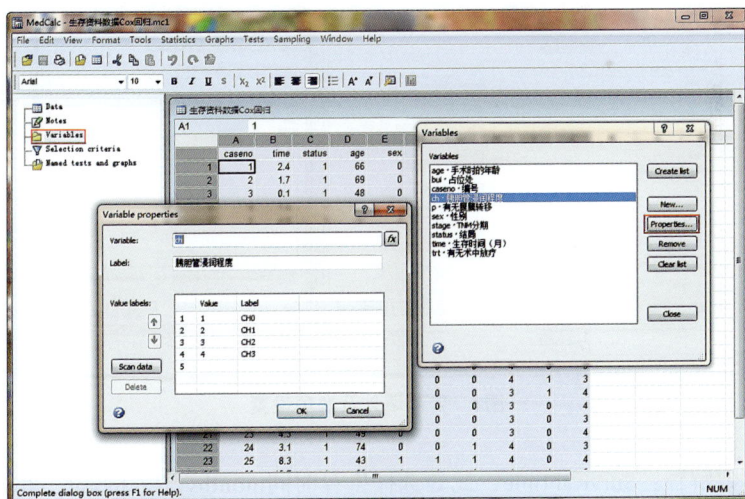

图2　变量设置窗口

第二步，如图3依次点击。

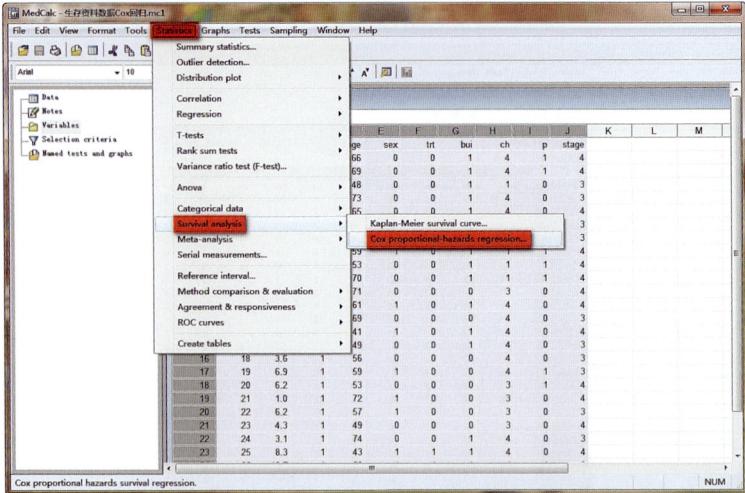

图3　选择Cox比例风险回归法

第三步，如图4选择对应的变量填入以及对输出结果的选项进行设置。

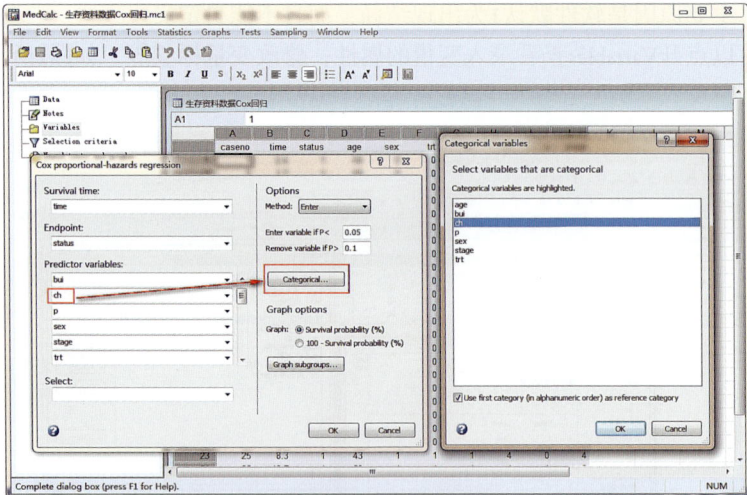

图4　变量填入及选项设置

参数解释：Survival time，此处选择生存时间months；Endpoint，此处选择生存状态变量status；Predictor variables，此处选择可能影响结局的自变量，需要注意的是本例中未作变量筛选，把所有自变量全部纳入(Enter法)，关于变量筛选的方法可参见前文《COX回归的SPSS软件实现》。"ch"是等级变量，因此首先要对其进行哑变量设置，点击"Categorical"进行设置，同时可以指定以"first category"为参照，设置完毕点击OK。如果需要按照某一自变量绘制生存曲线图，需要按图5所示进行设置。

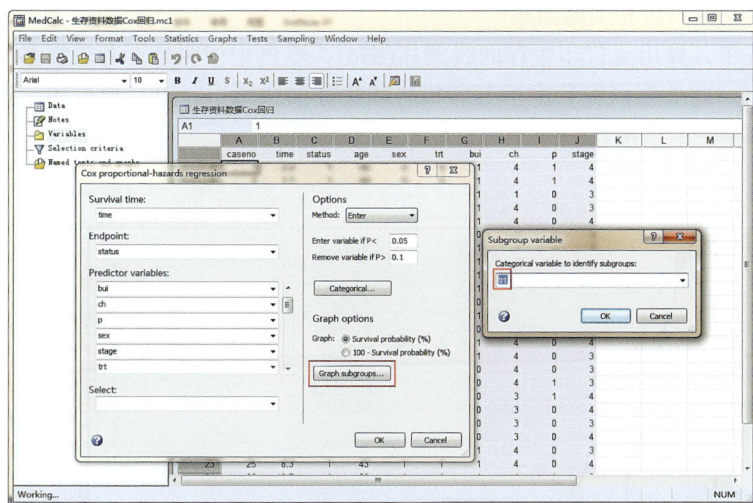

图5　指定生存曲线的分组变量(本例中按照是否有放疗参与进行分组)

第四步，结果解读如表2。

表2　回归系数与标准误(最主要的结果)

Covariate	b	SE	Wald	P	Exp(b)	95% CI of Exp(b)
age	0.01824	0.01336	1.8632	0.1723	1.0184	0.9922 to 1.0453
bui	0.5994	0.3496	2.9392	0.0865	1.8210	0.9209 to 3.6008
ch=2	0.8316	0.4526	3.3764	0.0661	2.2969	0.9504 to 5.5515
ch=3	0.5890	0.4169	1.9967	0.1576	1.8022	0.7994 to 4.0629
ch=4	0.1351	0.3587	0.1418	0.7065	1.1446	0.5687 to 2.3037
p	0.3595	0.2785	1.6664	0.1967	1.4326	0.8323 to 2.4659
sex	−0.03369	0.2452	0.01887	0.8907	0.9669	0.5994 to 1.5597
stage	0.4528	0.2810	2.5957	0.1072	1.5727	0.9092 to 2.7205
trt	−0.8176	0.3258	6.2977	0.0121	0.4415	0.2339 to 0.8334

　　表1列出了所有自变量的回归系数(b)，回归系数的标准误(SE)，Wald检验的统计量，及Wald检验的P值，回归系数的反对数(Exp(b)，即是Hazard Ratio)及95%可信区间。由此可见，trt是独立的预后因素，$P=0.0121<0.05$，对应的HR及95%可信区间为：0.4415(0.2339 to 0.8334)，即接受术中放疗的患者的死亡风险是未接受术中放疗患者的0.4415倍，可见术中放疗可明显降低患者的死亡风险，是独立的预后相关的因素。

　　第五步，导出或打印生存曲线图片(图6)，本例中按照是否有放疗参与进行了分组。此处建议安装虚拟打印机打印生存曲线图形，以获得可用于投稿的高分辨率的清晰图片。

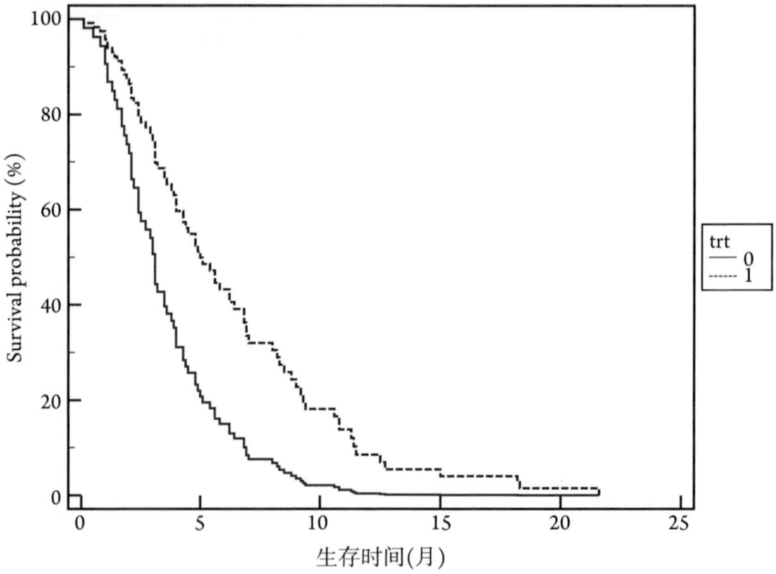

图6　生存曲线(1表示有放疗，0表示无放疗)

　　至此，MedCalc软件中实现Cox回归分析讲解完毕。

(周支瑞)

第二十三章 诊断准确性试验数据处理——基于MedCalc软件实现

本节我们探讨基于MedCalc软件实现诊断准确性试验数据的处理，重点介绍ROC曲线分析。事实上SPSS也具有ROC曲线分析的功能，也可以实现将多种诊断方法的ROC曲线绘制在同一个坐标系内的功能，但SPSS暂时无法实现对多个ROC曲线下面积进行比较并假设检验，需要通过手工计算获得多个ROC曲线下面积比较的P值，过程略显繁琐。而MedCalc软件很好地解决了这个问题，事实上MedCalc软件是专门为医学科研工作者设计的软件，这款软件更了解我们这些研究型医生需要什么样的统计结果。下面我们以案例形式进行讲解。

【案例】本例共纳入45例疑似糖尿病患者，现有两种血糖检测的方法，test1是传统的静脉血糖值的生化检测，test2是一种新开发的末梢血糖检测仪。金标准是按照国际公认的糖尿病诊断指南规定的诊断方法。每个疑似患者同时接受这两种方法检测，并记录相应的血糖值，单位mg/mL，数据如图1所示。其中id为编号；diagnosis为金标准诊断结果；0=未患病，1=患病；test1=静脉血糖值；test2=指尖血糖仪检测的末梢血糖值。

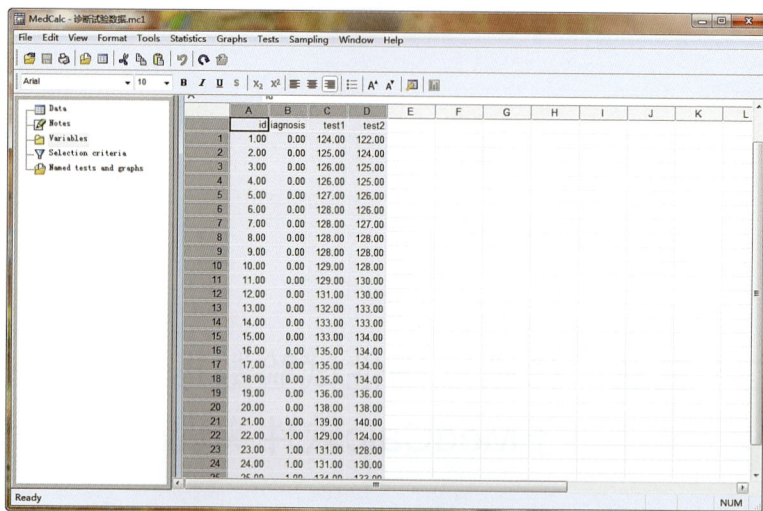

图1　录入数据

接下来，我们首先进行单个的ROC曲线分析，然后进行多个ROC曲线的比较分析。

下面我们就以test1为例进行讲解。

第一步，如图2依次选择。

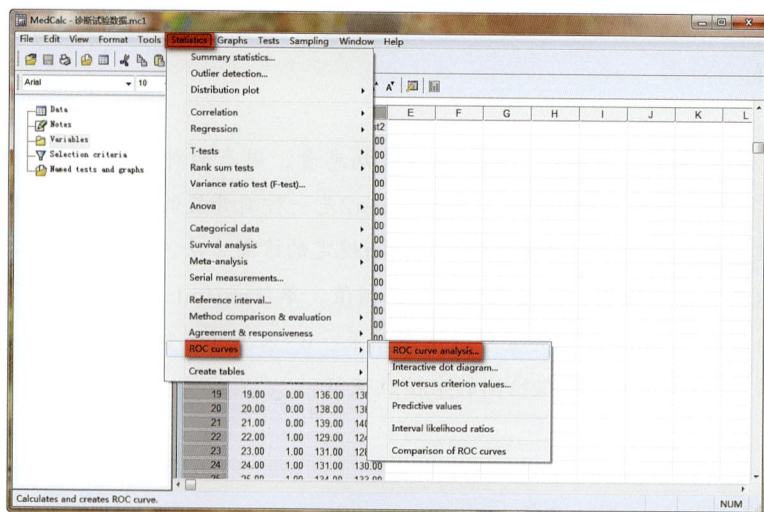

图2　选择ROC分析

第二步，如图3依次填入参数并勾选相应的选项。

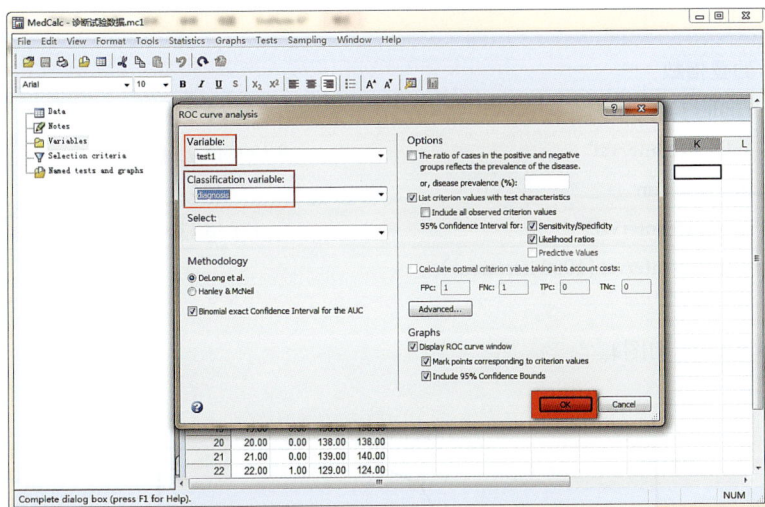

图3　填入参数，设置选择项及图形选项

参数及选择项解释：Variable=test1，待评价试验；Classification variable=diagnosis，金标准诊断结果；Methodology，此处默认即可；Options，勾选的选项表示显示敏感度/特异度及似然比的95%可信区间；Graphs全部勾选表示显示ROC曲线及95%预测域，同时在ROC曲线上显示每个cut-off的点。设置完毕点击OK。

第三步，结果解读。

test1诊断糖尿病的AUC为0.875，95%可信区间为0.742 to 0.955，P值<0.0001(见表1)。

表1　ROC曲线下面积

Area under the ROC curve (AUC)	0.875
Standard Error[a]	0.0505
95% Confidence interval[b]	0.742 to 0.955
z statistic	7.422
Significance level P (Area=0.5)	<0.0001

[a], DeLong *et al.*, 1988; [b], Binomial exact.

Youden指数(约登指数=敏感度+特异度-1)为0.6071，对应的最佳Cut off值为135(表2)。

表2　约登指数	
Youden index J	0.6071
95% Confidence interval[a]	0.3398 to 0.7440
Associated criterion	>135
95% Confidence interval[a]	128 to 136

[a], BC$_a$ bootstrap interval (1000 iterations).

ROC曲线如图4。

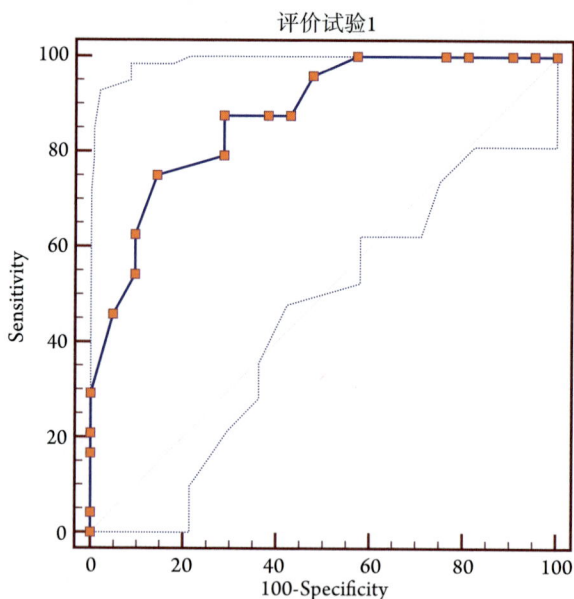

图4　ROC曲线

接下来我们用MedCalc进行多个ROC曲线下面积的比较。

第一步，如图5依次选择。

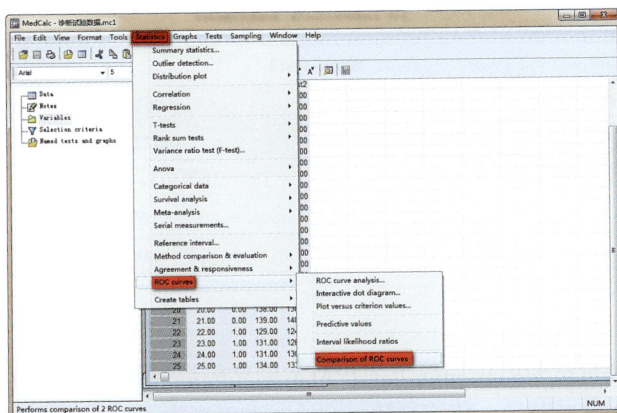

图5　选择ROC曲线比较分析

第二步，如图6设置参数。

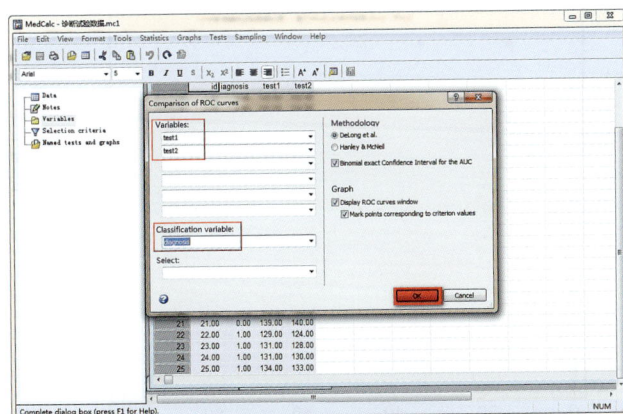

图6　填入参数，设置选择项及图形选项

图6参数及选择项解释：Variable=test1，test2……待评价试验可填多个，最多可填6个待评价试验；Classification variable=diagnosis，金标准诊断结果；其余选项及图形选项默认即可。设置完毕点击OK。

第三步，结果解读如表3-表4。

表3　两种待评价试验AUC、标准误及可信区间

	AUC	SE [a]	95% CI [b]
test1	0.875	0.0505	0.742 to 0.955
test2	0.808	0.0643	0.663 to 0.910

[a], DeLong *et al.*, 1988; [b], Binomial exact.

表4　两种待评价试验ROC曲线比较结果

	test1~test2
Difference between areas	0.0675
Standard Error[c]	0.0213
95% Confidence Interval	0.0257 to 0.109
z statistic	3.167
Significance level	$P = 0.0015$

[c], DeLong et al., 1988.

　　两种待评价试验ROC曲线下面积AUC的比较结果如图7，$P=0.0015$，说明两种诊断方法存在差异，传统静脉血的诊断准确度优于末梢的指尖血检测。

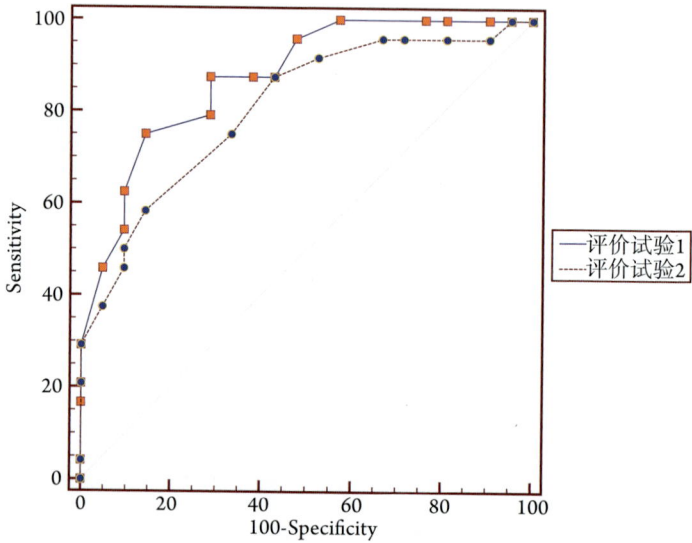

图7　两种待评价试验的ROC曲线

　　至此，MedCalc软件中实现诊断试验ROC曲线分析讲解完毕。

(周支瑞)

第二十四章　如何利用Sigmaplot和SPSS作联合诊断

在诊断准确性试验中，经常需要分析多个指标联合诊断是否有助于提高诊断准确性。传统的联合诊断策略是系列诊断试验(俗称"串联")和平行诊断试验(俗称"并联")，但是这种联合诊断策略都存在明显的缺陷，表现在：第一，如果诊断手段是连续变量，诊断敏感性与特异性因诊断界值的变化而呈现此消彼长的变化趋势，本身有很多种组合。第二，系列诊断试验虽然提高了诊断特异性，却降低了诊断敏感性；平行诊断试验虽然提高了诊断敏感性，却降低了诊断特异性。这两种策略改善总体诊断准确性的能力有限。第三，最重要的是，系列诊断试验和平行诊断试验都无法从统计学上明确多个指标联合诊断是否更有助于提高诊断准确性。

目前，在国际杂志上刊登的诊断准确性试验中，已经很少有研究采用系列诊断试验和平行诊断试验去评价某一诊断手段的准确性了。取而代之的是以c-statistics、NRI和IDI为代表的高级统计学方法(详见《傻瓜统计学》第八章的内容)。其中，c-statistics的应用尤为广泛。所谓c-statistics，简而言之，就是用logistic回归等方法将多个诊断手段融合成一个函数，计算出一个新的变量(此处暂且命名为"综合变量")。综合变量显然是融合了已有的诊断信息，因此理论上讲可能具有更高的诊断准确性。随后采用受试者工作特征(ROC)曲线法对所有的诊断指标(含综合变量)进行分析，比较综合变量的曲线下面积(AUC)

是否优于单个诊断手段。假定综合变量是明显优于任何一种诊断手段的，则表明采用多种手段联合应用的策略可以提高诊断准确性。

这里需要说明的一点是，在诊断准确性试验中，多个诊断手段联合使用不见得一定会提高诊断准确性，因为各个诊断手段之间本身有一定的相关性，所提供的诊断信息会有一定的重叠，因此多个试验联合诊断的准确性并非单个试验诊断准确性的简单叠加。换而言之，1+1有时并不等于2，甚至还可能等于1。打个极端比方：CA125和HE4都可以用于诊断卵巢癌，假定在所有人群中，HE4和CA125完全是正相关的(相关系数为1.00)，则联合CA125和HE4就无法提高总体诊断准确性，因为CA125和HE4提供的诊断信息完全相同：凡是被CA125漏诊的患者，也会被HE4漏诊；凡是被CA125误诊的患者，都会被HE4误诊。

在本文中，笔者拟演示如何用Sigmaplot和SPSS作联合诊断，或者说作c-statistics。

1　数据的录入

我们假定有两个实验室指标marker1和marker2，均可用于某种疾病的诊断，现在需要研究marker1和marker2联合诊断是否会提高总体诊断准确性。如图1所示，首先在SPSS中录入诊断结局和诊断手段的检测结果。我们一般设定第一列为应变量，即患者的最终诊断，其中1表示患有疾病(疾病组)，0表示患者无相应的疾病(对照组)。

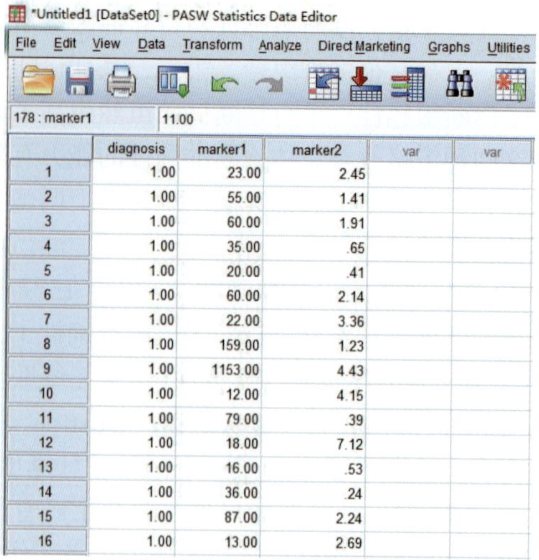

	diagnosis	marker1	marker2	var	var
1	1.00	23.00	2.45		
2	1.00	55.00	1.41		
3	1.00	60.00	1.91		
4	1.00	35.00	.65		
5	1.00	20.00	.41		
6	1.00	60.00	2.14		
7	1.00	22.00	3.36		
8	1.00	159.00	1.23		
9	1.00	1153.00	4.43		
10	1.00	12.00	4.15		
11	1.00	79.00	.39		
12	1.00	18.00	7.12		
13	1.00	16.00	.53		
14	1.00	36.00	.24		
15	1.00	87.00	2.24		
16	1.00	13.00	2.69		

图1　数据的录入

marker1和marker2分别表示两个可以诊断疾病的指标。比如第一行的数据表示该患者患有疾病，marker1的检测结果为23(单位略)，marker2的检测结果为2.45(单位略)。

2　进行Logistic回归运算

首先需要进行二元logistic回归分析。如图2所示，首先点击Analyze，然后选择Regression，继续选择Binary logistic。该部分操作也可以参考前述章节。

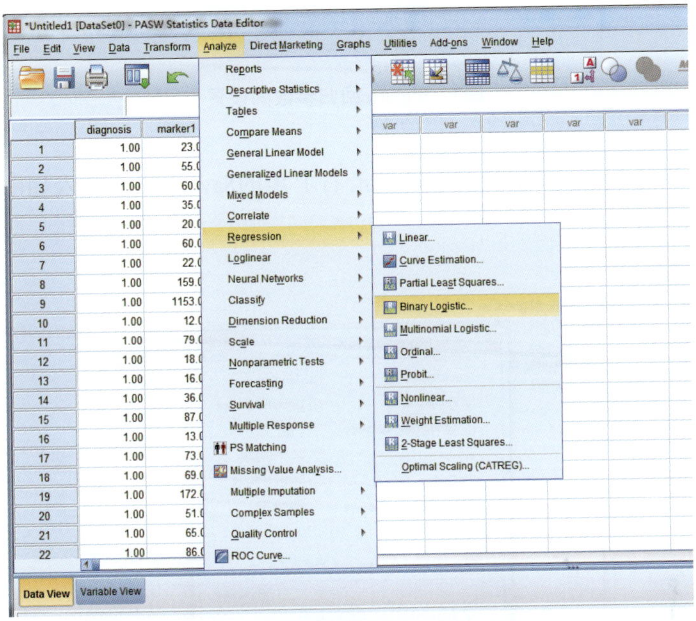

图2　在SPSS中进行二元logistic回归分析

点击Binary logistic后，软件进入参数选择界面，如图3所示。将自变量选择为diagnosis(即患者的最终诊断)；将Covariates选择为marker1和marker2；在Method中选择Enter。需要说明的两个问题是：第一，联合诊断不一定是两个协变量(Covariates)，也可以是多个，比如marker3、marker4、marker5等，根据实验目的而定；marker3、marker4、marker5也不一定是连续变量，可以是等级变量或者两分类变量。第二，Method中建议选择Enter，因为这表示所有的变量，不论其OR是否有统计学意义，都将进入logistic回归方程，用于产生新的变量(综合变量)。

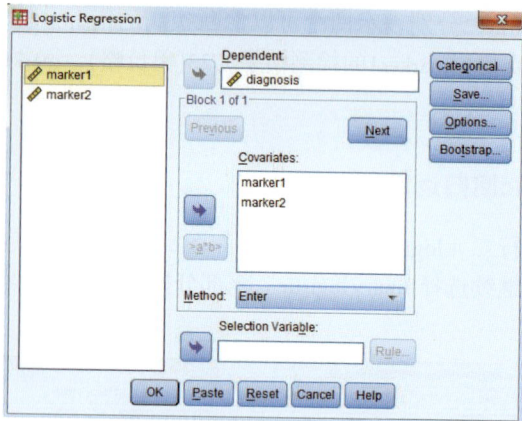

图3　logistic回归参数的设置

　　之后别急着点OK按钮，而是点击右上角的Save按钮，进入如图4所示的界面。

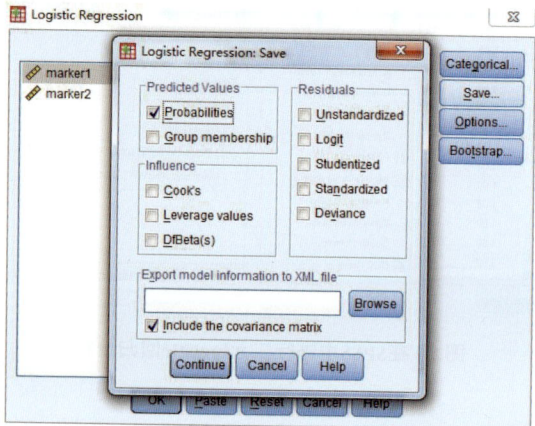

图4　logistic回归中的Save选项

　　在Save选项中，注意勾选Probabilities，即让SPSS软件计算出每个患者患病的概率，这一步至关重要。这个概率是由logistic回归方程得出的患病概率，这一概率显然融合了已有的诊断手段。实际上，这个Probabilities也就是前文所指的"综合变量"。

　　之后点击Continue，再点击OK，SPSS就开始进行分析了。我们返回SPSS数据界面，就发现在原有数据的基础上多了一个第四列，名为PRE_1。如图5所示。

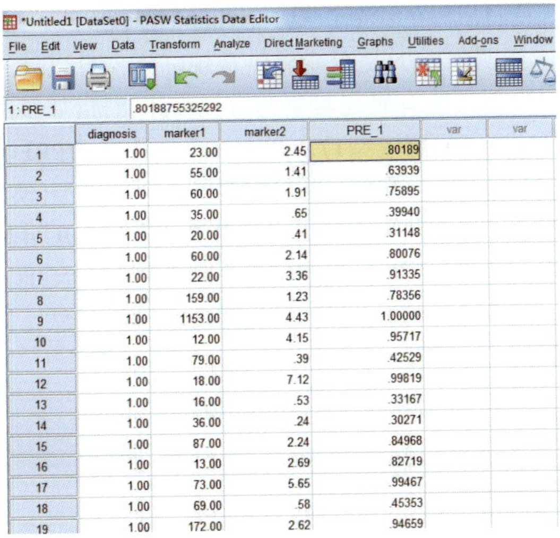
*Untitled1 [DataSet0] - PASW Statistics Data Editor

File Edit View Data Transform Analyze Direct Marketing Graphs Utilities Add-ons Window

1 : PRE_1 .80188755325292

	diagnosis	marker1	marker2	PRE_1	var	var
1	1.00	23.00	2.45	.80189		
2	1.00	55.00	1.41	.63939		
3	1.00	60.00	1.91	.75895		
4	1.00	35.00	.65	.39940		
5	1.00	20.00	.41	.31148		
6	1.00	60.00	2.14	.80076		
7	1.00	22.00	3.36	.91335		
8	1.00	159.00	1.23	.78356		
9	1.00	1153.00	4.43	1.00000		
10	1.00	12.00	4.15	.95717		
11	1.00	79.00	.39	.42529		
12	1.00	18.00	7.12	.99819		
13	1.00	16.00	.53	.33167		
14	1.00	36.00	.24	.30271		
15	1.00	87.00	2.24	.84968		
16	1.00	13.00	2.69	.82719		
17	1.00	73.00	5.65	.99467		
18	1.00	69.00	.58	.45353		
19	1.00	172.00	2.62	.94659		

图5　SPSS软件计算出了每个患者患病的概率

3　在Sigmaplot中进行ROC分析

由于SPSS不能提供ROC曲线下面积的统计学比较结果，因此后续的分析只能在Sigmaplot中进行：即将marker1，marker2和PRE_1作为三个指标分别进行ROC分析，并比较其曲线下面积。ROC曲线的绘制和结果解读可以参阅《傻瓜统计学》第24章的内容。也可参与科研时间前段时间推送的短文《如何用Sigmaplot绘制ROC曲线？》，本文在此不再赘述，仅谈谈结果的解读。

假定PRE_1的曲线下面积大于marker1以及marker2，说明联合诊断更有助于提高总体诊断准确性；反之，则说明尚不能认为联合诊断有助于提高诊断准确性。

假定PRE_1的曲线下面积大于marker1，但与marker2的差异无统计学意义，说明尚不能认为联合诊断有助于提高诊断准确性。即在marker2的基础上联合marker1无助于提高总体诊断准确性。

4　结语

上述方法实际上是c-statistics的总体演算过程，旨在明确联合诊断是否有助于提高总体诊断准确性。与传统的系列诊断试验和平行诊断试验相比，这种方法的优点显而易见：通过ROC曲线下面积的增加来反映诊断总体性能的改进显然更为科学，毕竟敏感性和特异性本身受诊断界值影响，不能全面反映诊断手段的总体性能。

实际上，c-statistics在临床科研中最常见的用途是评价某一个诊断手段是否能提供临床常规信息以外的诊断信息。比如：当前新发现了一种卵巢癌实验室诊断指标OPN，为明确OPN是否能提供常规临床信息以外的诊断信息，可以先用logistic回归模型将所有研究对象的常规临床指标(如年龄、月经状态、婚育史、CA125等)进行融合(模型1)，产生一个新的名为PRE_1的概率指标。然后在模型1的基础上，加入OPN，再次构建一个新的模型(模型2)，产生一个新的概率指标PRE_2。之后分别对PRE_1和PRE_2进行ROC分析，并比较曲线下面积。如果PRE_2的曲线下面积大于PRE_1，则说明OPN可以提供常规指标(年龄、月经状态、婚育史、CA125等)不能提供的诊断信息，可以改善卵巢癌的总体诊断准确性。

(胡志德，沈亚星)

第二十五章 实例演示Stata软件实现倾向性匹配得分(PSM)分析

试验设计中,匹配的目的在于确保干预效应估计是建立在可比个体之间的不同结果的基础上。最简单的匹配方式是将干预组和对照组中协变量值相同的两个个体进行配对分析。但是,如果协变量并不是某一个变量,而是一组变量时,最终简单的匹配方式也就不再适用,而是采用倾向得分匹配方式进行匹配。倾向性匹配得分(PSM)分析,主流统计学软件SAS、Stata、SPSS(22.0以上版本)、R语言均可实现。但SAS难度较高,不推荐;SPSS虽然操作简便,但是仅能实现1∶1匹配,如无特殊需求可以尝试。笔者重点推荐使用Stata或者R语言完成PSM分析。下面笔者将以实例演示的形式讲解Stata软件在倾向性匹配得分中的应用。

1 安装psmatch2统计包。

命令如下:

.ssc install psmatch2

需要在联网状态下键入上述命令,然后软件自动搜索对应的程序包进行安装,成功安装后会有以下提示:

checking psmatch2 consistency and verifying not already installed...

installing into .\ado\plus\...

installation complete.(出现此提示语句表示安装完成)

为了验证是否成功安装以及查看psmatch2命令的帮助菜单，可在命令窗口键入。

.help psmatch2

如果能顺利弹出帮助文件，表示安装成功，可正常使用。

2　数据准备

数据如图1所示，共有10个变量，614个观测，试验组185例，对照组429例。treat变量即为分组变量，"1"=试验组，"0"=对照组。age、educ、black、hispan、married、nodegree、re74、re75为协变量，re78为结局变量。事实上，倾向性匹配得分分析是要建立一个以分组变量(treat)为因变量，各个协变量(age、educ、black、hispan、married、nodegree、re74、re75)为自变量的回归方程。而结局变量(re78)在PSM过程中几乎不参与建模。

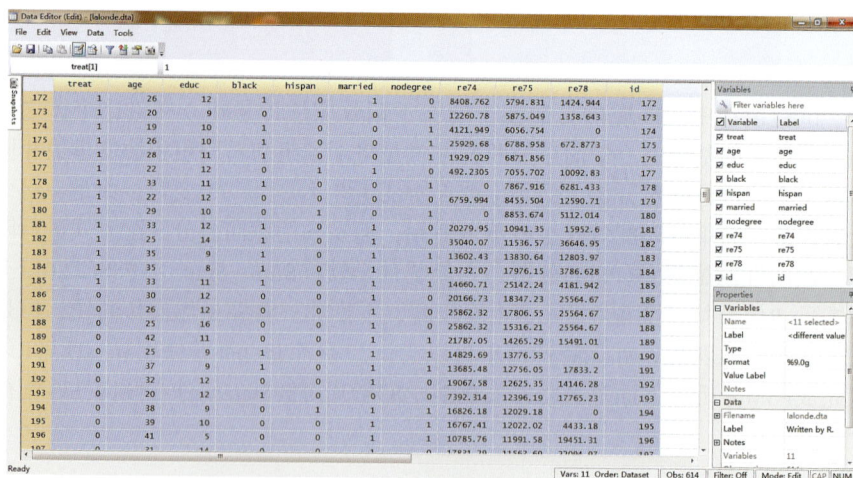

图1　数据整理

3　数据分析及命令解读

命令窗口键入如下命令：

.gen tmp = runiform()

.sort tmp (以上两步对所有观测值进行随机排序)

.psmatch2 treat age educ black hispan married nodegree re74 re75, out(re78) logit neighbor(1) common caliper(.05) ties

    .pstest, both

    .psgraph

命令解读：

以下是帮助菜单中psmatch2语法格式，

psmatch2 depvar [indepvars] [if exp] [in range] [, outcome(varlist) pscore(varname) neighbor(integer) radius caliper(real) mahalanobis(varlist) ai(integer) population altvariance kernel llr kerneltype(type) bwidth(real) spline nknots(integer) common trim(real) noreplacement descending odds index logit ties quietly w(matrix) ate]

简单说就是：psmatch2 因变量 协变量，[选择项]。重点解读命令语句中选择项的含义。本例中选择"nearest neighbor matching within caliper"匹配方法。out(re78)指名结局变量。logit指定使用logit模型进行拟合，默认的是probit模型。neighbor(1)指定按照1:1进行匹配，如果要按照1:3进行匹配，则设定为neighbor(3)，本例中因对照组样本量有限，仅适合1:1进行匹配。common强制排除试验组中倾向值大于对照组最大倾向值或低于对照组最小倾向值的观测。caliper(.05)试验组与匹配对照所允许的最大距离为0.05。ties强制当试验组观测有不止一个最优匹配时同时记录。

pstest，both作匹配后均衡性检验，理论上说此处只能对连续变量进行均衡性检验，对分类变量的均衡性检验应该重新整理数据后运用χ^2检验或者秩和检验。但此处对于分类变量也有一定的参考价值。

psgraph对匹配的结果进行图示。

4 结果解读

模型拟合结果如图2，此处无太多实际意义。

```
Logistic regression                          Number of obs   =      614
                                             LR chi2(8)      =   263.65
                                             Prob > chi2     =   0.0000
Log likelihood = -243.92197                  Pseudo R2       =   0.3508

     treat |     Coef.   Std. Err.      z    P>|z|    [95% Conf. Interval]
       age | .0157771   .0135771     1.16   0.245   -.0108335    .0423876
      educ | .1613069   .0651264     2.48   0.013    .0336614    .2889524
     black | 3.065368   .2865262    10.70   0.000    2.503787    3.626949
    hispan | .9836336    .425664     2.31   0.021    .1493476     1.81792
   married | -.8321133  .2903292    -2.87   0.004   -1.401148   -.2630786
  nodegree | .7072969   .3376683     2.09   0.036    .0454792    1.369115
      re74 | -.0000718  .0000287    -2.50   0.013   -.0001281   -.0000154
      re75 | .0000534   .0000463     1.15   0.249   -.0000374    .0001443
     _cons | -4.728649  1.017069    -4.65   0.000   -6.722068    -2.73523
```

图2 回归结果

　　试验组可匹配的观测概览，按照命令中设定的匹配规则如图3，试验组有8例患者未能匹配到合适对照。

psmatch2: Treatment assignment	psmatch2: Common support		Total
	Off suppo	On suppor	
Untreated	0	429	429
Treated	8	177	185
Total	8	606	614

图3　匹配情况概览

　　结果解读的重点应该是对stata新生成的中间变量的解读。打开数据编辑窗口，会发现软件自动生成了几个新变量：其中_pscore指每个观测值对应的倾向值；_id是指自动生成的每一个观测对象唯一的ID(事实上这列变量即是对_pscore单行的排序)；_treated表示某个对象是否属于试验组；_n1表示的是被匹配到的对照对象的_id(如果是1：3匹配，还会生成_n2，_n3)；_pdif表示一组匹配了的观察对象的概率值的差。为了观察方便可以按照id变量进行排序，排序后结果如图4所示：

	id	tmp	_pscore	_treated	_support	_weight	_re78	_id	_n1	_nn	_pdif
1	1	.13698408	.63876993	Treated	On support	1	14421.13	510	380	1	.00021577
2	2	.64322067	.22463424	Treated	On support	1	1525.014	456	332	1	.00055488
3	3	.5578017	.67824388	Treated	On support	1	2158.959	531	394	1	.00054473
4	4	.60479494	.77632408	Treated	On support	1	701.9201	601	428	1	.00258745
5	5	.68417598	.70163875	Treated	On support	1	14344.29	547	407	1	.00344627
6	6	.10866794	.6990699	Treated	On support	1	8900.347	546	406	1	.00559328
7	7	.61845813	.65368426	Treated	On support	1	0	521	387	1	.00192223
8	8	.06106378	.78972311	Treated	Off support	.	.	607		.	.
9	9	.55523883	.77983825	Treated	On support	1	701.9201	605	428	1	.00092671
10	10	.87144908	.04292461	Treated	On support	1	1202.869	432	131	1	.00008751
11	11	.25514988	.68901996	Treated	On support	1	582.2243	542	402	1	.00068693
12	12	.0445188	.682444	Treated	On support	1	17941.08	536	397	1	
13	13	.42415572	.64986767	Treated	On support	1	0	519	386	1	.00024967
14	14	.89834616	.56241073	Treated	On support	1	0	483	369	1	.0008096
15	15	.52192476	.60858629	Treated	On support	1	0	497	374	1	.00241071
16	16	.84140944	.72249036	Treated	On support	1	3794.063	566	414	1	.00317435
17	17	.21100766	.70259562	Treated	On support	1	14344.29	549	407	2	.00248939
18	18	.56440917	.73496416	Treated	On support	1	10122.43	571	416	1	.00020232
19	19	.26480209	.71166489	Treated	On support	1	1730.418	555	410	1	.00123646
20	20	.94774264	.66431981	Treated	On support	1	422.6298	528	390	1	.00142205
21	21	.27691541	.76517492	Treated	On support	1	33.98771	589	427	1	.00104033
22	22	.11801585	.13901525	Treated	On support	1	3392.86	451	305	1	.0016362
23	23	.40797025	.12238224	Treated	On support	1	12489.75	444	296	1	.0026069
24	24	.72194916	.76799791	Treated	On support	1	33.98771	591	427	1	.00262069
25	25	.87169105	.71931601	Treated	On support	1	3794.063	564	414	2	0

图4　匹配后的数据

匹配后数据整理进行统计分析即可。

均衡性检验结果如图5。

```
. pstest, both
```

Variable	Unmatched Matched	Mean Treated Control		%bias	%reduct |bias|	t-test t	p>|t|	V(T)/ V(C)
age	U	25.816	28.03	-24.2		-2.56	0.011	0.44*
	M	25.446	24.288	12.7	47.7	1.29	0.198	0.52*
educ	U	10.346	10.235	4.5		0.48	0.633	0.50*
	M	10.322	10.35	-1.1	74.4	-0.11	0.911	0.59*
black	U	.84324	.2028	166.8		18.60	0.000	0.82
	M	.83616	.83051	1.5	99.1	0.14	0.887	0.97
hispan	U	.05946	.14219	-27.7		-2.94	0.003	0.46*
	M	.06215	.0678	-1.9	93.2	-0.22	0.830	0.92
married	U	.18919	.51282	-71.9		-7.82	0.000	0.62*
	M	.19774	.13559	13.8	80.8	1.57	0.117	1.35*
nodegree	U	.70811	.59674	23.5		2.63	0.009	0.86
	M	.69492	.68927	1.2	94.9	0.11	0.909	0.99
re74	U	2095.6	5619.2	-59.6		-6.38	0.000	0.52*
	M	2179.4	2442.1	-4.4	92.5	-0.50	0.615	1.06
re75	U	1532.1	2466.5	-28.7		-3.25	0.001	0.96
	M	1485.9	1414.6	2.2	92.4	0.24	0.808	2.15*

```
* if variance ratio outside [0.75; 1.34] for U and [0.74; 1.35] for M
```

图5　均衡性检验结果

由均衡性检验结果可知：1)各变量匹配后在试验组和对照组间是均衡的。2)只有educ这个变量匹配前后试验组较对照组P值无变化，匹配前该变量试验组和对照组就无差别，匹配后不太可能出现差异，因此在建模的时候也可以考虑把educ这个变量排除，事实证明排除这个变量后匹配结果更为理想，读者可自行尝试。需要再次强调的是，此处理论上说只能对连续变量进行均衡性检验，对分类变量的均衡性检验应该重新整理数据后运用χ^2检验或者秩和检验等方法。

匹配结果的图示化如图6。

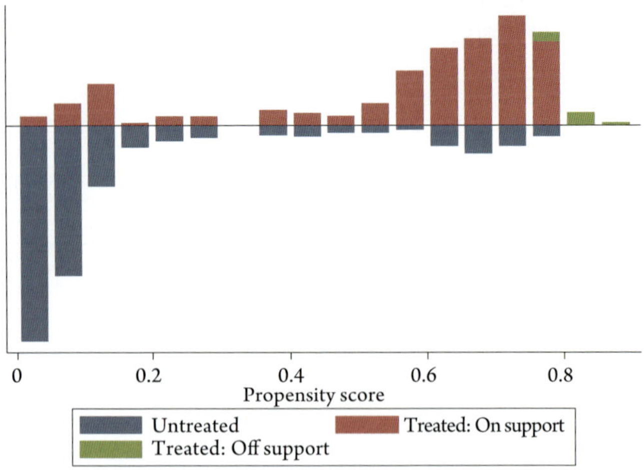

图6 匹配结果

5 Stata命令汇总

　　.ssc install psmatch2 #安装程序包

　　.use "F:\lalonde.dta" #调用F盘存储数据

　　.gen tmp = runiform()

　　.sort tmp #对所有观测随机排序

　　.psmatch2 treat age educ black hispan married nodegree re74 re75, out(re78) logit neighbor(1) common caliper(.05) ties #PSM分析

　　.pstest, both #均衡性检验

　　.psgraph #图示匹配结果

(周支瑞，沈亚星)

第二十六章 循证杂谈20——两样本均数比较的样本量计算——基于PASS软件实现

循证杂谈今日重出江湖，第一弹，如题！

样本量计算在临床研究设计阶段占有重要位置，如果读者熟悉随机对照临床试验的报告规范——CONSORT声明，其中一条款要求临床研究的报告应该报告样本量估算的过程。如何正确估算样本量？是否有合适的工具可以帮助我们估算样本量？本文将介绍一种权威、好用的样本量估算软件，并以案例演示的形式向大家展示两样本均数比较的样本量计算过程。

【案例】一项临床随机对照试验研究新型降压药物A治疗高血压的作用，对照药物选择临床确定有效的盐酸贝那普利片(洛丁新)。如果A药降低收缩压的能力低于洛丁新10 mmHg，则认为该药无临床应用价值，若不低于10 mmHg则认为该药有临床应用价值。估计新药A实际降低收缩压能力最多低于洛丁新5 mmHg。根据既往文献报道洛丁新组降低收缩压的标准差为18 mmHg，根据预实验结果，新药A降低收缩压的标准差为18 mmHg。按照1∶1平行对照等效设计，选用alpha=0.05，power=90%，双侧检验，每组需要多少样本？总计需要多少样本？

题外话，当我还是一只菜鸟的时候，有人告诉我用统计课本上的公式和附表去计算，偶尔还需要使用科学计算器，当时信以为真，并真的实践了。但那是一个非常痛苦的经历，尤其是像我这种丢了数学很多年的医生。工欲善其事，必先利其器！隆重介绍本文的主角——PASS(power analysis and sample size)软件，这绝对是一款计算样本量的必备神器。下面我们就把上文的案例计算一遍，计算过程如下：

第一步，打开软件，界面如图1：

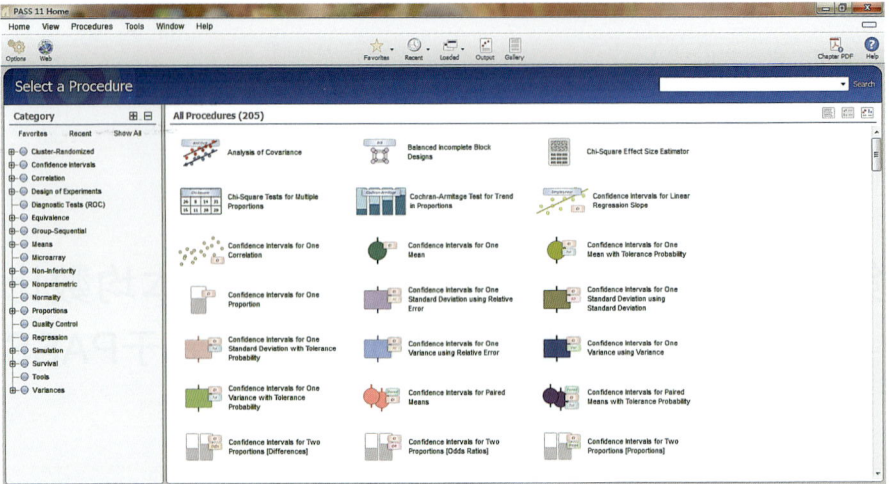

图1　软件界面

第二步，依次进行选择如图2所示。

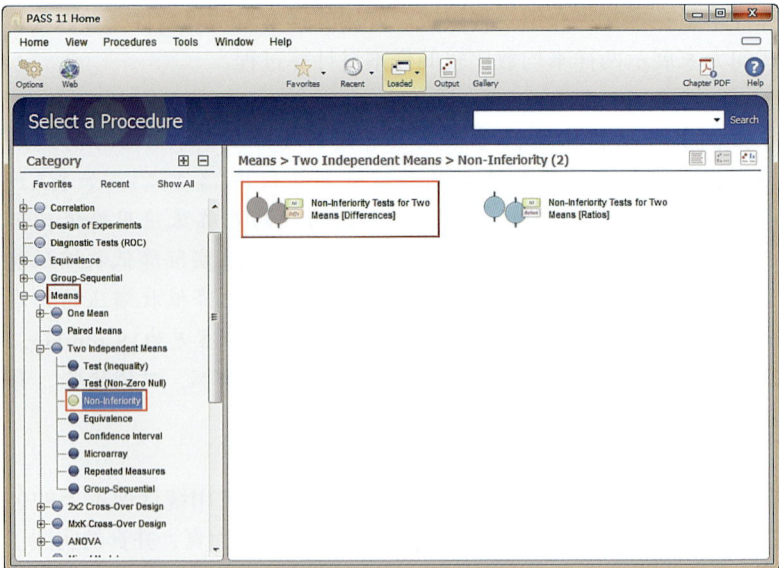

图2　依次点开Means→Non-Inferiority→Non-Inferiority Tests for Two Means［Differences］

第三步，依次如图3所示填入参数。

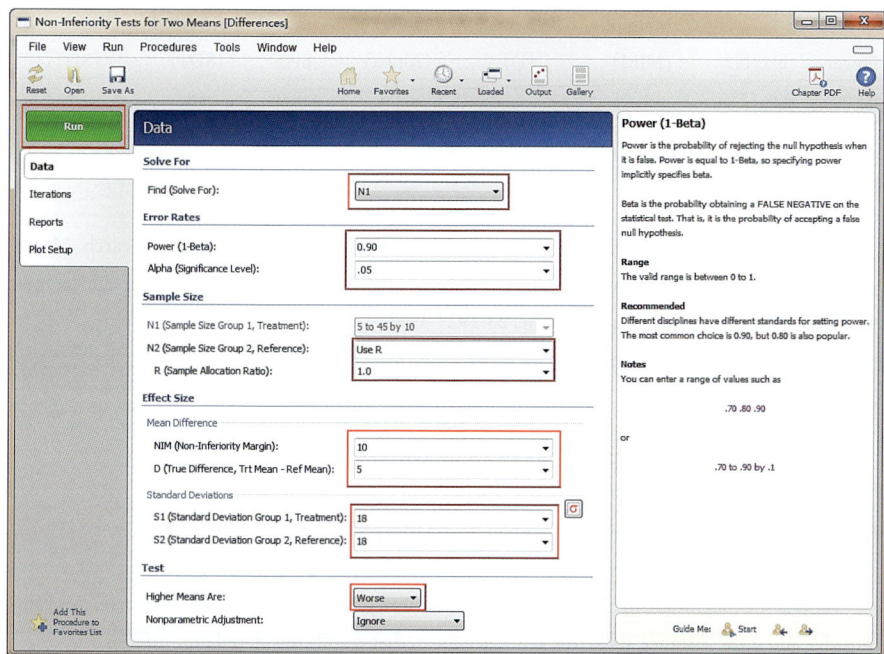

图3　依次填入参数，正确填入后点击坐上角Run

参数的具体含义及解释如下：

N1表示待计算的试验组样本量，此处为选择项；power=90%表示把握度为0.9，alpha=0.05表示检验水准为0.05；Use R，R=1.0的含义是：试验组与对照组按照1:1分组；NIM (Non-Inferiority Margin)=10mmHg，本例中只要试验组降低血压值不低于10mmHg，我们就认为试验组药物有临床应用价值，这就是所谓的非劣效的限值；D (True Difference)= 5mmHg，本例中估计新药A实际降低收缩压能力最多低于洛丁新5mmHg，所以此处实际均数差填5 mmHg；S1 (Standard Deviation Group 1)或者 S2(Standard Deviation Group 2)表示试验组及对照组的标准差，此处根据文献报道及预实验已知试验组与对照组的标准差均是18 mmHg；Higher Means Are=Worse，此处应该作出正确选择，方向不能反了，本例中如果血压均值越高表示降压药物效果较差。

样本量计算结果及报告如表1：

Power Analysis of a Non-Inferiority Test of The Difference of Two Means

Numeric Results for Non-Inferiority Test (H0: Diff >= NIM; H1: Diff < NIM)

Higher Means are Worse

Power	N1/N2	Non-Inferiority Margin (NIM)	Actual Difference (D)	Significance Level (Alpha)	Beta	Standard Deviation1 (SD1)	Standard Deviation2 (SD2)
0.9004	223/223	10	5	0.05	0.0996	18	18

表1 统计推断：t检验

References

Chow, S.C.; Shao, J.; Wang, H. 2003. Sample Size Calculations in Clinical Research. Marcel Dekker. New York. Julious, Steven A. 2004. 'Tutorial in Biostatistics. Sample sizes for clinical trials with Normal data.' Statistics in Medicine, 23:1921-1986.

Report Definitions

Group 1 is the treatment group. Group 2 is the reference or standard group.

Power is the probability of rejecting a false null hypothesis.

N1 is the number of subjects in the first (treatment) group.

N2 is the number of subjects in the second (reference) group.

NIM is the magnitude of the margin of non-inferiority. Since higher means are worse, this value is positive and is the distance above the reference mean that is still considered non-inferior.

D is the mean difference at which the power is computed. D = Mean1 - Mean2, or Treatment Mean – Reference Mean.

Alpha is the probability of a false-positive result.

Beta is the probability of a false-negative result.

SD1 and SD2 are the standard deviations of groups 1 and 2, respectively.

Summary Statements

Group sample sizes of 223 and 223 achieve 90% power to detect non-inferiority using a one-sided, two-sample t-test. The margin of non-inferiority is 10.000. The true difference between the means is assumed to be 5.000. The significance level (alpha) of the test is 0.05000. The data are drawn from populations with standard deviations of 18.000 and 18.000.

共需要446例样本试验组与对照组各223例。最后一段报告稍作修改放入论文中即可，大功告成！

样本量计算第二弹预告：两样本率比较的样本量计算——基于PASS软件实现。

(周支瑞，张天嵩)

第二十七章　循证杂谈21——两样本率比较的样本量计算——基于PASS软件实现

循证杂谈今天继续探讨临床研究样本量计算，第二弹，如题！

前文介绍了两样本均数比较的样本量计算，本文将以案例的形式介绍下两样本率比较的样本量计算。两样本均数比较及率的比较的情况在临床研究样本量计算中比较常见，所以笔者安排优先介绍。

【案例1】一种新的抗肿瘤药物A与安慰剂对照进行Ⅱ期临床试验。已知安慰剂组的应答率为20%。如果新药A能够把应答率提高20%，则认为该药临床有效。按照1∶1平行设计，取alpha=0.05，power=90%，双侧检验，每组需要多少样本？总计需要多少样本？

第一步，如图1依次点击：

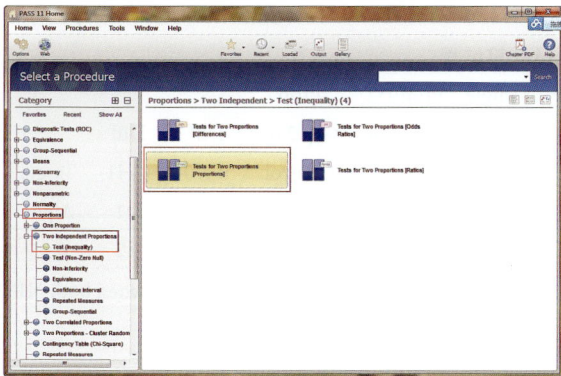

图1　依次选择Proportions→Two Independent Proportions→Test(Inequality)→Test For Two Proportions[Proportions]

第二步，如图2填入参数。

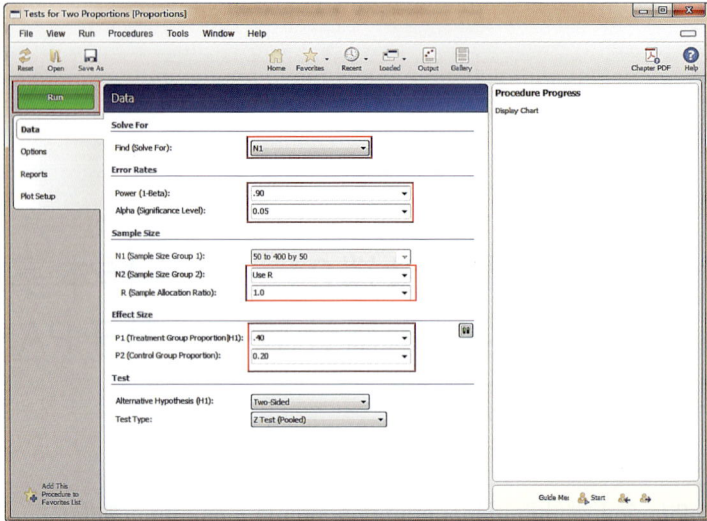

图2　设置参数

参数的具体含义及解释如下：

N1表示待计算的试验组样本量，此处为选择项；power=90%表示把握度为0.9，alpha=0.05表示检验水准为0.05；Use R，R=1.0的含义是，试验组与对照组按照1：1分组；已知安慰剂组的应答率为P2=20%。新药A(试验组)能够把应答率提高到P1=40%。

样本量计算结果及报道如表1：

Two Independent Proportions (Null Case) Power Analysis

Numeric Results of Tests Based on the Difference: P1 - P2

H0: P1-P2=0. H1: P1-P2=D1<>0. Test Statistic: Z test with pooled variance

表1　统计推断及计算结果

Power	Sample Size Grp 1 N1	Sample Size Grp 2 N2	Prop|H1 Grp 1 or Trtmnt P1	Prop Grp 2 or Control P2	Diff if H0 D0	Diff if H1 D1	Target Alpha	Actual Alpha	Beta
0.902	109	109	0.4	0.2	0	0.2	0.05		0.098

Note: exact results based on the binomial were only calculated when both N1 and N2 were less than 100.

References

Chow, S.C.; Shao, J.; Wang, H. 2003. Sample Size Calculations in Clinical Research. Marcel Dekker. New York. D'Agostino, R.B., Chase, W., Belanger, A. 1988.' The Appropriateness of Some Common Procedures for Testing the Equality of Two Independent Binomial Populations', The American Statistician, August 1988, Volume 42 Number 3, pages 198-202.

Fleiss, J. L., Levin, B., Paik, M.C. 2003. Statistical Methods for Rates and Proportions. Third Edition. John Wiley & Sons. New York.

Lachin, John M. 2000. Biostatistical Methods. John Wiley & Sons. New York. Machin, D., Campbell, M., Fayers, P., and Pinol, A. 1997. Sample Size Tables for Clinical Studies, 2nd Edition. Blackwell Science. Malden, Mass.

Report Definitions

'Power' is the probability of rejecting a false null hypothesis. It should be close to one.

'N1 and N2' are the sizes of the samples drawn from the corresponding populations.

'P1' is the proportion for group one under H1. This is the treatment or experimental group.

'P2' is the proportion for group two. This is the standard, reference, or control group

'Target Alpha' is the probability of rejecting a true null hypothesis that was desired.

'Actual Alpha' is the value of alpha that is actually achieved.

'Beta' is the probability of accepting a false null hypothesis.

Summary Statements

Group sample sizes of 109 in group one and 109 in group two achieve 90% power to detect a difference between the group proportions of 0.2000. The proportion in group one (the treatment group) is assumed to be 0.2000 under the null hypothesis and 0.4000 under the alternative hypothesis. The proportion in group two (the control group) is 0.2000. The test statistic used is the two-sided Z test with pooled variance. The significance level of the test was targeted at 0.0500. The significance level actually achieved by this design is NA.

本例中共计需要218例样本，试验组对照组各需要109例。

【案例2】一种新的抗肿瘤药物A与标准药物B对照进行III期临床试验。已知药物B的应答率为30%。根据临床应用的实际情况，设置非劣效性的限值为10%。根据预实验，估计新药A应答率为25%。按照1:1平行非劣效性设计，alpha=0.05，power=90%，双侧检验，每组需要多少样本？总计需要多少样本？

第一步，如图3依次点击：

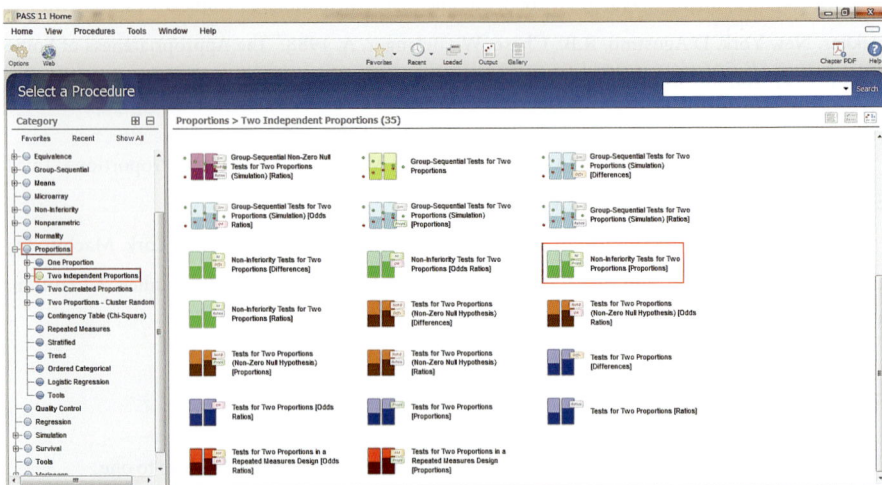

图3 依次选择**Proportions→Two Independent Proportions→Non-Inferiority Test For Two Proportions [proportions]**

第二步，如图4依次填入参数。

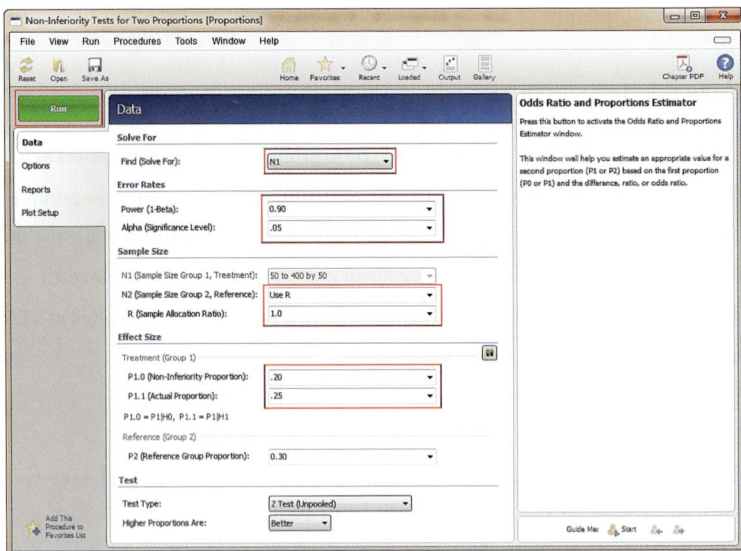

图4 设置参数

参数的具体含义及解释如下：

N1表示待计算的试验组样本量，此处为选择项；power=90%表示把握度为0.9，alpha=0.05表示检验水准为0.05；Use R，R=1.0的含义是，试验组与对照组按照1:1分组；P1.0 (Non-Inferiority Proportion)=0.2(对照药物应答率30%-非劣效限值10%)；P1.1 (Actual Proportion)= 25%，新药A应答率为25%；P2 (Reference Group Proportion)=30%，对照组药物B的应答率为30%。

样本量计算结果及报道如表2：

Power Analysis of Non-Inferiority Tests of Two Independent Proportions

Numeric Results for Non-Inferiority Tests Based on the Difference: P1 - P2

H0: P1-P2<=D0. H1: P1-P2=D1>D0. Test Statistic: Z test (unpooled)

表2　统计推断及计算结果

Power	Sample Size Grp 1 N1	Sample Size Grp 2 N2	Grp 2 Prop P2	Non-Inf. Grp 1 Prop P1.0	Actual Grp 1 Prop P1.1	Non-Inf. Margin Diff D0	Actual Margin Diff D1	Target Alpha	Actual Alpha	Beta
0.9001	1362	1362	0.3	0.2	0.25	-0.1	-0.05	0.05		0.0999

Note: exact results based on the binomial were only calculated when both N1 and N2 were less than 100.

References

Chow, S.C.; Shao, J.; Wang, H. 2003. Sample Size Calculations in Clinical Research. Marcel Dekker. New York.Farrington, C. P. and Manning, G. 1990. 'Test Statistics and Sample Size Formulae for Comparative Binomial Trials with Null Hypothesis of Non-Zero Risk Difference or Non-Unity Relative Risk.' Statistics in Medicine, Vol. 9, pages 1447-1454.Fleiss, J. L., Levin, B., Paik, M.C. 2003. Statistical Methods for Rates and Proportions. Third Edition. John

Wiley & Sons. New York. Gart, John J. and Nam, Jun-mo. 1988. 'Approximate Interval Estimation of the Ratio in Binomial Parameters: A Review and Corrections for Skewness.' Biometrics, Volume 44, Issue 2, 323-338.Gart, John J. and Nam, Jun-mo. 1990. 'Approximate Interval Estimation of the Difference in Binomial Parameters: Correction for Skewness and Extension to Multiple Tables.' Biometrics, Volume 46, Issue 3,637-643.

Lachin, John M. 2000. Biostatistical Methods. John Wiley & Sons. New York.

Machin, D., Campbell, M., Fayers, P., and Pinol, A. 1997. Sample Size Tables for Clinical Studies, 2nd Edition. Blackwell Science. Malden, Mass.

Miettinen, O.S. and Nurminen, M. 1985. 'Comparative analysis of two rates.' Statistics in Medicine 4: 213-226.

Report Definitions

'Power' is the probability of rejecting a false null hypothesis.

'N1 and N2' are the sizes of the samples drawn from the corresponding groups.

'P2' is the response rate for group two which is the standard, reference, baseline, or control group.

'P1.0' is the smallest treatment-group response rate that still yields a non-inferiority conclusion.

'P1.1' is the treatment-group response rate at which the power is calculated.

'D0' is the non-inferiority margin. It is the difference P1-P2 assuming H0.

'D1' is the actual difference, P1-P2, at which the power is calculated.

'Target Alpha' is the probability of rejecting a true null hypothesis that was desired.

'Actual Alpha' is the value of alpha that is actually achieved. Actual Alpha is only shown when Exact Calculations are used (see the Options tab).

'Beta' is the probability of accepting a false H0. Beta = 1 - Power.

'Grp 1' refers to Group 1 which is the treatment or experimental group.

'Grp 2' refers to Group 2 which is the reference, standard, or control group.

'Non-Inf.' refers to a small distance from the reference proportion that is still considered non-inferior.

'Actual' refers to the true value at which the power is computed.

Summary Statements

Sample sizes of 1362 in group one and 1362 in group two achieve 90% power to detect a non-inferiority margin difference between the group proportions of -0.1000. The reference group proportion is 0.3000. The treatment group proportion is assumed to be 0.2000 under the null hypothesis of inferiority. The power was computed for the case when the actual treatment group proportion is 0.2500. The test statistic used is the one-sided Z test (unpooled). The significance level of the test was targeted at 0.0500. The significance level actually achieved by this design is NA.

本例中共计需要2 724例样本，试验组对照组各需要1 362例。

至此，关于两样本率比较的样本量计算演示完毕。

样本量计算第三弹预告：诊断准确性研究的样本量计算——基于PASS软件实现。

（周支瑞，沈亚星）

第二十八章 循证杂谈22——诊断准确性研究的样本量计算——基于PASS软件实现

样本量计算第三弹如约而至，今天我们探讨下诊断准确性研究的样本量计算。最常见的诊断准确性研究的设计类型是横断面设计的诊断试验，该类型的诊断试验设计模式如图1所示。

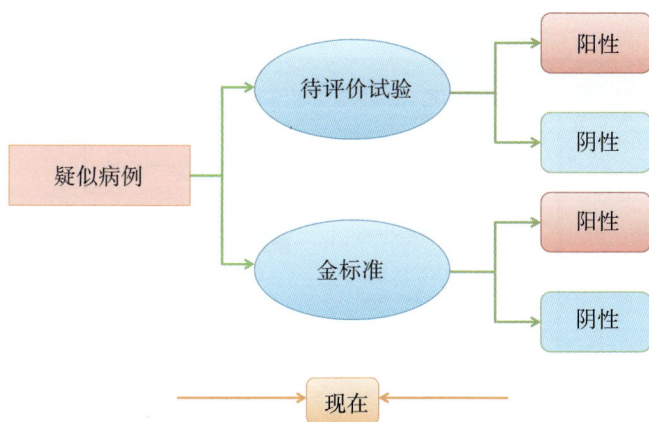

图1　基于横断面设计的诊断试验模式图

下面我们就以此类型的诊断准确性研究为案例，介绍横断面设计的诊断试验样本量计算方法在PASS软件中的实现。

【案例】一研究者计划研究超声诊断胆囊结石的准确度，手术探查为金标准，预实验结果见表1，取alpha=0.05，power=90%，双侧检验，总计需要多少样本？

表1 超生波诊断胆囊结石预实验数据

超声诊断	金标准诊断结果		合计
	阳性	阴性	
阳性	64	28	92
阴性	16	42	58
合计	80	70	150

第一步，首先计算预实验中的敏感度、特异度：

敏感度=64/(64+16)=64/80=0.8；

特异度=42/(28+42)=42/70=0.6。

人群患病率=64/150≈0.4(此处应该为先验概率，理论上应该是人群总体的胆囊结石的患病率，本例用样本的胆囊结石的患病率代替先验概率)。

第二步，如图2依次点击。

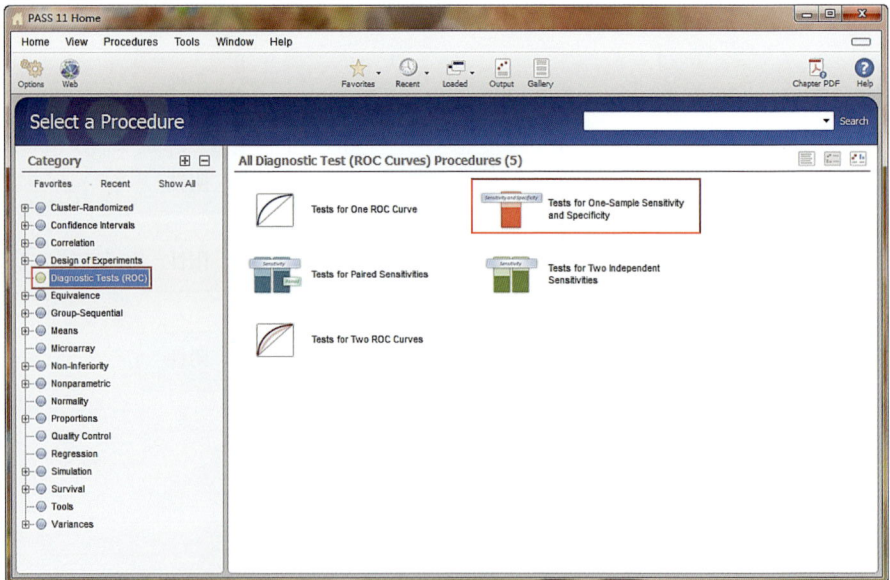

图2 依次选择Diagnostic Test (ROC)→Test For One-Sample Sensitivity and Specificity

第三步，如图3填入参数。

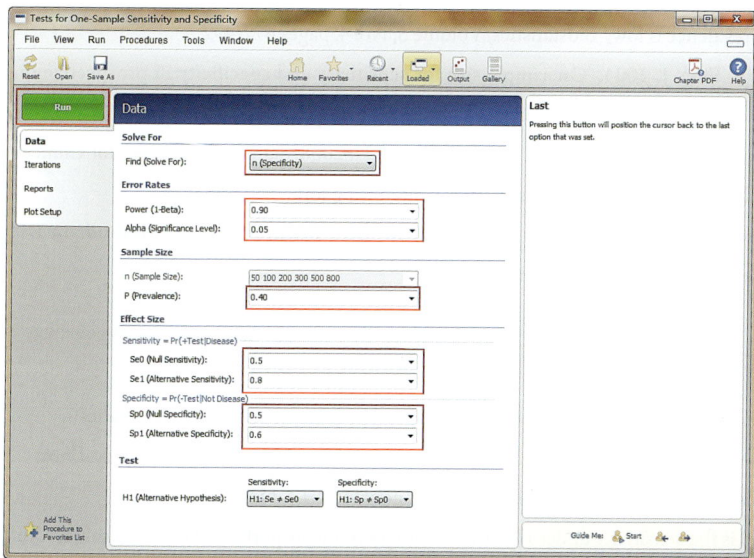

图3　设置参数

参数的具体含义及解释如下：

n(Specificity)表示待计算的样本量，按Specificity计算样本量，此处为选择项；power=90%表示把握度为0.9，alpha=0.05表示检验水准为0.05；P(Prevalence)=0.4，此处应该为先验概率，理论上应该是人群总体的胆囊结石的患病率，本例用样本的胆囊结石的患病率代替先验概率；Se0 (Null Sensitivity)=0.5，Se1 (Alternative Sensitivity)=0.8，Sp0 (Null Specificity)=0.5，Sp1 (Alternative Specificity)=0.6，此处敏感度及特异度基线值设置为0.5，也可以根据实际情况设置为一个更大的数值，一般来说应不小于0.5。

样本量计算结果及报道如表2：

One-Sample Sensitivity and Specificity Power Analysis

Numeric Results for testing H0: Se = Se0 vs. H1: Se ≠ Se0 and H0: Sp = Sp0 vs. H1: Sp ≠ Sp0

Test Statistic: Binomial Test

表2　统计推断及计算结果

Power		Sample Size	H0	H1	H0	H1		Sens.	Spec.	Prevalence
Sens.	Spec.	N1 and N	Se0	Se1	Sp0	Sp1	Target	Actual	Actual	P
1	0.9022	175 of 438	0.5	0.8	0.5	0.6	0.05	0.0491	0.0483	0.4

References

Obuchowski, N.A., Zhou, X.H. 2002. 'Prospective studies of diagnostic test accuracy when disease prevalence is low,' Biostatistics, Volume 3, No. 4, pages 477-492.

Li, J., Fine, J. 2004. 'On sample size for sensitivity and specificity in prospective diagnostic accuracy studies,' Statistics in Medicine, Volume 23, pages 2537-2550.

Machin, D., Campbell, M.J., Tan, S.B., Tan, S.H. 2008. Sample Size Tables for Clinical Studies, Third Edition. Wiley-Blackwell, Chichester, United Kingdom.

Zhou, X.H., Obuchowski, N.A., McClish, D.K. 2002. Statistical Methods in Diagnostic Medicine. Wiley-Interscience, New York.

Report Definitions

Sens. Power is the power of the sensitivity test. It is based on the N1 observations.

Spec. Power is the power of the specificity test. It is based on the N-N1 observations.

N is the total sample size of the study. It is equal to N1 + N2.

Se0 is the sensitivity under H0. The sensitivity is the proportion of diseased subjects that yield a positive test result.

Se1 is the sensitivity under H1. The sensitivity is the proportion of diseased subjects that yield a positive test result.

Sp0 is the specificity under H0. The specificity is the proportion of non-diseased subjects that yield a negative test result.

Sp1 is the specificity under H1. The specificity is the proportion of non-diseased subjects that yield a negative test result.

Target Alpha is the alpha (probability of rejecting H0 when H0 is true) that was desired.

Actual Sens. Alpha is the alpha that was actually achieved by the sensitivity test, calculated from the binomial distribution.

Actual Spec. Alpha is the alpha that was actually achieved by the specificity test, calculated from the binomial distribution.

P is proportion of the population that actually has the condition (disease) of interest, called the prevalence.

Summary Statements

A total sample size of 438 (which includes 175 subjects with the disease) achieves 100% power to detect a change in sensitivity from 0.5 to 0.8 using a two-sided binomial test and 90% power to detect a change in specificity from 0.5 to 0.6 using a two-sided binomial test. The target significance level is 0.05. The actual significance level achieved by the sensitivity test is 0.0491 and achieved by the specificity test is 0.0483. The prevalence of the disease is 0.4.

　　至此，关于诊断准确性试验的样本量计算演示完毕，共需要438例样本。

　　样本量计算第四弹预告：生存资料研究的样本量计算——基于PASS软件实现。

(周支瑞，张天嵩)

第二十九章　循证杂谈23——有关生存资料预后研究样本量计算(Logrank Test)——基于PASS软件实现

　　今天奉上临床研究样本量计算系列的第四弹，有关生存资料预后研究的样本量计算——基于Logrank Test的统计效能或样本量估算。生存资料的特点是同时考虑终点事件的出现以及出现终点事件所经历的时间(一般笼统地称作生存时间)。对应的统计方法应选择生存分析的方法。由于生存时间一般不呈正态分布，而且需要考虑截尾数据，生存分析有其独特的统计学方法。常用的统计学方法有以下几种。1)描述性分析：根据样本生存资料估计总体生存率及其他有关指标(如中位生存时间等)。常采用Kaplan-Meier法(乘积极限法)进行分析。对于频数表资料则采用寿命表法进行分析。计算生存率需要考虑时间顺序。2)比较分析的方法：对不同组生存率进行比较分析，常采用非参数的log-rank检验，检验无效假设使两组或多组总体生存时间分布相同。3)影响因素分析：通过生存分析模型来探讨影响生存时间的因素，常用的方法为Cox比例风险模型。下面我们继续以案例形式进行讲解：

　　【案例】拟进行某种抗肿瘤新药A对比标准药物B的Ⅲ期临床试验，根据以往文献报道，已知标准药物B治疗组的总归因病死率是30%。根据Ⅱ期临床试验的结果新药A治疗组的总归因病死率为15%。本研究计划用2年时间入组患者，计划在入组完成之后继续随访5年，预计试验组与对照组的失访率在5%以内。按照1:1平行设计，取alpha=0.05，power=80%，双侧检验，每组需要多少样本？总计需要多少样本？

　　第一步，如图1依次点击。
　　第二步，如图2设置参数。

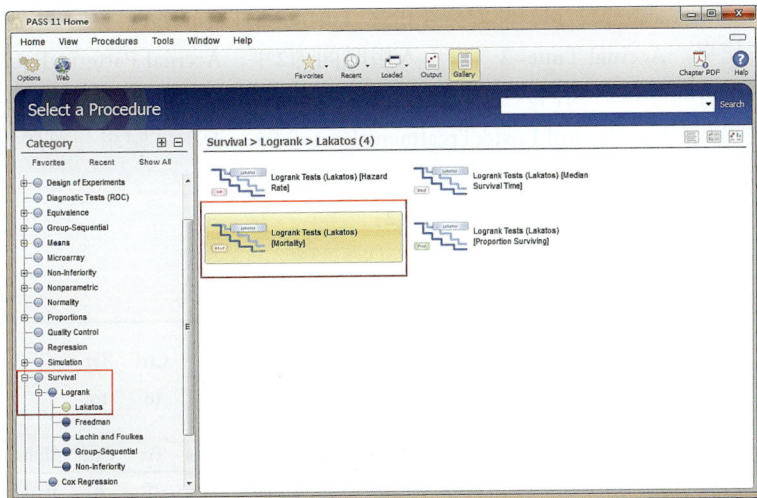

图1　依次选择Survival→Logrank→Lakatos→Logrank Test (Lakatos) [Mortaility]

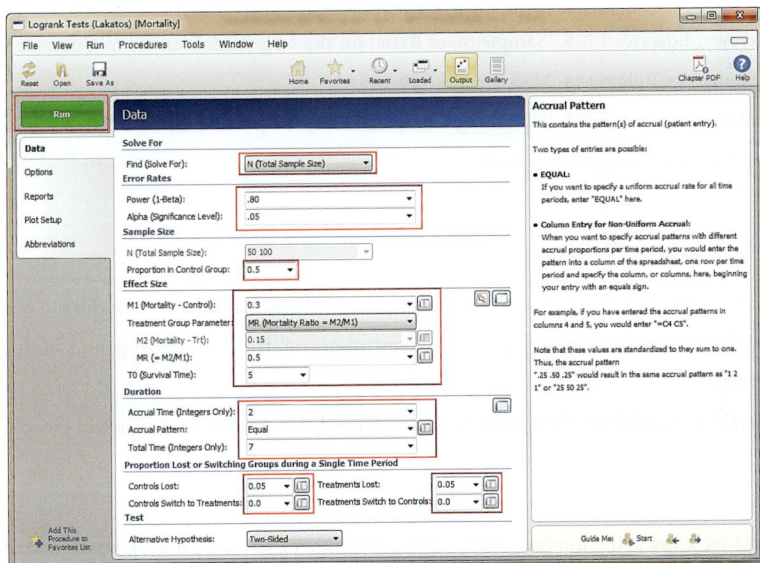

图2　设置参数

参数的具体含义及解释如下：

N(Total Samplesize)表示待计算的样本量，此处为选择项；power=80%表示把握度为0.8，alpha=0.05表示检验水准为0.05；Proportion in Control Group=0.5表示按照1:1分组；M1 (Mortality - Control Group)=30%，Treatment Group Parameter此处计算对照组的病死率/试验组的病死率，前者为0.3，后者为0.15，所以

MR(Motality Ratio=M2/M1)此处应填0.5；T0(Survival Time)=5，表示此处为5年归因病死率。Accrual Time=2，表示入组时间为2年；Accrual Pattern=Equal，表示招募患者时单位时间内入组率是相等的；Total Time=7，表示入组时间+随访截止时间共7年；Control Lost&Treatment Lost=0.05，表示试验组与对照组的失访率为5%。

样本量计算结果及报道如表1和表2：

表1　统计推断及计算结果(样本量)

Power	N1	N2	N	Mort Ratio (MR)	Ctrl Mort (M1)	Trt Mort (M2)	Acc-rual Pat'n	Acc rual Time/ Total Time	Ctrl Loss	Trt Loss	Ctrl to Trt	Trt to Ctrl	Alpha	Beta
0.8013	115	116	231	0.5	0.3	0.15	Equal	2/7	0.05	0.05	0	0	0.05	0.1987

References

Lakatos, Edward. 1988. 'Sample Sizes Based on the Log-Rank Statistic in Complex Clinical Trials', Biometrics,Volume 44, March, pages 229-241.

Lakatos, Edward. 2002. 'Designing Complex Group Sequential Survival Trials', Statistics in Medicine, Volume21, pages 1969-1989.

Report Definitions

Power is the probability of rejecting a false null hypothesis. Power should be close to one.

N1|N2|N are the sample sizes of the control group, treatment group, and both groups, respectively.

Hazard Ratio (HR) is the treatment group's hazard rate divided by the control group's hazard rate.

Mortality is the proportion dying before time T0.

Accrual Time is the number of time periods (years or months) during which accrual takes place.

Total Time is the total number of time periods in the study. Follow-up time = (Total Time) - (Accrual Time).

Ctrl Loss is the proportion of the control group that is lost (drop out) during a single time period (year or month).

Trt Loss is the proportion of the treatment group that is lost (drop out) during a single time period (year or month).

Ctrl to Trt (drop in) is the proportion of the control group that switch to a group with a hazard rate equal to the treatment group.

Trt to Ctrl (noncompliance) is the proportion of the treatment group that switch to a group with a hazard rate equal to the control group.

Alpha is the probability of rejecting a true null hypothesis. It should be small.

Beta is the probability of accepting a false null hypothesis. It should be small.

表2　统计推断及计算结果(事件数)

Power	Ctrl Evts (E1)	Trt Evts (E2)	Total Evts (E)	Mort Ratio (MR)	Ctrl Mort (M1)	Trt Mort (M2)	Acc-rual Pat'n	Acc rual Time/ Total Time	Ctrl Loss	Trt Loss	Ctrl to Trt	Trt to Ctrl	Alpha	Beta
0.8013	34.9	17.7	52.6	0.5	0.3	0.15	Equal	2/7	0.05	0.05	0	0	0.05	0.1987

Summary Statements

A two-sided logrank test with an overall sample size of 231 subjects (115 in the control group and 116 in the treatment group) achieves 80.1% power at a 0.050 significance level to detect a hazard ratio of {NA} when the control group median survival time is a hazard ratio of 00.3000. The study lasts for 7 time periods of which subject accrual (entry) occurs in the first 2 time periods. The accrual pattern across time periods is uniform (all periods equal). The proportion dropping out of the control group is 0.0500. The proportion dropping out of the treatment group is 0.0500. The proportion switching from the control group to another group with a median survival time equal to that of the treatment group is 0.0000. The proportion switching from the treatment group to another group with a median survival time equal to that of the control group is 0.0000.

本例共需要231例样本，其中，试验组116例，对照组115例。

至此，关于生存资料的预后研究的样本量计算演示完毕。

(周支瑞，沈亚星)

第三十章　如何用Sigmaplot进行简单的样本量估计

　　样本量估计是一个十分复杂的问题，因为不同的研究设计具有不同的样本量估计方案，其计算方法也各不相同。能用于样本量估计的软件也较多，比如Stata、PASS等软件，这些软件虽然功能强大，但是操作相对复杂。根据笔者经验，Sigmaplot的操作相对简单些，能满足一般科研需要。

　　Sigmaplot本身是一款科学绘图软件，但是从12.0版本开始，整合了一些统计学功能。因其操作简便，所以在医学科研中受到广泛应用。本文拟图文演示如何用Sigmaplot进行简单的样本量估计。

　　关于Sigmaplot的安装，网上有很多教程，在此不作赘述。本文所用版本为Sigmaplot 12.0。

1　进入样本量估计界面

　　点击菜单中的Analysis，之后点击二级菜单中的Sample size右侧的三角形，此时会出现6个选项，包括：t-test，paired t-test，proportions，ANOVA，Chi-square和Correlation，分别表示：t检验、配对t检验、率、单因素方差分析、卡方检验和相关性分析的样本量估计(如图1所示)。

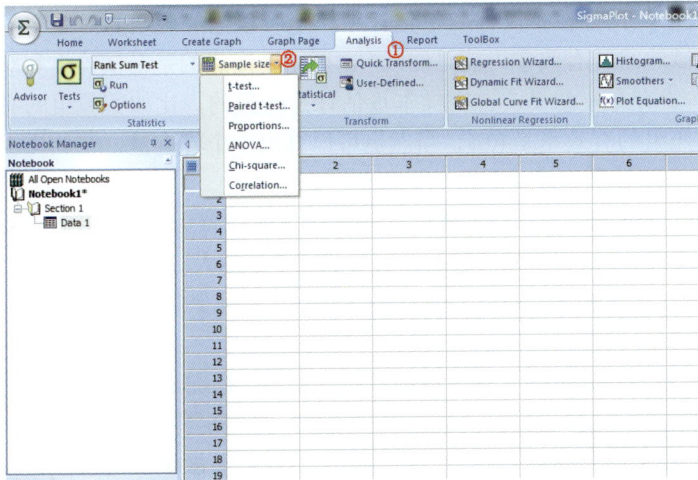

图1　样本量估计界面

2　输入相关参数

假定我们需要研究帕罗西汀治疗抑郁症的疗效分析，对照组为安慰剂，结局指标是有效率。这就属于率的比较，因此选择proportions选项，选择之后进入相关界面，如图2所示：

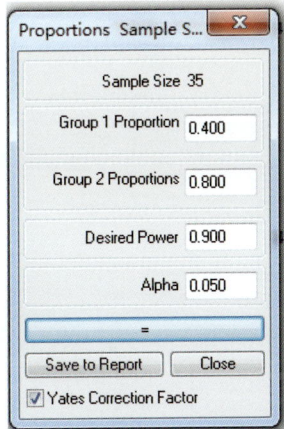

图2　输入样本量估计的相关参数

此时共有4个对话框需要填写数据，其含义和设置要点分别如下：

Group 1/2 proportion：分别表示实验组和对照组的有效率。两组的有效率可以是预实验结果、也可以根据文献推导、也可以是根据自己的经验估计出来的有效率。比如在本次样本量估计中，笔者根据经验认为对照组的有效率为40%，试验组的有效率可能是80%。这里需要注意的是，试验组和对照组的差异应该要有专业意义，否则样本量估计是徒劳的。比如实验组的有效率是41%，对照组的有效率是40%，当然也可以算出一个样本量，在此样本量上，两组即使有统计学差异，也无专业意义。

Desired power：表示检验效能，一般至少应设置为80%，多数研究甚至设定为85%或者90%。这个数值越高，需要的样本量越大。

Alpha：表示检验水准，一般设置为0.05，实际上就是说P小于0.05表示有统计学意义。

Yates correction factor：这个选项最好打上勾，特别是发生率较小时(理论频数较小时)。

所有的设置完成后，点击"="符号，对话框最顶上的Sample size变成了35。其结果可以解读为：假定对照组的有效率是40%，实验组的有效率是80%，如果检验水准设定为0.05，要达到90%的统计效能的话，就每组至少需要35个患者。

当然，在开展研究的过程中，往往需要多招募一些患者，因为要考虑失访、退出研究等情况。35个患者仅仅是最低样本量！

其他类型的样本量估计方法大致与此相同，只是填写的参数有些区别，比如ANOVA中需要填写每组的最小区别、组数以及合并标准差等，在此不再赘述，各位读者可自行摸索。

(胡志德)

第三十一章　如何用图形完美展示临床研究中亚组分析的结果

　　由于笔者高考数学没考好，从此对于数字相关的东西再也没有信心，不过也因此因祸得福，笔者更执着于用图形来表达临床研究或者基础研究的结果。其实人们大抵如此，较之于冗长无聊的文字和数字，人类的大脑对于图形会留下更深刻的印象，正所谓"一图胜万言"。笔者今天将要讨论的主题，曾经被很多人问过，所以我感觉可能有很多人需要get这个新技能，独乐乐不如众乐乐，今日笔者与大家分享下这一实用的新技能。

　　下面这幅图来自于无数人梦寐以求、传说中牛气哄哄的《新英格兰医学杂志》中某篇随机对照试验的报告。作者们为了显示他们工作做得多么细致入微，按照各种因素进行了一系列的亚组分析并得出了相应结果。虽然笔者对这些可有可无的亚组分析结果的价值嗤之以鼻，但是不得不承认这幅图画得很好，清晰明了。下面我们就以这幅图为例来演示下怎么复制一幅一样的图出来，让我们的临床研究论文也显得高大上。图1为我从文章中截取的原图。

　　第一步，还原图中的数据，如果您已经有数据，这一步完全可省去。因为我要举实例把这个问题说明白，只能把数字一个一个往Excel表格里敲，这是一件非常痛苦的事情！最终的数据录入如下(可能会有笔误，夜太深，笔者眼神可能不好使)，事实上能否获得符合要求的图，秘诀全在整理数据上。核心要点如下：把上图中的分组因素统一列为"group"变量；把具体的分组因素列为"subgroup"变量；实验组与对照组的中位生存时间分别列为"A"、"P"变量；HR及可信区间分三列分别列出。如图2所示。

　　第二步，把数据粘贴入Stata数据编辑器，从Excel粘贴数据的具体方式可参考《傻瓜统计学》循证杂谈10。最终录入Stata的数据如图3所示。

D Overall Survival

Subgroup	Abiraterone–Prednisone	Prednisone Alone	Hazard Ratio (95% CI)	
	median (mo)			
All patients	NR	27.2		0.75 (0.61–0.93)
Baseline ECOG				
0	NR	27.2		0.71 (0.55–0.92)
1	NR	26.4		0.86 (0.58–1.28)
Baseline BPI-SF				
0–1	NR	27.2		0.71 (0.54–0.94)
2–3	25.5	NR		0.87 (0.59–1.29)
Bone metastases only at entry				
Yes	NR	27.2		0.68 (0.48–0.96)
No	NR	27.5		0.81 (0.61–1.06)
Age				
<65 yr	NR	NR		0.80 (0.51–1.24)
≥65 yr	NR	26.4		0.73 (0.57–0.94)
≥75 yr	NR	23.8		0.71 (0.51–1.00)
Baseline PSA above median				
Yes	26.9	23.8		0.72 (0.43–0.94)
No	NR	NR		0.77 (0.38–1.09)
Baseline LDH above median				
Yes	NR	23.6		0.69 (0.53–0.91)
No	NR	27.5		0.79 (0.55–1.12)
Baseline ALK-P above median				
Yes	NR	23.6		0.79 (0.60–1.04)
No	NR	27.5		0.66 (0.46–0.94)
Region				
North America	NR	27.2		0.66 (0.49–0.88)
Other	NR	NR		0.89 (0.65–1.22)

0.20 0.75 1.00 1.50

Abiraterone–Prednisone Better Prednisone Alone Better

图1　文献中的原图

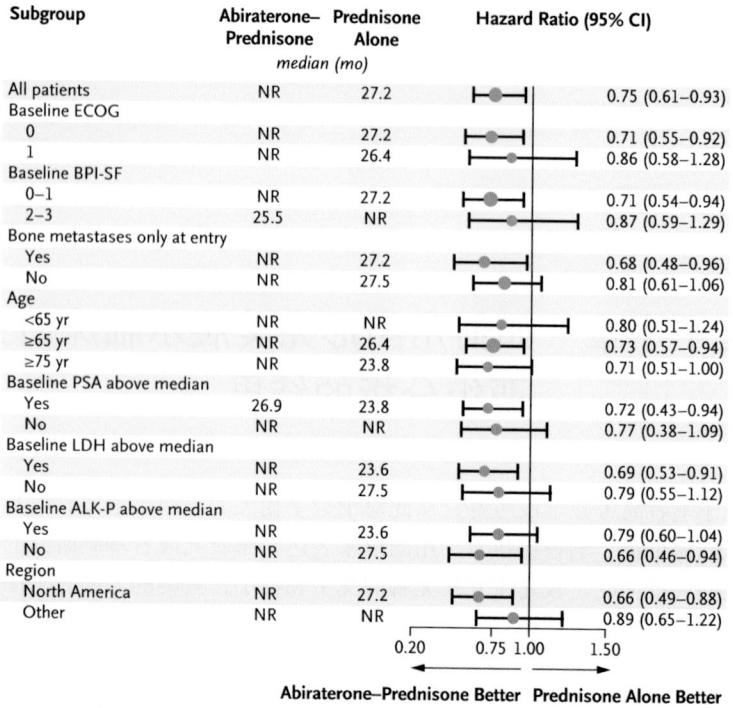

图2　Excel中进行数据整理

190

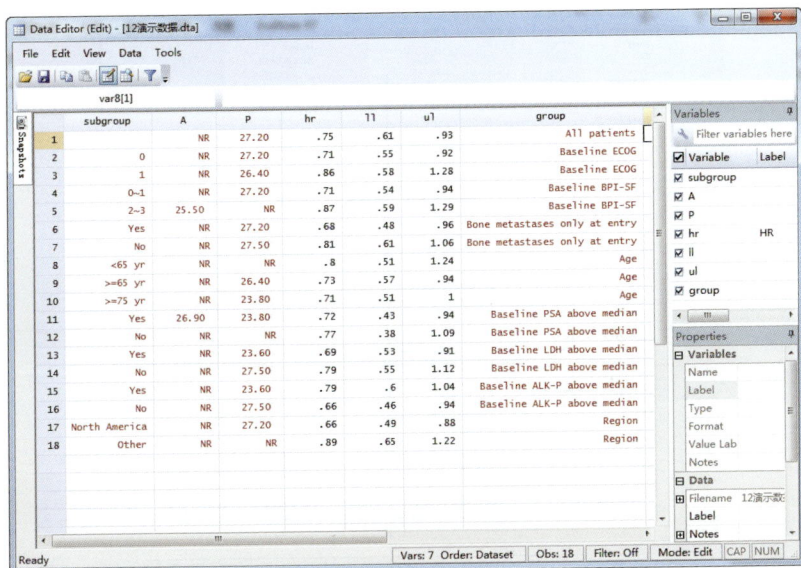

图3　数据拷贝至stata软件

第三步，在Stata命令窗口输入命令如下：

metan hr ll ul, label(namevar=subgroup) by(group) fixed effect(Hazard Ratio) null(1) nosubgroup nowt nooverall rcols(A P) xlabel(0.1,1,1.3) force

尽管我们采用了metan的命令，事实上我们并不需要任何合并，只是为了展示数据，所以我们添加了选择项"nosubgroup nowt nooverall"，令其不进行总的合并，不进行亚组合并，也不计算权重。"effect(Hazard Ratio)"令其在森林图的右上角显示Hazard Ratio字样。"null(1)"令无效线从横轴的1经过。"rcols(A P)"令其在森林图的右侧显示实验组与对照组的中位生存时间。"xlabel(0.1,1,1.3) force"修饰横轴的刻度并令森林图在0.1~1.3范围内显示，超出的部分用箭头表示。最终可得图形如图4。这幅图与原文的图形已经很相似，但是还需要进一步的美化。

第四步，导出eps格式的森林图，在Adobe Illustrator软件中进行美化。美化过程稍显繁琐，如果凑合使用，那么上面的图形也可以基本满足要求，如果你是处女座的，也可以参考以下图形美化的过程。当然这个美化的过程需要你对Adobe Illustrator有一定的了解，基本都是一些细节操作，比如，按照原图，在图上添加一些必要的文字，对图中的一些变量名进行合理的修改，让其更美观，调整字体，把亚组名称用加粗突出显示等。美化之后的图形如图5。

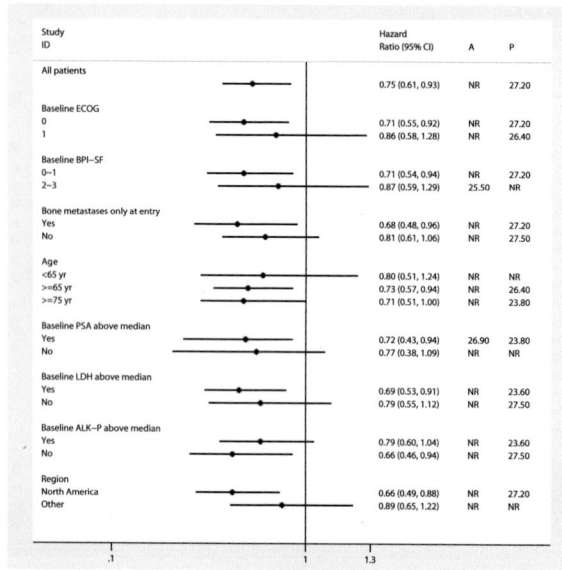

图4　原森林图

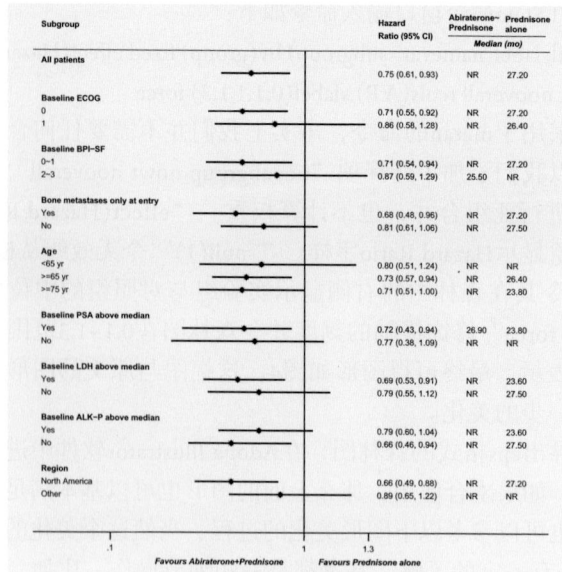

图5　最终森林图

　　至此，可以获得一张直接用于投稿的展示亚组分析结果的图形，美观、简洁、清晰、明了。以上雕虫小技，希望对大家有用。

（周支瑞）

第三部分　大数据与科研

第三十二章　大数据与临床科研

1　前言

  21世纪人类全面进入了电子信息时代，这是一个革命性的进步，从此人们步入了知识信息大爆炸时代。海量的数据信息有助于人们更加客观地认识和掌握各种自然及社会规律，维基百科对大数据给出了一个定义："大数据指的是所涉及的数据量规模巨大到无法通过人工，在合理时间内达到截取、管理、处理、并整理成为人类所能解读的信息。"2012年美国的时代周刊就大数据带来的社会变革提出，"大数据时代已经降临，在商业、经济及其他领域中，决策将日益基于数据和分析而作出，而并非基于经验和直觉。"在健康卫生领域，大数据同样能发挥其巨大作用，对于患者的诊疗策略更加需要基于"数据分析"而得出，而非传统的经验和直觉[1]。

  本文将探讨如何利用大数据来进行临床科研。文章首先简单介绍临床研究的一些基本知识以及医学大数据的一些特征；随后将通过一个实例并结合笔者已经发表的研究论文来介绍如何利用大数据进行相关临床问题的探讨。希望本文能给有志于研究大数据的临床工作者带来一定的启发，起到抛砖引玉的作用。因为数据分析是一项实践性极强的工作，许多具体的细节无法一一列出，为此我附上了许多参考文献，感兴趣的读者可以查阅有关文献来进一步探索大数据。

2　临床研究

众所周知，临床研究大体而言可以分为干预性研究和观察性研究，前者属于一种实验性研究，临床上多称为"随机对照临床试验(RCT)"，需要对受试者进行实验干预，一般有严格的纳入排除标准，采用随机化的方法来最大程度地消除混杂因素的干扰，这也是当今循证医学的"金标准"，各类指南以及高级别循证医学证据均来源于这类研究或者相关的荟萃分析。但随着大量RCT的开展，其弊端也日益暴露出来。在脓毒症及重症医学领域，笔者曾经对观察性研究和RCT得出的结论进行比较，结果发现两者差别较大，也就是说两者干预效应(interventional effect)并不一致[2-3]。RCT得出的是一种生物学疗效(biological efficacy)，这反应了干预手段在严格的实验条件下的生物学作用。而事实上，这种作用可能很弱或者在实际的临床工作中无法发挥出来，即生物学效应不能转化为临床疗效(clinical effectiveness)[4]。而临床疗效其实是我们临床医生最为关心的问题。至于为什么有生物学疗效的东西不能转化为临床疗效呢？这主要是因为RCT条件下干预措施执行比较严格，其中包括纳入的人群(没有大量的合并症和并发症，是所谓的单病种，这就在无形中剔除了大量的混杂因素)以及严格的治疗时机(有时候现实中繁忙的临床工作可能会延误给药时机)。另外RCT往往在一些大型的医疗机构进行，其结果并不能推广到一般的中小型医院。同时也因为RCT严格的纳入标准(有兴趣的读者可以去看一些RCT原文，都可以发现一长串的所谓的排除标准)，导致目前的循证医学存在这样一种现象，即利用从20%患者身上得出的结论去治疗其余80%的患者。

目前尚没有一种可靠的办法来解决这个问题，但大数据似乎能给我们一些新的启示[5-6]。《胸部疾病杂志(journal of thoracic disease)》的汪道远社长曾经提到基于大数据的临床研究(BCT)在未来可能成为一种研究的主流方式与RCT形成互补[7]。医疗卫生领域的大数据往往是指因为临床或者科研需要收集起来的有关健康或者诊疗的信息。其产生都来源于日常诊疗过程，其中的数据都是未加修饰的"纯天然"数据，也就是说，里面没有任何的纳入排除标准，而且可以认为是一种全数据(census data)。大数据所能直接反应的就是临床疗效[8]。卫生领域的大数据大致可以包括医院的电子病历系统、慢性病及传染病注册登记系统、医疗保险信息系统、出生死亡登记系统等等[9]。当然不同的国家和地区以及对医疗卫生不同的管理方式会产生各种不同的大数据信息。作为临床医生我们最为关注的还是电子病历信息系统[10]。该系统包括了人口学特征(性别、年龄)、实验室检查、微生物检测、医嘱、诊疗操作、手术资料和临床转归等信息。

3 大数据

接下来是本文的重点，也就是如何利用大数据进行临床研究。这部分内容将采用笔者较为熟悉的MIMIC-Ⅱ数据库作为实例进行讲解[11]，其大致流程见图1。

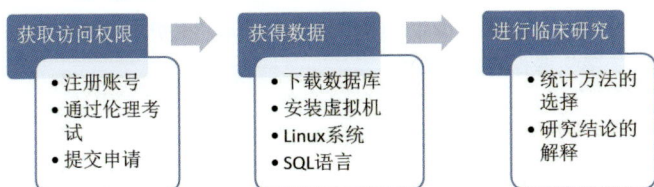

图1 MIMIC-Ⅱ使用流程图

MIMIC-Ⅱ数据库全称为重症监护多参数智能监测数据库Ⅱ(Multiparameter Intelligent Monitoring in Intensive care Ⅱ database)。该数据库是对公众开放的免费数据库，主要用于重症医学的各种临床研究，其网址为http://physionet.org/mimic2/。MIMIC-Ⅱ里面包含的患者信息来自于美国波士顿贝斯以色列女执事医疗中心(Beth Israel Deaconess Medical Center)。该数据库是不断更新的，目前使用的是2.6版，收集了2001年到2008年三万多个ICU患者的住院信息。MIMIC-Ⅱ包含的信息有人口学特征、实验室检查、液体及药物医嘱、病历信息和护理记录。另外一大块内容包括高精度的波形记录，包括心电监护、呼吸波形监护、血压、指测血氧饱和度等，这类数据的获得与危重症患者的密切监护分不开[12]。

4 数据库的获得

用户首先要在网站申请一个用户名，申请成功后提出访问数据库的申请。其中需要通过一个有关临床研究伦理学的学习考试，随后就能获得一个由美国国立卫生院(NIH)颁发的证书(图2)，上面同时会给出一个证书编号，凭该编号就可以去MIMIC-Ⅱ申请访问权限了。申请成功后你就可以对全部数据进行下载，然后根据自己感兴趣的研究内容展开相关的数据分析。

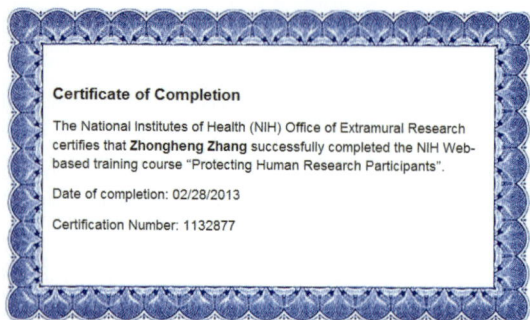

图2　美国国立卫生院(NIH)颁发的完成"保护临床受试者"课程的结业证书

5　临床研究与数据库

　　当我们下载了数据之后，下一个问题就是讨论如何利用这浩瀚的数据进行临床研究。这大概可以分为两种方式：一种从数据找灵感，另外一种就是从要研究的内容去找数据。这两种方式看似相反实则统一。有时可以相互结合着用。比如你有一个想法，希望研究初始乳酸与ICU患者预后的相关性，结果我进行数据发掘(data mining)时发现每个患者都查了很多次乳酸值，而并不只有一次，有的甚至是每隔几小时就查一次。于是我就会在原有设计基础上进行调整，比如把初始乳酸改为6小时乳酸清除率，这样就更进一步了。这也就意味着原有的设计思路可以根据具体的数据进行细微的调整。

　　从数据找灵感也是一种方式，比如，你可以像阅读书本一样对数据进行广泛的"阅读"，研究者可以看人口学特征包含了哪些内容，年龄这个变量在数据中是如何分布的，还可以画一些图来查看这些数据，比如轮廓图(contour plot)可以查明各种数据之间是否存在一定的关系；又比如用柱状图可以查看数据的分布类型。其他还有很多方法来"阅读"数据，这种"阅读"其实并没有想象中的那样枯燥乏味。当然有人可能会反对我这种做法，因为这种事先了解数据特征再进行研究在统计学中是不行的，犯了多重检验(multiple testing)的错误。也就是说我先检验，然后拿阳性的结果进行报道，那么我进行20次检验就很可能会有一次阳性($P=0.05$)，虽然这个阳性是随机效应造成的。我目前无法解释这个问题，但人的天性让我们很想先看看数据是什么再去做研究——因为现实太残酷，你所想的点子未必有数据让你研究，也就是所谓的"巧妇难为无米之炊"。

　　当然还有一种方法就是使用简单的指标，这样就不怕没有数据可以研究了。比如我之前做的关于尿量与危重症患者病死率的关系的研究[13]。因为尿量是ICU必须记录的一个指标，它太重要了而且记录起来简单。也没有任何理由说哪个医保政策会限制记录尿量，就像人的一日三餐，在美国也好、欧洲也好，这种人类共性的东西我们可以很有信心地说它们一定在数据库中。因此尿量的研究就进行得很顺利，到头来整理所得的数据也都是满满的一大堆。诸如此类的还有一些简单的实验室指标如电解质什么的，我做的关于离子钙方面的研究就是一个例证[14]。当然这种简单的临床指标虽然容易施行，但往往缺乏创新性，这是我投稿中遇到的最大问题。

6　数据的提取

MIMIC-Ⅱ数据库分为网络上的IE版本和完全版本，IE版本是给用户体验用的(https://mimic2app.csail.mit.edu/querybuilder/)，能够进行SQL语句的测试，但不能下载到全部的数据信息，这部分可以作为正式开展研究前的预实验使用，比如你可以查看该数据库是否包含你所关注的某项实验室检查。在开始接触MIMIC-Ⅱ的时候笔者正在做有关脑钠肽及其前体方面的研究[15-16]，于是我很自然地想到，是不是可以用该数据的大样本优势进行进一步研究呢？开始我信心满满以为可以拿出一项非常漂亮的研究，于是开始了艰难的数据库下载和提取过程，结果到最后才发现，该数据库里包含的BNP信息非常少，我瞬间恍然大悟，也许美国的医保并不允许没有适应证的患者去检测BNP，前面花费的功夫就算白费了。其实在处理完全版本的数据库之前完全可以先用IE版本对数据进行预查看，这样一来，如果不可行的话，研究可以及早终止，以避免时间和精力的浪费。IE版本的提取并不困难，只需在Windows操作系统下就可以进行了，这方面就不再赘述。

完全版本的提取对初学者来说稍微有点难度，需要有关虚拟机以及Linux操作系统的一些知识，当然这个不需要很精通，本人其实对这些电脑软件知识并不精通，这里只是将我所知的皮毛呈现一二。在网站上首先下载到的是".tar"格式的压缩包，大约30G的大小，其实这是可以直接在虚拟机上打开的。我使用的虚拟机是甲骨文公司的virtual box，打开后输入用户名密码就直接进入了linux系统，然后就像登陆windows一样登陆该系统，其用户名和密码分别为"mimic2"和"2CIMIM_2v6"，这是系统默认的不建议修改。进入系统后运行pgAdmin软件，这是用来调用数据库的，最终使用SQL语言进行数据信息的提取。SQL语言也是关键，留到下一个部分讨论。

数据提取之后如何把它们转到Windows界面下也是个关键的问题，我想大部分用户都是在Windows下进行统计分析的吧。直接拖拽是不行的，用优盘拷出来也是行不通的——至少我没有成功过。后来我用QQ邮箱倒是成功了，用hotmail邮箱似乎不行，至于为什么我也不清楚。所以建议大家都使用QQ邮箱，而且它支持大容量的附件。当然转出来的数据是".cvs"格式的，这个就可以很方便导入Stata软件，或者用Excel转化之后再导入Stata。我没有用过SPSS，所以大家只能自己去实践体会了。

7 SQL语言的一点经验

数据导出的一个关键点就是如何使用SQL语句来提取自己想要的数据，这样可以大大提高效率节省硬盘。有人说，我可以把全部数据提取出来之后再用统计软件进行数据处理(data management)，这当然可以，但这体现的是你对统计软件的功力，而且往往需要重新设置统计软件的内存了。其实我本人就是喜欢用后一种办法，但这里我想讨论数据库本身，而不是讨论具体统计软件的使用，所以我就班门弄斧讨论一下SQL语句的一些简单使用方法。

SQL都是如下格式 "select (变量名) from (表格名称) where (条件设定)"，其中变量名可以是一个关联表格里的各种变量，如果要选取所有变量此处用 "*"，表格名称就是指关联表格的名称，而条件设定比如限定年龄在65岁以上就用 "age>65"。这是基本的语句结构，如果有兴趣的读者要学习更加复杂的，跟多嵌套结构的可以参照相关的书籍。如张权编写的《SQL查询的艺术》、日本的MICK编写的《SQL基础教程》等都是很好的参考书。这里因为篇幅的原因，加上笔者对SQL语言的认识还很肤浅，具体内容就不再赘述了。

8 结语

数据库的探索研究是一个尝试与失败(trial and error)的过程，有人说这是一个令人沮丧的工作，但我觉得这艰难的旅程时刻充满着成功与惊喜，人体与疾病的奥秘也许就隐藏在这浩瀚的数据之中，期待我们去破译和理解。希望本文能激发临床工作者对大数据探索的热情，并建立我们自己的高质量的大数据库，为人类的健康事业贡献一份力量。

参考文献

[1] Margolis R, Derr L, Dunn M, et al. The National Institutes of Health's Big Data to Knowledge (BD2K) initiative: capitalizing on biomedical big data[J]. J Am Med Inform Assoc, 2014, 21: 957-958.

[2] Zhang Z, Ni H, Xu X. Do the observational studies using propensity score analysis agree with randomized controlled trials in the area of sepsis[J]. J Crit Care, 2014, 29: 886-915.

[3] Zhang Z, Ni H, Xu X. Observational studies using propensity score analysis underestimated the effect sizes in critical care medicine[J]. J Clin Epidemiol, 2014, 67: 932-939.

[4] Nallamothu BK, Hayward RA, Bates ER. Beyond the randomized clinical trial: the role of effectiveness studies in evaluating cardiovascular therapies[J]. Circulation, 2008, 118: 1294-1303.

[5] Schneeweiss S. Learning from big health care data[J]. N Engl J Med, 2014, 370: 2161-2163.

[6] Psaty BM, Breckenridge AM. Mini-Sentinel and regulatory science—big data rendered fit and

functiona[J]l. N Engl J Med, 2014, 370: 2165-2167.

[7]　Wang SD1.Opportunities and challenges of clinical research in the big-data era: from RCT to BCT[J]. J Thorac Dis, 2013, 5: 721-723.

[8]　Albert RK. "Lies, damned lies ..." and observational studies in comparative effectiveness research[J]. Am J Respir Crit Care Med, 2013, 187: 1173-1177.

[9]　Cooke CR, Iwashyna TJ. Using existing data to address important clinical questions in critical care[J]. Crit Care Med, 2013, 41: 886-896.

[10]　Peters SG, Buntrock JD. Big data and the electronic health record[J]. J Ambul Care Manage, 2014, 37: 206-210.

[11]　Saeed M, Villarroel M, Reisner AT, et al. Multiparameter Intelligent Monitoring in Intensive Care II: a public-access intensive care unit database[J]. Crit Care Med, 2011, 39: 952-960.

[12]　Scott DJ, Lee J, Silva I, et al. Accessing the public MIMIC-II intensive care relational database for clinical research[J]. BMC Med Inform Decis Mak, 2013, 13: 9.

[13]　Zhang Z, Xu X, Ni H, et al. Urine output on ICU entry is associated with hospital mortality in unselected critically ill patients[J]. J Nephrol, 2014, 27: 65-71.

[14]　Zhang Z, Xu X, Ni H, et al. Predictive value of ionized calcium in critically ill patients: an analysis of a large clinical database MIMIC II[J]. PLoS One, 2014, 9: 195-204.

[15]　Zhang Z, Zhang Z, Xue Y, et al. Prognostic value of B-type natriuretic peptide (BNP) and its potential role in guiding fluid therapy in critically ill septic patients[J]. Scand J Trauma Resusc Emerg Med, 2012, 20: 86.

[16]　Zhang Z, Ni H, Lu B, et al. Changes in brain natriuretic peptide are correlated with changes in global end-diastolic volume index[J]. J Thorac Dis, 2013, 5: 156-160.

(章仲恒)

第三十三章 "RCT研究"与"接力赛"

前瞻性随机对照研究(简称RCT研究)是当前被公认的最为科学、最为严谨的临床研究。对于这个观点，可以从两个角度去解读：一方面，相对于前瞻性非随机对照研究、前瞻性单臂研究，以及回顾性研究，RCT研究确实是优于它们的；另外一方面，不能够盲目崇拜RCT研究的结果，RCT研究并不是如想象的那么完美，只是因为还没有更好的研究方法来动摇它的主导地位而已。

举一个形象的例子："RCT研究"类似一场"接力赛"。

以图1为例，第四跑道的选手赢了。裁判宣布的比赛结果是：本场比赛，第四跑道的团队赢了。裁判并没有说第四跑道的第一棒选手赢了。这是一个很简单的道理，一般中学生，或者小学生都会明白。

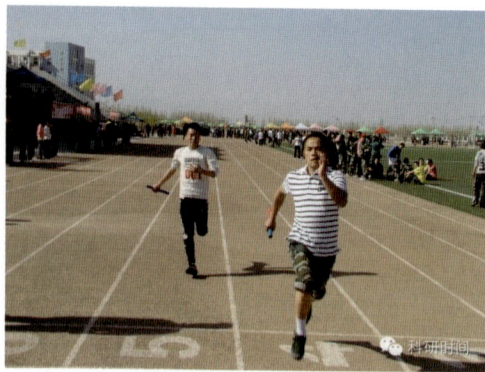

图1 谁赢了接力赛

我们再来看一下RCT研究。例如，有一项关于胃癌辅助化疗的临床研究，符合入组条件的患者被随机分成A组(手术完成后接受辅助化疗)或B组(手术完成后不接受辅助化疗)，而后随访观察，最后，作统计分析。结果发现，A组患者的中位生存时间超过B组，且具有统计学差异($P<0.05$)。得出的结论是：辅助化疗能够给胃癌患者带来获益。

　　这个结论看起来没有问题。但是，仔细思考下细节，就不妥了。原因在于，A组患者在完成辅助化疗之后(B组患者在完成手术之后)，在随访观察结束之前，会发生很多故事：部分患者接受辅助化疗之后，出现肿瘤复发或转移，假设不能够再手术，可能会选择化疗(一线化疗)，化疗一段时间后出现耐药，病情进展，将会换成其他的化疗方案(二线化疗)等等。

　　"手术完成后接受辅助化疗"或"手术完成后不接受辅助化疗"，类似于接力赛A组和B组团队的第一棒选手，后续的一线化疗和二线化疗等等，类似于第二和第三棒选手。

　　所以，如果我们根据这个研究得出"辅助化疗能够给胃癌患者带来获益"的结论，无异于裁判说A组的第一棒选手赢了。

(汪道远)

第三十四章　再谈大数据临床研究

9月4日晚上，在沈阳，我们两人(笔者与沈亚星)又神聊了一个晚上。

在前一篇文章中[1]，前瞻性随机对照研究(简称RCT研究)未能赢得"接力赛"！在早期的一篇文章中，初步描述了一下"大数据临床研究(Big-data Clinical Trial，简称BCT)"[2]，本文再一次讨论一下BCT这个话题，希望BCT能够肩负重任，赢得这场"接力赛"。

在信息爆炸的时代，依据海量数据推动临床医学发展已经成为可能。在Google大会上我们注意到了全新的Google contact glass这样的产品，它可以实时收集佩戴者的血糖信息，并将其以连续数据的形式发送到手机等一系列移动设备上，完成佩戴者血糖的动态收集。如果进一步将皮下胰岛素泵与患者血糖信息相关联，我们也许可以得到近似完美的血糖值！据此，我们可以进一步地大胆预见：在不远的将来，攻克糖尿病的很有可能是Google的工程师而非内分泌科医生！

BCT的价值在医学研究中将愈发彰显。在流行病学专家还未取得病毒样本之前，Google利用人群的搜索信息建立的流感预测模型已经可以快于CDC来预测社区的流感爆发。可以预见，传统的因果关系已经被打破，大数据研究所重视的相关关系必将取代因果关系，成为解决医学问题的一把新钥匙！

与大家分享几点粗浅观点：

(1)数据大，不一定叫BCT；BCT不仅仅是数据大。BCT包括两个纬度：一方面，关注单个个体的全程数据；另外一方面，关注个体的人群，追求全集，以体现Real world。需要说明的是，这里提及的是"个体"，而不是"患者"，因为BCT将同时关注健康人群的研究，不仅仅是针对病患的研究。

(2)BCT数据的采集应该是主动行为和被动行为的结合，且"主动行为"占主导地位。所谓主动行为，类似一些穿戴设备，它们将源源不断地向数据库中心传输；而被动行为即研究者按照研究计划定期或不定期去采集的数据，例如，量血压、抽血化验等。

(3)BCT数据的结构不是矩形的，而是不规则形。目前的临床研究论文大部分都是基于矩形数据进行统计分析的，例如，纵向是单个个体的数据编号(1，2，3……)，横向是性别、年龄等各项参数(每个个体都纳入同样项数的参数)。而未来的BCT，数据将不规则，因为不同时期，随着人们认识的改变，将不断调整纳入的具体参数(可能增加，也可能减少)。

对于BCT的临床研究，我们率先对其进行定义，其包括三个维度：

(1)数据的产生：由患者主动、源源不断地产生，取代医生主动、有间隔地采集(焦点在可穿戴设备)。

(2)数据的分析：由事物的相关性分析取代事物的因果关系(在文章的摘要中，不会再出现A和B方案的比较之类，把所有的可能性都纳入，找出相关性最强的，杜绝4×100米接力中出现的问题)。

(3)数据的存储：非结构性，数据库再也不是X×Y矩阵型。

在BCT时代，慢性疾病的临床诊疗模式将发生变革。例如，高血压患者通过某个穿戴设备，能够随时随地监测到血压的数值，同时，患者可以在皮下或者其他地方植入某个"给药装备"。医生根据临床经验，结合患者的具体情况，写出一个"指令性程序"，随着患者血压的波动，体内植入的"给药装备"会不断调整给药的剂量，从而达到较好地控制血压的目的。BCT具有很多优势，但也不是万能的。BCT在临床实践中难以跨越的一大门槛将是外科！内科的诊疗思维模式，可以借助大数据模型等部分实现。但是，外科技术是依靠外科医生的脑袋和一双手去实现的，大数据无法取代外科医生的双手。但是，BCT能否给我们外科医生增加一双慧眼？这个方面仍具有很大的想象空间。

参考文献

[1] 汪道远．"RCT研究"与"接力赛"．科研时间，http：//kysj.amegroups.com/articles/1144.

[2] Wang SD. Opportunities and challenges of clinical research in the big-data era：from RCT to BCT. J Thorac Dis 2013,5：721-723.

(汪道远)

第三十五章 三谈BCT(大数据临床研究)

在此前的两篇文章中，我们先后两次讨论了"大数据临床研究(Big-data Clinical Trial，简称BCT)"[1-2]：对于前瞻性随机对照研究(randomized control trial，简称RCT)是否能在临床研究的"接力赛"中获胜及BCT的基本特征定义问题进行了阐述。本文就"数据结构"这个问题，再一次讨论BCT这个话题。总之，希望BCT能够肩负重任，赢得这场"接力赛"[3]。

以四个V(Volume，Velocity，Variety，Veracity)为特征的大数据时代，临床数据至少在三个方面引起关注：一方面，单个病例的数据已经足够大，从诊断开始，到治疗，再到后续的随访，其全程数据都将被采集，包括基因测序等；另一方面，临床实践过程中，尽量多的病例(样本)数据被采集，即，真实世界的临床研究(real-world evidence study)。第三个方面，数据的结构呈现"阶梯形"，而不是"矩形"。数据之所以是"阶梯形"，是因为随着我们对某一疾病认识的不断加深，同一类疾病的参数(例如，新增加的"生物标志物")将不断增加。

Kenneth Cukier在他的TED大数据演讲中介绍到：数据科学家利用大数据方法对乳腺组织标本镜下病理图像进行分析，演算结果发现有12项指标可以预测肿瘤，而同时常规研究只纳入了其中的9项参数。因此，我们可以发现，大量的指标可能在研究的过程中被无意忽略了，随着时间的推移，针对同一类疾病所采集的临床数据会不断增加，进而呈现"阶梯形"数据库的结构形态。

目前的临床研究论文大部分都是基于对"矩形"数据进行统计分析的，例如，纵向是单个个体的数据编号(1，2，3……)，横向是性别、年龄等各项参数(每个个体都纳入同样项数的参数，见"图1"中的矩形1、矩形2、矩形3)。假设我们准备选择"矩形3"(图2)，对这组数据进行统计学分析，"区域A"和"区域B"的数据就不能被纳入进行分析。

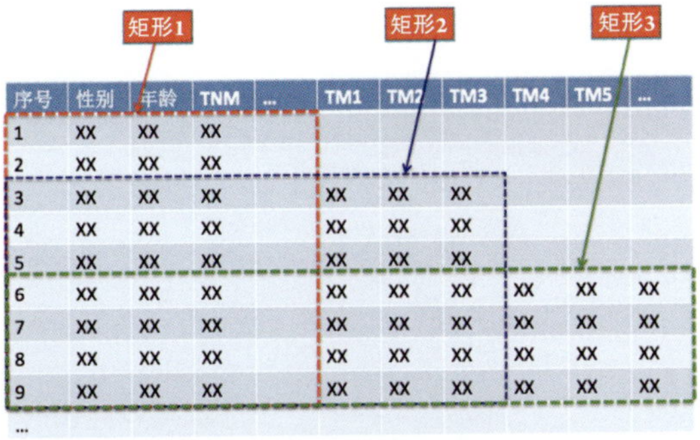

图1 临床病例数据表格

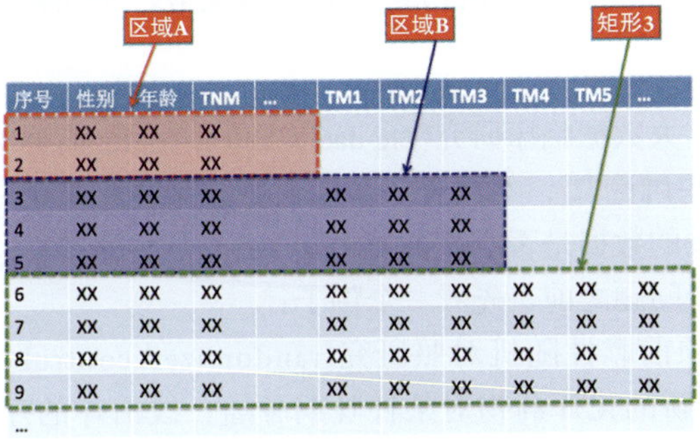

图2 针对临床病例数据的统计分析

暂且，我们先不去讨论如何对"矩形3"＋"区域A"＋"区域B"的"阶梯形"数据进行分析。我们先思考摆在面前的两个问题："区域A"和/或"区域B"的数据是否应该被纳入进去分析？如果纳入"区域A"和/或"区域B"的数据，其结果是否会发生改变？进一步地思考，如果以上这些问题不能够得到解决，怎样才能实现所谓的"精准医学"？

参考文献

[1] Wang SD. Opportunities and challenges of clinical research in the big-data era：from RCT to BCT[J]. J Thorac Dis，2013，5：721-723.

[2] Wang SD，Shen Y. Redefining big-data clinical trial (BCT) [J]. Ann Transl Med，2014，2：96.

[3] 汪道远. "RCT 研究"与"接力赛". 科研时间，http：//kysj.amegroups.com/articles/1144.

（汪道远，沈亚星）

第三十六章　四谈BCT：临床诊疗行为相关的数据是否应该被采集？

此前，就"大数据临床研究(Big-data Clinical Trial，简称BCT)"的理念和数据架构作了一些讨论[1-3]，本文进一步探讨数据架构相关的一个具体话题：临床诊疗行为相关的数据是否应该被采集？

在讨论这个问题之前，先看一个例子：

例如，一项前瞻性随机对照研究(randomized control trial，简称RCT研究)，比较某种新的化疗药物对某种晚期肿瘤一线治疗的疗效(假设主要研究终点设定为PFS)是否优于传统的化疗药物。统计分析的时候，会比较两组接受不同化疗药物的患者，根据其中位PFS是否存在差异，而后得出结论。当然，有一些文章中，除了比较两组接受不同化疗药物的患者在PFS方面的差异，作者也会进一步作单因素和多因素分析，看一看除了药物干预这个因素以外，是否存在影响预后的其他因素，例如，性别、年龄等基线特征。此外，我们还会经常看到关于治疗相关并发症的数据，不同化疗方案，其发生Ⅰ度、Ⅱ度、Ⅲ度、Ⅳ度等各种并发症的比例分别是多少，是否存在差异，而后，得出结论。

以上这种现象，看似完美，存在的问题在哪里？

肿瘤内科的临床研究中，大部分化疗方案都存在并发症，从呕吐到骨髓抑制，肿瘤科医生一方面遵循临床操作指南，另外一方面结合自身的临床实践经验，通过对各种症状进行并发症的预判和处理。这个诊疗思维的过程和诊疗行为，是反映临床医生诊疗水平的一个重要方面，因为其将会带来临床直接的转归。简言之，往往会因为一个并发症未能得到及时恰当的处理而酿成"苦果"。事实上，这个"转归"直接影响到单个病例的结局。但是，令人遗憾的是，目前，在这些临床研究统计分析的过程中，大家都没有去关注这方面内容：不去关心某个并发症是否被临床一线医生很好地"预判"和"处理"，不去关心某个并发症的"及时处理"与"未能得到及时处理"对结局的影响，反而一味地去关心某个化疗药物或方案对结局的影响，并将结局很大限度归因于这些"非人为的因素"。

说了半天，把问题说得复杂了。简单地作一个比喻：

一场赛车比赛(图1)，影响比赛结果的不仅仅是赛车本身的性能，还包括参赛选手的驾驶技能，这种技能是全方位的，尤其是对突发事件的预判和处理，犹如临床医生对疾病的处理。所以，一项临床研究的统计分析，不仅仅应该纳入"药物"等因素，同时，应该纳入"医生"的临床诊疗行为等因素，因为这些方面都直接对结局产生了影响。

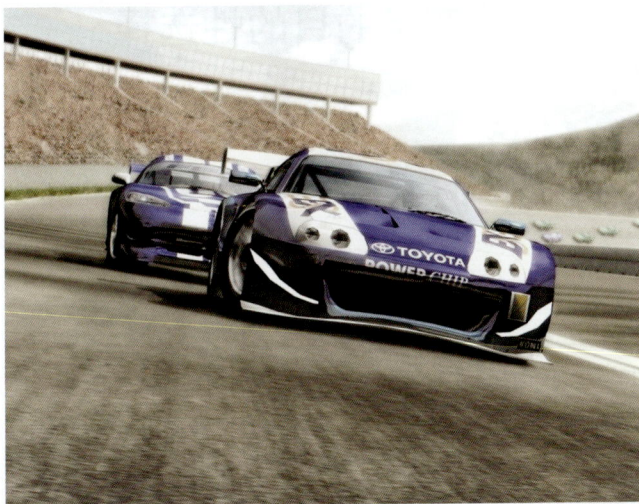

图1　赛车现场

总而言之，在BCT的实践中，患者的全程数据是构成患者大数据的一个重要纬度，而"参与患者全程管理的临床医生诊疗行为相关的数据"则是构成患者全程数据不可或缺的一个组成部分。

参考文献

[1]　Wang SD. Opportunities and challenges of clinical research in the big-data era: from RCT to BCT[J]. J Thorac Dis , 2013, 5: 721-723.

[2]　Wang SD, Shen Y. Redefining big-data clinical trial (BCT)[J]. Ann Transl Med , 2014, 2: 96.

[3]　Wang SD, Shen Y. Big-data Clinical Trial (BCT): the third talk[J]. J Thorac Dis. , 2015, 7: 243-244.

(汪道远，沈亚星，钟文昭)

第四部分　数据纵横

第三十七章　Logistic回归的模型建立方法：
协变量的目的性选择

1　前言

Logistic回归模型在医学文献当中被广泛地用于研究各个协变量对应变量的独立效应。然而，在许多原始研究中未能明确指出模型建立的具体方法，因而使得研究结果的可靠性和可重复性大打折扣。既往研究报道了各种模型的建立方法，诸如目的性变量选择法、逐步回归法和最佳子集法[1-2]。然而，没有任何一种方法被证明是最好的，同时回归模型的建立也是由"部分科学，部分统计方法和部分经验和共识"所组成的[3]。模型建立的原则是选择尽量少的变量，而该模型(精简模型)仍能反映数据的真实结果。本文介绍了如何使用R软件来实现变量的目地性选择。变量的选择是模型构建的第一步。其他步骤会在下面逐步阐述。

2　操作实例

在该例中，笔者构建了5个变量(age、gender、lac、hb和wbc)来预测死亡率。应变量为二分类变量，即变量值为"死亡"(die)和"存活"(alive)。为说明该选择过程，笔者假定变量age、hb和lac与结果相关，而gender和wbc则与预后无关[4-6]。

```
> set.seed(888)
> age<-abs(round(rnorm(n=1000,mean=67,sd=14)))
> lac<-abs(round(rnorm(n=1000,mean=5,sd=3),1))
> gender<-factor(rbinom(n=1000,size=1,prob=0.6),labels=c("male","female"))
> wbc<-abs(round(rnorm(n=1000,mean=10,sd=3),1))
> hb<-abs(round(rnorm(n=1000,mean=120,sd=40)))
> z<-0.1*age-0.02*hb+lac-10
> pr = 1/(1+exp(-z))
> y = rbinom(1000,1,pr)
> mort<-factor(rbinom(1000,1,pr),labels=c("alive","die"))
> data<-data.frame(age,gender,lac,wbc,hb,mort)
```

2.1　第一步：单变量分析

第一步是通过单变量分析来检验变量和结果之间的未校正关系。在该实例中，5个变量依次纳入logistic回归模型。

```
> univariable.age<-glm(mort~age, family = binomial)
> summary(univariable.age)
```

值得注意的是，在R中logistic回归模型是通过广义线性模型来建立的[7]。参数family是对该模型中误差分布和连接函数的描述。在logistic回归模型中，logit连接函数的参数分布类型为二分类变量。在传统线性回归模型中，连接函数是恒等函数，而分布是高斯分布；这些参数通过family传给glm()函数。summary()功能则可显示单变量回归的结果。P值小于0.25和其他临床上认为与预后相关的变量则能够纳入下一步的多变量分析。将0.25作为临界值已被先前研究证实[8-9]。表1显示了针对各变量单变量分析的结果。正如预期，变量age，hb和lac将被纳入进一步分析。一些变量可能在统计学上无意义，但只要有理由认为它们与预后相关则可以纳入进一步回归分析，这反映了回归模型建立过程中结合临床实际的重要性。

表1　各变量的单因素分析

变量	回归系数	标准误	P值
Age	0.049	0.005	<0.001
Gender	−0.044	0.131	0.736
wbc	−0.004	0.021	0.845
hb	−0.009	0.002	<0.001
lac	0.740	0.047	<0.001

2.2　第二步：多变量模型比较

本步骤将纳入由第一步筛选出来的变量进行模型拟合。如某些变量与该模型无关(即P值大于传统意义的统计学水平)则需要被剔除，取而代之的则是一个更为精简的模型。以上两种模型随后将通过部分似然比检验进行比较，以确保经精简模型与原模型具有同样效能。同样，精简模型中变量的回归系数需与原模型的回归系数进行比较。如回归系数的变化大于20%，则被剔除变量对剩余变量具有重要校正效应。此类变量需再次加入模型当中。这样反复进行变量的剔除、加入以及模型拟合、再拟合，此过程需进行至所有临床上和统计上不重要的变量全部剔除，而所有重要的变量都能保存。在本实例中，临床经验判断wbc与预后相关，因此变量wbc需加入模型当中。

```
> model1<-glm(mort~lac+hb+wbc+age, family = binomial)
> summary(model1)
```

结果显示变量wbc的P值为0.408(无统计学意义)，因此笔者将它剔除。

```
> model2<-glm(mort~lac+hb+age, family = binomial)
```

Model2中的所有变量均存在统计学意义，因此笔者将比较model2中各变量回归系数的变化。

```
> delta.coef<-abs((coef(model2)-coef(model1)[-4])/coef(model1)[-4])
> round(delta.coef,3)
(Intercept)      lac        hb        age
0.029          0.004     0.000     0.004
```

coef()函数的功能是提取拟合模型中各个参数的系数，这些系数作为一个矢量保存。我们对Model2使用coef()函数。因model1中有wbc的回归系数，而model2中则无，因此不能进行比较，所以笔者使用"[-4]"将其去除。最终结果显示所有变量的变化可以忽略不计，因此认为变量wbc对其他变量影响较小。另外，笔者使用似然比检验对model1和model2进行了比较。

```
> library(lmtest)
> lrtest(model1,model2)
Likelihood ratio test
Model 1: mort ~ lac + hb + wbc + age
```

Model 2: mort ~ lac + hb + age

#	Df	LogLik	Df	Chisq	Pr(>Chisq)
1	5	-322.73			
2	4	-323.08	-1	0.6867	0.4073

结果显示两种模型在数据拟合方面并无统计学意义。换言之，即model2和model1在数据拟合方面效能类似。根据精简原则，笔者选择了model2。类似地，用户同样可以选择方差分析(ANOVA)去比较各个模型在数据拟合程度方面的差异。

```
> anova(model1,model2,test="Chisq")
Analysis of Deviance Table
Model 1: mort ~ lac + hb + wbc + age
Model 2: mort ~ lac + hb + age
```

	Resid. Df	Resid. Dev	Df	Deviance	Pr(>Chi)
1	995	645.47			
2	996	646.15	-1	-0.6867	0.4073

该结果与前面的似然比检验相同。因本实例较简单，笔者不需要循环以上过程而可以认为变量hb、age和lac对死亡率相当重要。到本步骤为止我们得到的模型可以称之为初级主要效应模型。

2.3　第三步：线性假设

本步骤主要研究连续变量与logit转换的预后指标的线性关系。本文中，笔者检验了表示线性关系的平滑散点图。

```
> par(mfrow=c(2,2))
> scatter.smooth(age,log(pr/(1-pr)),cex=0.5)
> scatter.smooth(lac,log(pr/(1-pr)),cex=0.5)
> scatter.smooth(hb,log(pr/(1-pr)),cex=0.5)
> scatter.smooth(wbc,log(pr/(1-pr)),cex=0.5)
```

平滑散点图(图1)显示变量age、lac和hb均与logit转换后死亡率呈线性相关。变量wbc则与logit转换后的死亡率不呈线性相关。如果散点图呈现非线性关系，则需使用其他方法如二次方或三次方的函数、分数多项式和样条函数来建立模型[10-11]。

211

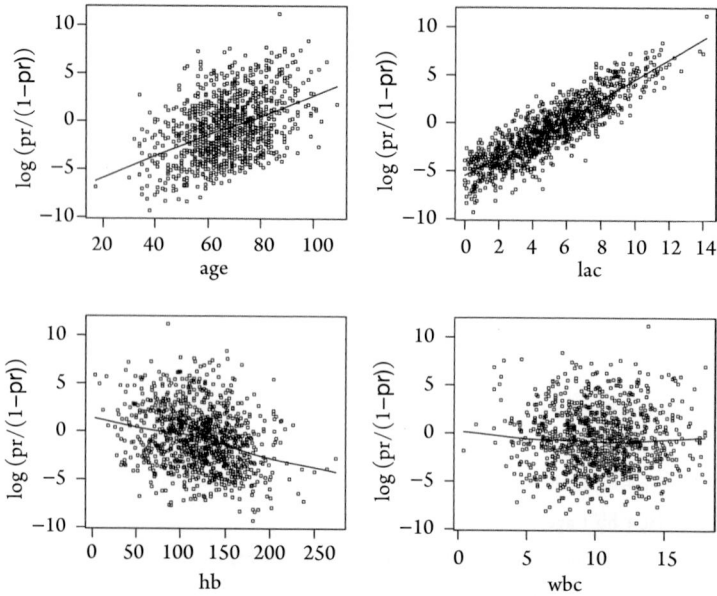

图1 平滑散点图显示了相关变量与经**logit**转化的死亡率、预后之间的关系

2.4 第四步：协变量间的交互

本步骤中，笔者检验了协变量间的潜在交互作用。两变量间的交互作用提示了其中一变量对应变量的影响依赖于另一变量。两变量的交互作用组合可以从临床经验开始。在本实例中，笔者假设age和hb之间存在交互。换言之，hb对死亡率的影响在某种程度上依赖age。

```
> model.interaction<-glm(mort~lac+hb+age+hb:age, data=data,family = binomial)
> summary(model.interaction)
```
output omitted to save space
```
> lrtest(model2,model.interaction)
Likelihood ratio test
```

Model 1: mort ~ lac + hb + age

Model 2: mort ~ lac + hb + age + hb:age

#	Df	LogLik	Df	Chisq	Pr(>Chisq)
1	4	-323.08			
2	5	-322.91	1	0.3373	0.5614

这里我们使用":"符号来创建交互项。在R软件中有几种方法可以创建交互项(表2)。结果显示交互作用所得出的P值为0.56，远远未达到有统计学差异的水平。含有交互项的模型与初级主要效应效应模型比较后显示无明显差异。因此，最终模型将不含有该交互项。然而，如果存在交互效应，用户可能希望观察某变量的效应随着另一个变量的变化而变化。譬如根据age分层，希望了解死亡(y轴)的可能性在hb的变化水平上将会如何变化。笔者将根据age水平即20，40，60和80进行作图。

表2　R软件中创建交互项的方法

符号	说明
:	变量之间交互作用简单而直接的表示方法。 公式 y ~ a + b + a:b 表示用a和b，以及它们的交互项来预测y的变化。
*	y ~ a * b * c 完全展开后可表示为：y ~ a + b + c + a:b + a:c + b:c + a:b:c. 该符号用于表示协变量各自的独立效应，以及它们之间所有可能的交互项。
^	y ~ (a + b + c)^2完全展开后表示为：y ~ x + z + w + a:b + a:c + b:c. 在本例子中，每个交互项由两个协变量组成。

```
> newdata<-data.frame(hb=rep(seq(from=4,to=15),length.out=100,4),lac=mean(lac),age=rep
(c(20,40,60,80),100))
> newdata1 <- cbind(newdata, predict(model.interaction, newdata = newdata, type = "link",se =
TRUE))
> newdata1 <- within(newdata1, {
  age<-factor(age)
  PredictedProb <- plogis(fit)
  LL <- plogis(fit - (1.96 * se.fit))
  UL <- plogis(fit + (1.96 * se.fit))
})
```

第一行命令即创建了含有新患者的数据栏。每个患者的变量由人为指定。变量hb定义在4和15之间，各年龄段共100位患者。Lac保持在其平均值。第二行命令则是将拟合模型应用于该数据栏，随后计算logit转换后的数据和其标准误。Plogis()函数将数据转换为概率量尺，使其能够让用户更直观地理解。可信区间的上下限同样用此方法转换。连续变量age转化为要素(factor)变量以利于作图。

```
> library(ggplot2)
> ggplot(newdata1,
    aes(x = hb, y = PredictedProb)) + geom_ribbon(aes(ymin = LL,
    ymax = UL, fill = age), alpha = 0.2) + geom_line(aes(colour = age),
    size = 1)
```

　　图2显示了运算结果。因为该交互作用无统计学差异，因此线条之间相互平行。死亡可能性随age增加而增加，hb的增加与死亡率的降低相关。

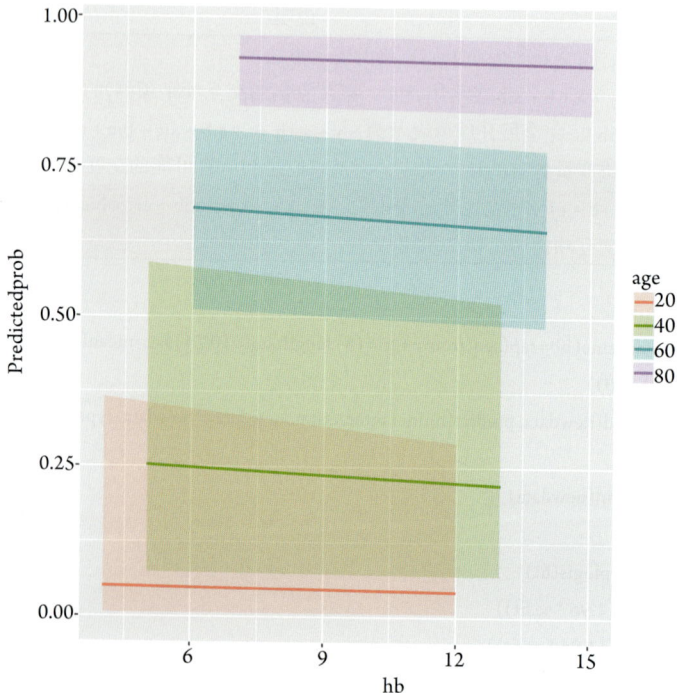

图2　经不同年龄组分层的**hb**对死亡率可能性的影响

2.5　第五步：评估模型拟合度

　　最后一步是评估模型拟合度。模型拟合检验有两个部分：1)拟合优度的综合评价；2)回归诊断。前者使用一种综合的统计方法来评价拟合优度，包括Pearson卡方检验(Pearson Chi-square statistic)，方差(deviance)，平方和(sum-of-square)和Hosmer-Lemeshow检验(Hosmer-Lemeshow检验)[12]。这些统计方法检验的是观察值和拟合值之间的差异。因为Hosmer-Lemeshow检验最常用，因此笔者将在下文介绍如何在R软件中运行该方法。

```
> library(ResourceSelection)
> hoslem.test(model2$y, fitted(model2))
        Hosmer and Lemeshow goodness of fit (GOF) test
data: model2$y, fitted(model2)
X-squared = 4.589, df = 8, p-value = 0.8005
```

　　运行结果提示 P 值为0.8，提示观察值和预测值之间无明显差异。另外模型拟合同样可以通过图形进行检验。

```
> Predprob<-predict(model2,type="response")
> plot(Predprob,jitter(as.numeric(mort),0.5),cex=0.5,ylab="Jittered mortality outcome")
> library(Deducer)
> rocplot(model2)
> library(lattice)
> histogram(Predprob|mort)
```

　　图3显示抖动(jittered)处理后的观察到的预后(alive=1; die=2)和拟合模型预测所得的死亡可能性的分布情况。模型的区分能力似乎较好，因为大多数存活者具有小于0.2的死亡预测可能性。与此相反的是，大多数未存活者具有>0.8的死亡预测可能性。图4为通过观察值分层的死亡预测可能性的分布图。它同样显示了模型分类能力。存活者大多数具有较低死亡预测风险。图5为受试者操作特征曲线(receiver operating characteristic curve，ROC)，它反映了该模型的判别能力。一般认为当ROC下区域面积达到0.9以上即具有较好的判别能力。

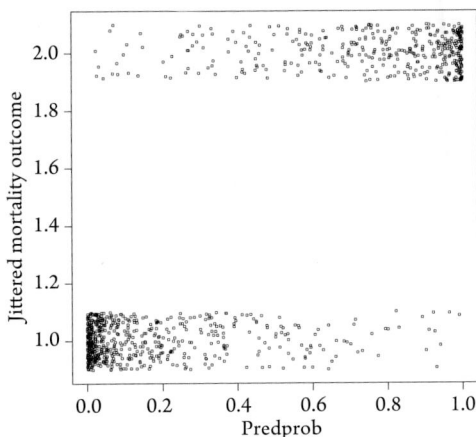

图3　抖动处理后的死亡情况**(alive=1; die=2)**与拟合模型所预测的死亡可能性之间的比较

215

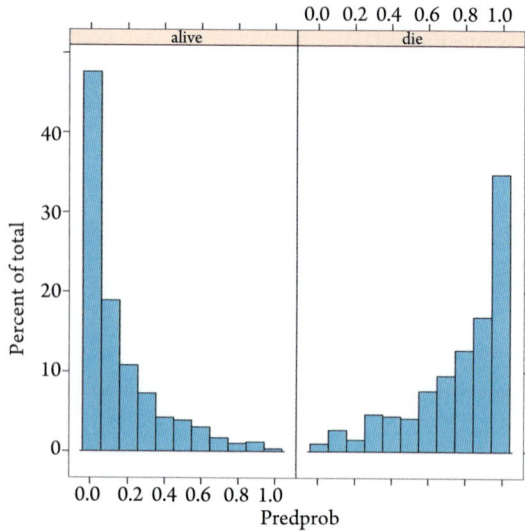

图4 用实际观察到的死亡情况进行分层,用柱状图来表示模型预测的死亡分布

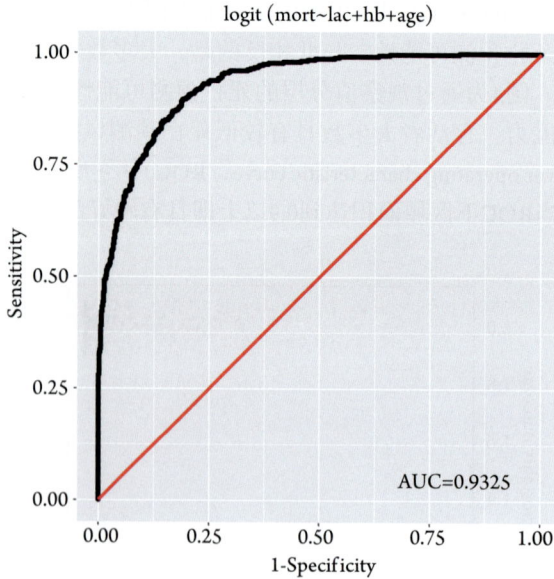

图5 受试者工作特征曲线显示了模型的判别能力

3 结语

本文介绍了如何运用目的性选择法构建模型。变量选择、删除、模型拟合和再拟合的过程可以重复几个周期,其取决于变量的复杂程度。当一个变量的

效应依赖于另一个变量时，我们采用交互效应建模。模型需进一步检验其拟合优度。换言之，即拟合模型反映真实数据的程度。Hosmer-Lemeshow 拟合优度检验(Hosmer-Lemeshow goodness of fit，GOF)被广泛运用于logistic回归，是一种检验拟合优度的简便方法。

参考文献

[1]　Bursac Z，Gauss CH，Williams DK，et al. Purposeful selection of variables in logistic regression[J]. Source Code Biol Med，2008，3：17.

[2]　Greenland S. Modeling and variable selection in epidemiologic analysis. Am J Public Health 1989，79：340-349.

[3]　Hosmer DW Jr，Lemeshow S，Sturdivant RX. Model-Building Strategies and Methods for Logistic Regression. Hoboken，NJ，USA：John Wiley & Sons，Inc.，2000：63.

[4]　Zhang Z，Chen K，Ni H，et al. Predictive value of lactate in unselected critically ill patients：an analysis using fractional polynomials[J]. J Thorac Dis，2014，6：995-1003.

[5]　Zhang Z，Ni H. Normalized lactate load is associated with development of acute kidney injury in patients who underwent cardiopulmonary bypass surgery[J]. PLoS One，2015，10：1012-1466.

[6]　Zhang Z，Xu X. Lactate clearance is a useful biomarker for the prediction of all-cause mortality in critically ill patients：a systematic review and meta-analysis[J]. Crit Care Med，2014，42：2118-2125.

[7]　Kabacoff R. R in Action. Manning Publications Co.，2011.

[8]　Bendel RB，Afifi AA. Comparison of stopping rules in forward regression[J]. Journal of the American Statistical Association，1977，72：46-53.

[9]　Mickey RM，Greenland S. The impact of confounder selection criteria on effect estimation. Am J Epidemiol 1989，129：125-137.

[10]　Royston P，Ambler G，Sauerbrei W. The use of fractional polynomials to model continuous risk variables in epidemiology[J]. Int J Epidemiol，1999，28：964-974.

[11]　Royston P，Altman，DG. Regression using fractional polynomials of continuous covariates：parsimonious parametric modelling (with discussion)[J]. Appl Stat，1994，43：429-467.

[12]　Hosmer DW，Hjort NL. Goodness-of-fit processes for logistic regression：simulation results[J]. Stat Med，2002，21：2723-2738.

(章仲恒，叶晓华)

第三十八章 逐步回归法和最佳子集法进行变量选择

1 前言

前文介绍了回归模型目的性选择法，该方法能够将临床经验和/或学科知识与统计学相结合进行建模，并不是把建模工作完全交给计算机软件。本文介绍变量选择的其他几种方法，即逐步回归法和最佳子集法。在逐步回归法中，变量选择可由统计程序包自动运行。变量选择标准包括校正的决定系数，赤池信息标准(Akaike information criterion，AIC)，贝叶斯信息标准(Bayesian information criterion，BIC)，马洛斯Cp(Mallows's Cp)，PRESS，或者错误发现率(false discovery rate)[1-2]。逐步回归法的主要手段包括前向选择、后向消除和两者的组合[3]。该法在具有大量解释变量时具有优势，但同时该法因可能会从噪声变量获取某些有意义的变量而饱受争议[4-5]，同时这两种方法在建模过程中不允许进行临床经验和专业知识的判断。

逐步回归法按顺序选择变量，而最佳子集法则是从所有可能的子集模型当中来挑选出最佳的拟合模型[2]。假设有P个协变量，所有子集的数量将是2^P。各子集模型的拟合度的比较也有较多的方法。本文中，笔者将介绍如何应用R软件进行逐步回归和最佳子集法进行变量选择。

2　操作实例

本实例来自MASS程辑包。读者可自行了解各变量的代表含义。

```
> library(MASS)
> head(bwt)
```

	low	age	lwt	race	smoke	ptd	ht	ui	ftv
1	0	19	182	black	FALSE	FALSE	FALSE	TRUE	0
2	0	33	155	other	FALSE	FALSE	FALSE	FALSE	2+
3	0	20	105	white	TRUE	FALSE	FALSE	FALSE	1
4	0	21	108	white	TRUE	FALSE	FALSE	TRUE	2+
5	0	18	107	white	TRUE	FALSE	FALSE	TRUE	0
6	0	21	124	other	FALSE	FALSE	FALSE	FALSE	0

Bwt数据框包含9栏和189列。变量low为指示变量(0表示出生体重>2.5kg；1代表低出生体重)。Age表示母亲年龄。变量lwt表示以磅为单位的母亲体重。Race表示母亲种族，smoke表示孕期吸烟状态。plt指的是早产次数。其他信息还包括高血压病史(ht)、子宫易激性(ui)和早期妊娠期间就诊的医生数量(ftv)。

3　逐步回归法

笔者以完全模型开始。完全模型在公式右手边以符号"."表示。

```
> full <- glm(low ~ ., family = binomial, data = bwt)
> summary(full)
Call:
glm(formula = low ~ ., family = binomial, data = bwt)
Deviance Residuals:
```

Min	1Q	Median	3Q	Max
-1.7038	-0.8068	-0.5008	0.8835	2.2152

Coefficients:

Estimate	Std.Error	z	value	Pr(>|z|)
(Intercept)	0.82302	1.24471	0.661	0.50848
age	-0.03723	0.03870	-0.962	0.33602
lwt	-0.01565	0.00708	-2.211	0.02705*
raceblack	1.19241	0.53597	2.225	0.02609*
raceother	0.74069	0.46174	1.604	0.10869
smokeTRUE	0.75553	0.42502	1.778	0.07546.
ptdTRUE	1.34376	0.48062	2.796	0.00518**
htTRUE	1.91317	0.72074	2.654	0.00794**
uiTRUE	0.68019	0.46434	1.465	0.14296

ftv1	-0.43638	0.47939	-0.910	0.36268
ftv2+	0.17901	0.45638	0.392	0.69488

Signif. codes: 0 '***' 0.001 '**' 0.01 '*' 0.05 '.' 0.1 ' ' 1

(Dispersion parameter for binomial family taken to be 1)

   Null deviance: 234.67 on 188 degrees of freedom

Residual deviance: 195.48 on 178 degrees of freedom

AIC: 217.48

Number of Fisher Scoring iterations: 4

读者可以在输出结果中看到，除了low之外的所有变量被纳入logistic回归模型。变量lwt、race、ptd和ht均具有统计学意义。在具有完全模型之后，我们可以开始进行变量的逐步选择。

```
> step <- stepAIC(full, trace = FALSE)
> step$anova
Stepwise Model Path
Analysis of Deviance Table


Initial Model:
low ~ age + lwt + race + smoke + ptd + ht + ui + ftv


Final Model:
low ~ lwt + race + smoke + ptd + ht + ui
```

	Step	Df	Deviance	Resid. Df	Resid. Dev	AIC
1				178	195.4755	217.4755
2	- ftv	2	1.358185	180	196.8337	214.8337
3	- age	1	1.017866	181	197.8516	213.8516

   stepAIC()函数中的所有参数均被设置为缺省状态。如用户希望设置逐步回归的方向(如backward、forward、both)，参数direction需进行设定。缺省状态下为二者之组合，即"both"。

```
> forward<-stepAIC(full, direction="forward",trace = FALSE)
> forward$anova
Stepwise Model Path
Analysis of Deviance Table
```

Initial Model:

low ~ age + lwt + race + smoke + ptd + ht + ui + ftv

Final Model:

low ~ age + lwt + race + smoke + ptd + ht + ui + ftv

	Step	Df	Deviance	Resid.Df	Resid.Dev	AIC
1				178	195.4755	217.4755

上面语句中因为使用完全模型进行前向逐步回归，所以没有额外的变量可以加入。最终的模型即为完全模型。前向选择同样可以以空模型开始(incept only model)。

```
> backward<-stepAIC(full, direction="backward",trace = FALSE)
> backward$anova
Stepwise Model Path
Analysis of Deviance Table
```

Initial Model:

low ~ age + lwt + race + smoke + ptd + ht + ui + ftv

Final Model:

low ~ lwt + race + smoke + ptd + ht + ui

	Step	Df	Deviance	Resid. Df	Resid. Dev	AIC
1				178	195.4755	217.4755
2	–ftv	2	1.358185	180	196.8337	214.8337
3	–age	1	1.017866	181	197.8516	213.8516

与设定为"both"一样，反向淘汰法剔除了变量ftv和age。

在逐步选择过程中，stepAIC()函数同样可以设定不同标准。缺省状态下为AIC，可以通过指定参数k为2(缺省选项)实现。

```
> BIC<-stepAIC(full,k=log(nrow(bwt))) #BIC method
```

stepAIC()函数同样可以通过参数scope指定被纳入模型中的变量范围。下层模型含有最少的变量而上层模型含有最多变量。Scope的上下层模型均可以进行设定。如果scope为单一公式，则指定为上层模型，下层模型则为空。如

scope缺失，则原始模型为上层模型。

```
> scope<-stepAIC(full,scope=list(lower=~smoke+age,upper=full),trace=FALSE)
> scope$anova
Stepwise Model Path
Analysis of Deviance Table

Initial Model:
low ~ age + lwt + race + smoke + ptd + ht + ui + ftv

Final Model:
low ~ age + lwt + race + smoke + ptd + ht + ui
```

	Step	Df	Deviance	Resid. Df	Resid. Dev	AIC
1				178	195.4755	217.4755
2	- ftv	2	1.358185	180	196.8337	214.8337

假设我们希望将age纳入模型，那么通过在下层模型中包含age变量而实现，这样age将不会被逐步回归法所剔除(否则，如上所示，age将被剔除)。该功能可以帮助研究者保留那些与专业知识有关的变量，从某种角度上来说，scope的设定实际上是加入了一些专业的判断。接下来用户可以用更复杂的模型来进行逐步选择。

```
> step2 <- stepAIC(full, ~ .^2 + I(scale(age)^2)+ I(scale(lwt)^2), trace = FALSE)
> step2$anova
Stepwise Model Path
Analysis of Deviance Table

Initial Model:
low ~ age + lwt + race + smoke + ptd + ht + ui + ftv

Final Model:
low ~ age + lwt + smoke + ptd + ht + ui + ftv + age:ftv + smoke:ui
```

	Step	Df	Deviance	Resid. Df	Resid. Dev	AIC
1				178	195.4755	217.4755
2	+age:ftv	2	12.474896	176	183.0006	209.0006
3	+smoke:ui	1	3.056805	175	179.9438	207.9438
4	-race	2	3.129586	177	183.0734	207.0734

读者可以回想一下，"^"符号表示指定程度的交互。在本实例中，笔者在所有可能变量组合中指定了二级交互。I()中所有元素均以其算术的方式进行解读。scale(age)函数将年龄以均值和标准差进行标准化处理。"~ . ^2 + I(scale(age)^2)+ I(scale(lwt)^2)"为scope参数，而单一公式代表为上层模型。结果显示age和ftv，smoke和ui仍存在于最终模型中。其他交互和二项式则被去除。

4　最佳子集回归

最佳子集回归法根据一些拟合优度标准从所有可能子集中挑选出最佳模型。该方法通过分支界定算法已经在线性回归中被使用了数十年[6]。后来，Lawless和Singhal建议其可用于非正态误差模型[7]。Homser及其同事描述了最佳子集法在logistic回归中的应用[8]。一款被称做bestglm的R软件程序包可以用来运行最佳子集选择。bestglm()应用了Morgan JA的穷举搜索法[9]。

```
> library(leaps) # bestglm requires installation of leaps package
> library(bestglm)
> args(bestglm)
function (Xy, family = gaussian, IC = "BIC", t = "default", CVArgs = "default",
    qLevel = 0.99, TopModels = 5, method = "exhaustive", intercept = TRUE,
    weights = NULL, nvmax = "default", RequireFullEnumerationQ = FALSE,
    ...)
```

Xy为含有独立变量和响应变量的数据框。在logistic回归中如family设定为二项式，最后一列则是应变量。因为用来指定应变量和独立变量的公式在bestglm() 函数中不可用，因此Xy的顺序相当重要。用户可以将应变量移至最后一列，同时将该新数据框指定一个新的名字。参数IC指定了信息标准。IC的值可以设置为"AIC"，"BIC"，"BICg"，"BICq"，"LOOCV"和"CV"[10]。

```
> bwt.move<-bwt[,-1]
> bwt.move$low<-bwt$low
```

另外，大于两因素水平的分类变量需将其转换为哑变量，否则可能会返回错误信息。

```
> library(dummies)
> race<-data.frame(dummy(bwt$race)[,c(1,2)])
> ftv<-data.frame(dummy(bwt$ftv)[,c(2,3)])
> bwt.dummy<-bwt[,-c(1,4,9)]
> low<-bwt$low
> bwt.dummy<-cbind(bwt.dummy,race,ftv, low)
```

　　用户可以使用dummies程辑包为大于两因素的分类变量创建哑变量。dummy()函数可将单变量生成一数列，其行数等同于所给变量的个数，而列数等同于该变量的因素水平。因为定义n个水平的分类变量仅需要$n-1$个哑变量，笔者通过简单的向量操作来处理基础等级。最终一个新的含有哑变量的数据框被创建，其中应变量在最后一行。

```
> library(bestglm)
> bestglm(bwt.dummy,IC="BIC",family=binomial)
Morgan-Tatar search since family is non-gaussian.
BIC
BICq equivalent for q in (0.420012802643247, 0.585022045845753)
Best Model:
```

	Estimate	Std. Error	z value	Pr(>|z|)
(Intercept)	1.01736672	0.85333672	1.192222	0.233174251
lwt	-0.01728027	0.00678715	-2.546028	0.010895659
ptdTRUE	1.40676981	0.42850088	3.283003	0.001027075
htTRUE	1.89397147	0.72108967	2.626541	0.008625764

　　通过AIC的模型选择可以在接下来的模型中保留更多变量。

```
> bestglm(bwt.dummy,IC="AIC",family=binomial)
Morgan-Tatar search since family is non-gaussian.
AIC
BICq equivalent for q in (0.797717473187408, 0.882261427360355)
Best Model:
```

	Estimate	Std.Error	zvalue	Pr(>|z|)
(Intercept)	0.64059802	0.859552154	0.7452695	0.456108807
lwt	-0.01424899	0.006583754	-2.1642657	0.030443965
smokeTRUE	0.92821842	0.398653203	2.3283857	0.019891632
ptdTRUE	1.12007778	0.450882008	2.4841927	0.012984553
htTRUE	1.85222596	0.705829936	2.6241816	0.008685745
uiTRUE	0.73543662	0.461731565	1.5927796	0.111209644
race.white	-1.01303877	0.396054355	-2.5578276	0.010532828

读者也可以尝试bestglm()函数的其他选项。不同选项可以生成不同的模型。

5　结语

本文介绍了应用逐步回归和最佳子集法进行变量选择的方法。R函数stepAIC()和bestglm()可以很好的解决以上问题。stepAIC()可以使用完全模型或空模型来运行，同时参数direction可以将值设置为"forward"，"backward"和"both"。Bestglm()函数以包含解释变量和应变量的数据框来运行。大于两因素水平的分类变量在运行bestglm()之前需进行转换。Dummies程辑包可将分类变量转化为哑变量。在选择最佳子集模型上有各种信息标准可供选择。

参考文献

[1]　Hocking RR. A Biometrics Invited Paper. The Analysis and Selection of Variables in Linear Regression[J]. Biometrics, 1976, 32: 1-49.

[2]　Applied Logistic Regression. Hoboken, NJ, USA: John Wiley & Sons, Inc., 2013.

[3]　Harrell FE Jr. Regression Modeling Strategies: With Applications to Linear Models, Logistic Regression, and Survival Analysis. 2013.

[4]　Freedman DA. Freedman Professor. A Note on Screening Regression Equations[J]. The American Statistician, 1983, 37: 152-155.

[5]　Flack VF, Chang PC. Frequency of Selecting Noise Variables in Subset Regression Analysis: A Simulation Study[J]. The American Statistician, 1987, 41: 84-86.

[6]　Furnival GM, Wilson RW. Regressions by Leaps and Bounds[J]. Technometrics, 2000, 42: 69.

[7]　Lawless JF, Singhal K. ISMOD: an all-subsets regression program for generalized linear models. II. Program guide and examples[J]. Comput Methods Programs Biomed, 1987, 24: 125-134.

[8]　Hosmer DW, Jovanovic B, Lemeshow S. Best Subsets Logistic Regression[J]. Biometrics, 1989, 45: 1265.

[9]　Morgan JA, Tatar JF. Calculation of the Residual Sum of Squares for all Possible Regressions. Technometrics[J]. Taylor & Francis Group, 2012, 14: 317-325.

[10]　McLeod AI, Changjiang X. bestglm: best subset GLM.–R package ver. 0.34. 2014.

(章仲恒，叶晓华)

第三十九章　通过R语言进行大数据临床研究：创建新变量、重编码和重命名

　　摘要：电子病历(EMR)系统代替传统手写记录，已被广泛应用于临床实践。EMR使大数据临床研究具有可行性。大数据临床研究最重要的特征是基于真实世界。此外，大数据临床研究可以提供医疗方面的所有信息。然而，大数据临床研究在数据管理方面需要一定的技能，而这些技能在传统医学教育中往往比较薄弱。这在很大程度上妨碍了临床医生利用EMR进行临床假说检验。R语言在数据管理和统计分析方面有很大的优势，其包含的程辑包几乎可以满足任何类型的数据分析，因此本文首先粗略介绍一些R语言的基本知识，接着是R语言在处理数据上的一些基本技巧，例如创建新变量、变量重编码和变量重命名。这些都是非常基本的技能，在大数据临床研究的每个项目中都可能被应用。

1　引言

　　电子病历(EMR)系统已经被广泛应用于中国大部分医院，其积累下来的临床数据信息就像一个取之不尽用之不竭的宝库，能为临床研究提供大量基本素材[1-3]。从数据量的角度来说，EMR可以被视为一种大数据，因为EMR的数据量在时间和空间上都是不断扩大的[4]。从门诊患者到住院患者的所有信息，可以很容易地从建立的数据库中提取出来。此外，住院和门诊患者可以通过独一无二的身份号码联系在一起。然而，临床医生在临床实践中是专家，但在管理大数据管理方面却缺乏必要的技能。他们在面对EMR数据的复杂结构时常常不知所措。因此，临床上许多好的构思和想法不能利用现成的大数据得以实现。进行前瞻性实验研究或观察性研究通常是费时的，对于非常忙碌的医生来说甚至不可能得到实践。为了改善这一情况，本文开始介绍一些关于如何用R语言进行数据处理和分析的技能。

2　R

　　严格来说R不是一个软件的名字，而是数据管理、图形绘制和统计分析的一种语言和环境[5-6]。R是由全球研究界支持的免费开放的资源环境。有成千上万的统计和图形包可供使用，而且这些程辑包在不断扩大。R有一个突出的优点是它的绘图功能，而且允许自定义对图形作任何修改[7]。R可以从CRAN上下载，地址为http://cran.r-project.org。用户可以很容易地在网站上根据向导完成安装。安装后，R控制台在开始输入命令处运行，进行数据分析。在下面几节中，我假设用户已经熟悉了R。本文主要介绍如何用R进行创建新变量、变量重编码和变量重命名。虽然这些技术看上去简单，但它们在每个研究项目的数据处理过程中都是必不可少的。为了易于阅读，在文中我们规定">"后面的语句为用户需要输入的R语言命令。

3　操作实例

　　创建一个包括原始变量如pao2、格拉斯哥昏迷评分(gcs)、平均动脉压(map)、胆红素(bilirubin)、血小板计数(platelet)、肌酐(cr)和尿量(uo)的数据框。注意该模拟数据用于演示R语言的一些功能，并没有临床实际意义。连续变量服从正态分布，而分类变量则服从二项分布。

```
>pao2<-round(rnorm(100, mean = 300, sd = 30))
>fio2<-round(rnorm(100, mean = 0.5, sd = 0.1),2)
>gcs<-round(rnorm(100, mean = 80, sd = 20)/10)
>map<-round(rnorm(100, mean = 65, sd = 15))
```

```
>dop<- round(rnorm(100, mean = 10, sd = 3),1)
>dob<- rbinom(100, 1, 0.4)
>epi<- round(rnorm(100, mean = 10, sd = 3)/100,2)
>nor<- round(rnorm(100, mean = 10, sd = 3)/100,2)
>bilirubin<-round(rnorm(100, mean = 80, sd = 20),1)
>platelet<-round(rnorm(100, mean = 180, sd = 50))
>cr<-round(rnorm(100, mean = 150, sd = 34))
>uo<-rnorm(100, mean = 1000, sd = 500)
>uo<-round(ifelse(uo>0,uo,-uo))
```

rnorm()函数用于生成服从正态分布的一系列数据，函数的第一个赋值为所需要生成的观察值的个数，紧随其后的两个变量分别代表均值和标准差。生成的观察值可能含有小数位，而这与实际情况不符，因此我们用round()函数来获得整数(如这个函数可应用于变量uo和gcs)。ifelse()函数用于把负数转换成正数。rbinom()用于生成符合二项分布的分类变量。在SOFA得分的计算中(表1)，我们只需要知道是否使用多巴胺(dop)，因此dop变量以二分类变量(使用或不使用)的形式呈现。然而，这些步骤生成的变量作为独立的向量被保存在R环境中，我们需要将它们整合成一个数据框。

表1 序贯器官衰竭评估(SOFA)评分

Systems	0	1	2	3	4
Respiratory (PaO$_2$[mmHg]/FiO$_2$)	≥400	300-400	200-300	100-200 and mechanical ventilation	<100 and mechanical ventilation
Neurological (GCS)	>14	13-14	10-12	6-9	<6
Cardiovascular (MAP or vasopressor)	MAP≥70	MAP<70	dop ≤ 5 or dob (any dose)	dop > 5 OR epi ≤ 0.1 OR nor ≤ 0.1	dop > 15 OR epi > 0.1 OR nor > 0.1
Liver (Bilirubin [μmol/L])	<20	20-32	33-101	102-204	>204
Coagulation (Platelets × 10^3/μl)	≥150	100-150	50-100	20-50	<20
Renal (Creatinine [μmol/L] or urine output)	<110	110-170	171-229	300-440 (or <500 mL/d)	>440 (or <200 mL/d)

GCS，格拉斯哥昏迷评分；MAP，平均动脉压；dop，多巴胺；dob，多巴酚丁胺；epi，肾上腺素；nor，去甲肾上腺素。血管活性药物单位：μg/kg·min。

```
>data<-data.frame(pao2,fio2,gcs,map,dop,dob,epi,nor,bilirubin,platelet,cr,uo)
>head(data,8)
```

　　其中data.frame()函数用于将各个向量整合成数据框，在实际研究中我们通常直接导入一个数据框。该数据框存储在名叫data的对象中，data的属性为数据框。接着我们用head()函数来查看data数据框的内容，第二个head()参数设置为8，表示我们将输出data数据框的前8行(全部输出太占地方)。输出结果如表2所示。数据组有100个数据，但只显示8个。第一行是变量名，第一列按照观察值的序列编号，没有什么实际意义。在实际工作中我们通常可以从EMR中提取这样一系列数据，并直接导入R，本文通过模拟的方法获得。在以下部分中我们将用它来说明R的几个基本功能。

表2　data数据框的前8个观察值

	pao2	fio2	gcs	map	dop	dob	epi	nor	bilirubin	platelet	cr	uo
1	326	0.63	9	66	14.6	0	0.11	0.09	70.6	246	164	1144
2	308	0.51	8	59	10.4	0	0.10	0.10	67.8	138	196	578
3	274	0.66	7	42	12.6	1	0.13	0.10	91.2	128	123	1629
4	291	0.57	11	69	6.2	1	0.12	0.09	80.7	94	158	619
5	269	0.50	6	67	11.6	0	0.08	0.11	39.7	383	86	989
6	328	0.54	11	61	7.5	1	0.07	0.12	60.9	190	129	39
7	322	0.61	8	64	7.9	1	0.07	0.05	60.6	182	117	1129
8	298	0.40	5	68	5.4	1	0.06	0.08	72.9	92	141	450

4　创建新变量

　　数据分析中通常需创建新变量。为了区别于直接从EMR提取的原始变量，这些变量被称为二次变量。在临床实践中，应用最广泛的二次变量是各类评分。尤其是在危重症医学，有许多危险分层评分可以通过计算生理指标(如血压、心率等)和实验室指标获得。

　　以SOFA评分为例，接下来我们将演示如何计算该评分。SOFA评分用来评估脏器衰竭程度，它是基于对呼吸、肝脏、心血管、血液、神经和肾脏系统的评分(表1)[8]。SOFA评分等于每个器官系统评分的总和，从而将多维参数简化成一维参数。

　　首先，我们计算每个脏器系统的评分。由于每个系统有5个分类，我们使用ifelse()函数进行。

```
>data$respiratory<-ifelse(data$pao2/data$fio2>=400,0,
            ifelse(data$pao2/ data$fio2>=300,1,
              ifelse(data$pao2/ data$fio2>=200,2,
                ifelse(data$pao2/ data$fio2>=100,3,4))))
>data$neuro<-ifelse(data$gcs >14,0,
            ifelse(data$gcs >=13,1,
              ifelse(data$gcs >=10,2,
                ifelse(data$gcs >=6,3,4))))
>data$liver<-ifelse(data$ bilirubin <20,0,
            ifelse(data$ bilirubin <=32,1,
              ifelse(data$ bilirubin <=101,2,
                ifelse(data$ bilirubin<=204,3,4))))
>data$coagulation<-ifelse(data$ platelet >=150,0,
            ifelse(data$ platelet >=100,1,
              ifelse(data$ platelet >=50,2,
                ifelse(data$ platelet >=20,3,4))))
```

肾脏评分比其他系统更复杂，因为它综合评价了血肌酐和尿量。首先我们分别计算基于肌酐和尿量的评分，然后我们用max()函数取其中的最大值作为最后肾功脏系统的最后评分。

```
>cr.score<-ifelse(data$ cr <110,0,
            ifelse(data$ cr <=170,1,
              ifelse(data$ cr <=229,2,
                ifelse(data$ cr <=440,3,4))))
>uo.score<-ifelse(data$uo>=500,0,ifelse(data$uo >=200,3,4))
>data$renal<-max(cr.score, uo.score)
```

心血管系统评分包括五个变量(map、dop、dob、epi和nor)，与上述计算评分的方法一样，我们先对每个变量进行评分，最后用多变量函数max()取它们的最大值。

```
>map.score<-ifelse(data$map>=70,0,1)
>dop.score<-ifelse(data$dop<=5,2,ifelse(data$dop<=15,3,4))
>dob.score<-ifelse(data$dob==1,2,0)
>epi.score<-ifelse(data$epi==0,0,ifelse(data$epi <=0.1,3,4))
>nor.score<-ifelse(data$nor==0,0,ifelse(data$nor <=0.1,3,4))
>data$cardio<-max(map.score, dop.score, dob.score, epi.score, nor.score)
```

SOFA评分即可以通过所有单个系统评分求和得到。

>data$sofa.score<- data$cardio+ data$renal+ data$coagulation+ data$liver+ data$neuro+ data$respiratory

　>head(data)

我们现在可以用函数head()看到新的数据框(表3)。该数据集包含每个系统单独评分(从循环系统到血液系统)，最后一列是SOFA评分。

表3　新的数据框包括原始变量和新变量

	pao2	fio2	gcs	map	dop	dob	epi	nor	bilirubin	platelet	cr	uo	cardio	renal	respiratory	neuro	liver	coagulation	sofa.score
1	326	0.63	9	66	14.6	0	0.11	0.09	70.6	246	164	1144	4	4	0	3	2	0	13
2	308	0.51	8	59	10.4	0	0.10	0.10	67.8	138	196	578	4	4	0	3	2	1	14
3	274	0.66	7	42	12.6	1	0.13	0.10	91.2	128	123	1629	4	4	0	3	2	1	14
4	291	0.57	11	69	6.2	1	0.12	0.09	80.7	94	158	619	4	4	0	2	2	2	14
5	269	0.50	6	67	11.6	0	0.08	0.11	39.7	383	86	989	4	4	0	3	2	0	13
6	328	0.54	11	61	7.5	1	0.07	0.12	60.9	190	129	39	4	4	0	2	2	0	12

5 变量重编码

变量重编码最常用的技术是一个连续变量转化为分类变量。可以使用R的逻辑运算符(表4)进行数据重编码。这些逻辑运算符接受逻辑表达式并返回逻辑判断值TRUE 或 FALSE。

表4　R的逻辑运算符

运算符	含义
<	小于
<=	小于或等于
>	大于
>=	大于或等于
==	等于
!=	不等于
!a	不是a
a|b	a或b
a&b	a和b
isTRUE(a)	检验a是否正确

假设我们想要使用柏林标准对急性呼吸窘迫综合征(ARDS)的严重程度进行分类。柏林定义根据氧合指数情况将ARDS分成轻中重三种类型：重度($PaO2/FIO2 \leq 100$ mm Hg)，中度(100 mm Hg $< PaO2/FIO2 \leq 200$ mm Hg)，轻度(200 mm Hg $< PaO2/FIO2 \leq 300$ mm Hg)[9]。我们可以将连续变量PaO2/FIO2重新编码为分类变量(重度、中度和轻度)。首先，我们创建一个名为oxyindex的新变量，该变量代表氧合指数。

```
>data$oxyindex<- data$pao2/data$fio2
```

因为ARDS患者的氧合指数不可能大于500，我们将其排除在外。

```
>data$oxyindex[data$oxyindex>=500]<-NA
```

这个语句的含义是：当氧合指数大于500时，它的值为null。语句"variable[conditions]<-expression"的取值取决于condition，当conditions为true时整个语句取表达式expression的值。

接下来，我们可以使用下面的代码来创建ARDS柏林标准的轻中重变量：

```
>data$berlin[data$oxyindex<=100] <- "severe"
>data$berlin [data$oxyindex >100 &data$oxyindex <= 200] <- "moderate"
>data$berlin [data$oxyindex >200] <- "mild"
```

以上代码中获得的新变量被添加到data数据框中，"$"符号后加变量名用于访问数据框里的某个变量。在以上代码中数据框名data需要反复重复写，这好像比较麻烦，而且在复杂的数据处理中可能导致代码显得冗长。如果不想重复数据框的名字，可以使用within()函数，以使编写代码更为简洁。

```
>data <- within(data,{
        berlin <- NA
        berlin[oxyindex<=100] <- "severe"
        berlin[oxyindex>100 & oxyindex<=200] <- "moderate"
        berlin[oxyindex>200] <- "mild" & oxyindex<500})
```

R另一个非常有用的函数是cut()，它能使连续变量转换成包含多个水平的因素变量(factor variable)，这恰好在这里可以使用。

```
>data$berlin<-cut(data$oxyindex,breaks=c(500,300,200,100),labels=c("severe"," moderate"," mild"))
```

函数cut()中第一个参数是一个数值类矢量(又叫连续型变量)，该矢量将被转化成因素变量，第二个参数是数值类矢量，里面包含两个或两个以上的截点用于连续型变量的分段，最后一个参数为字符串矢量，用于标记因素变量的水平。值得注意的是，这里我们不需要将大于500的氧合指数赋值为NULL，新建的因素变量会自动排除氧合指数> 500的数值。

6　变量重命名

在处理大数据时，可能有成百上千的变量，为了避免混淆或便于在数据分析时理解，你需重命名变量。在我们的例子中，假如你对oxyindex这个名称不满意，你可以通过使用names()改变它。

```
>names(data)[20]<- "oxygen.index "
>names(data)[11]<- "creatinine"
```

正如你所看到的，names()函数提取了数据框中的变量名称。

```
>names(data)
[1] "pao2"     "fio2"     "gcs"     "map"     "dop"
[6] "dob"     "epi"     "nor"     "bilirubin"  "platelet"
[11] "cr"     "uo"     "cardio"     "renal"     "respiratory"
[16] "neuro"     "liver"     "coagulation"  "sofa.score"  "oxyindex"
[21] "berlin"
```

或者，您可以用函数 rename() 达到相同的目的[10]。Rename()在 reshape程辑包中，首先我们要安装该程辑包并且载入工作环境中。

```
>install.packages( "reshape" )
>library(reshape)
>data <- rename(data,
        c(oxyindex=" oxygen.index" , cr=" creatinine" )
        )
```

这段代码看起来更为紧凑，特别适用于改变一系列的变量名。

7　总结

这篇文章介绍了R在数据处理方面的一些基本功能。本文设计了一个虚拟的临床研究背景进行讲述，所讨论的问题集中在笔者在既往研究中遇到的一些实用技术。创建新变量是基于从EMR提取的原始变量生成新的二次变量，其中函数ifelse()是非常有用的。在变量重编码中通常会用到逻辑运算符。另一个有用的函数是cut()，它能够连续变量转换成因素变量。当最初从EMR中导入的变量名容易混淆或在数据分析中不容易识别时，我们需要对变量重新命名，变量名最好简短，而且能够一眼辨认其所代表的含义。

参考文献

[1]   Zhang Z. Big data and clinical research: focusing on the area of critical care medicine in mainland China[J]. Quant Imaging Med Surg, 2014, 4: 426-429.

[2]   Zhang Z. Big data and clinical research: perspective from a clinician[J]. J Thorac Dis., 2014, 6: 1659-1664.

[3]   Monteith S, Glenn T, Geddes J, et al. Big data are coming to psychiatry: a general introduction[J]. Int J Bipolar Disord, 2015, 3: 21.

[4]   Potash JB. Electronic medical records: fast track to big data in bipolar disorder[J]. Am J Psychiatry, 2015, 172: 310-311.

[5]   Kabacoff R. R in Action. Manning Publications Co., 2011.

[6]   Lander JP. R for everyone: Advanced analytics and graphics. 2014.

[7]   Horton NJ, Kleinman K. Using R for data management, statistical analysis, and graphics. 2010.

[8]   Vincent JL, Moreno R, Takala J, et al. The SOFA (Sepsis-related Organ Failure Assessment) score to describe organ dysfunction/failure. On behalf of the Working Group on Sepsis-Related Problems of the European Society of Intensive Care Medicine[J]. Intensive Care Med, 1996, 22: 707-710.

[9]   ARDS Definition Task Force, Ranieri VM, Rubenfeld GD, et al. Acute respiratory distress syndrome: the Berlin Definition[J]. JAMA, 2012, 307: 2526-2533.

[10]   Wickham H. Reshaping data with the reshape package. Journal of Statistical Software, 2007.

(章仲恒，张晓玲)

第四十章　R语言中处理缺失值的一些基本技能

1　引言

数据缺失现象在大数据的临床研究中很普遍。比如，在收集数据时护士可能在某个时间点忘记记录尿量；当研究者想研究乳酸变化对死亡率的影响时，患者可能只监测了一个血乳酸值。数据缺失产生的其他原因还包括编码错误、设备故障和调查研究中被调查者的无应答[1]。在统计软件包中，一些函数(如logistic 回归)可能会自动删除缺失数据。如果仅有少部分不完整观测数据，那么这样处理也不会有太大的问题。然而，当有大量观测数据包含缺失值时，这些函数中默认的行删除法可能会导致信息大量丢失。在这种情况下，分析人员应该仔细查看数据缺失可能产生的机制，并找到适当的方式去处理它。本文将介绍如何在R中处理缺失数据，并介绍处理缺失数据的一些基本技能。

2　怎样处理R中的缺失数据

缺失数值在R中用符号 "NA" 来表示。当将一个含空单元格的Excel表格导入R控制台时，这些空的单元格将被NA替代。这不同于STATA用 "." 替代空单元格。在R中数值变量及字符变量使用相同的缺失值符号。R提供了一些函数来处理缺失值(表1)。

函数	说明
is.na()	指明对象中哪个元素是缺失值
na.rm ()	作为一个可选参数,在其他函数中使用
na.fail()	在数据集中检测缺失数据
na.omit()	返回移除缺失值的对象
complete.cases()	返回一个逻辑向量说明对象元素是否缺失值
na.tree.replace()	专门针对数据框中包含缺失值的离散型变量,为其增加一个新的水平,命名为"NA",来替代缺失值
na.gam.replace()	针对数据框中离散型变量和连续变量的缺失值;前者用为其增加一个的水平"NA"来替换缺失值;后者用非缺失值的平均值替代缺失值

表1 R中常用的处理缺失数据的函数

is.na()是用来判断元素是不是NA类型最常用的方法。它返回一个长度和传入参数长度相同且所有数据都是逻辑值(FALSE 或TRUE)的对象。假设我们有6个患者,但只记录了5个乳酸值,有1个缺失了。

```
>lactate<-c(0.2,3.3,4.5,NA,6.1,2.4)
>is.na(lactate)
[1] FALSE FALSE FALSE TRUE FALSE FALSE
> which(is.na(lactate))
[1] 4
```

is.na()返回向量长度为6,第4位的值为TRUE,表示第4位患者乳酸值缺失。有人可能会使用逻辑检验(如lactate==NA)去检测缺失数据,该方法不可能返回TRUE,因为缺失值是不能比较的,你必须用缺失值函数。"= ="操作符返回的值都是NA。通过使用which ()函数,你可以找到哪个元素的向量包含NA。在这个例子中which ()函数返回4,表明第4位患者乳酸值丢失。

接下来,你可能想要描述6个患者的乳酸水平。在统计描述中通常用到均值、方差和标准差。

```
>mean(lactate)
[1] NA
>sum(lactate)
[1] NA
```

```
>var(lactate)
[1] NA
>sd(lactate)
[1] NA
```

因为向量lactate包含缺失值，所以这些函数均返回NA，好在应用统计函数na.rm()能够移除NAs。

```
>mean(lactate,na.rm=TRUE)
[1] 3.3
>sd(lactate,na.rm=TRUE)
[1] 2.219234
```

上述的计算中我们加了"na.rm=TRUE"，表示将缺失数据移除后进行统计描述，结果5个患者的非缺失乳酸值用于计算平均值和标准偏差，而这些结果正是你想要的。

3　含有缺失数据的数据框

在实际环境下，你会在数据框中遇到数据缺失。因此，本节将重点介绍如何处理数据框中的数据缺失。首先我们创建了一个包含3个变量和5个观察值的数据框。

```
>ptid<-c(1,2,3,4,5)
>sex<-c("m","f",NA,"f","m")
>lactate<-c(0.2,3.3,4.5,NA,6.1)
> data<-data.frame(ptid,sex,lactate)
> data
```

	ptid	sex	lactate
1	1	m	0.2
2	2	f	3.3
3	3	<NA>	4.5
4	4	f	NA
5	5	m	6.1

注意第3个患者性别缺失，第5个患者乳酸值缺失。

```
> na.fail(data)
Error in na.fail.default(data) : missing values in object
```

上面语句中的na.fail()函数可以在数据集中检测出缺失数据。如果没有缺失数据，它会返回指定对象(见下文)。如果有缺失数据，它返回一个错误信息，指出数据集中有一个或更多个缺失值。

虽然回归模型中一些好的默认设置能有效忽略缺失数据，但创建一个新的排除了缺失数据的数据框也是有用的。

```
> na.omit(data)
     ptid        sex        lactate
1     1          m          0.2
2     2          f          3.3
5     5          m          6.1
```

上述的na.omit()返回的是移除了缺失值的新数据框。可以看到，含有缺失数据的第3和第4个患者在变量中被移除了。另外，通过使用以下的代码可以达到相同的目的。

```
> complete.data<- data[complete.cases(data), ]
> complete.data
     ptid        sex        lactate
1     1          m          0.2
2     2          f          3.3
5     5          m          6.1
```

在以上代码中我们用complete.cases()函数获得了一个不包含NA的新数据框，当使用之前提到过的na.fail()函数进行检验时，返回了一个完整的complete.data数据框，而不再是之前显示的错误信息提示。

```
> na.fail(complete.data)
     ptid        sex        lactate
1     1          m          0.2
2     2          f          3.3
5     5          m          6.1
```

有时你可能想查找哪个患者的变量包含缺失数据，这时可以尝试前面介绍的函数is.na()。

```
> is.na(data)
        ptid        sex        lactate
[1,]    FALSE       FALSE      FALSE
[2,]    FALSE       FALSE      FALSE
[3,]    FALSE       TRUE       FALSE
[4,]    FALSE       FALSE      TRUE
[5,]    FALSE       FALSE      FALSE
> which(is.na(data))
[1] 8 14
```

返回的8、14是缺失值的位置。R计算数据位置以列优先。当数据集不大时，这当然没有问题。如果这个数据集很大而且含有很多缺失值时，返回的一连串关于数据框位置的号码可能对你没有什么意义。下面的代码可以帮助你找出至少含有一个缺失数据的观察对象(行)。

```
> unique (unlist (lapply (data, function (x) which (is.na (x)))))
[1] 3 4
```

正如预期的那样，返回的结果表明第3和第4个患者至少含有一个缺失数据。函数lapply()返回了变量ptid、sex和lactate一系列缺失数据的位置。unlist()简化了list结构返回一个向量，lapply()函数返回的对象的属性为list。当一个观察对象(行)含有多个缺失值时，unique()函数只关心观测值中的一次数据缺失。

有些情况下，你可能会对某个变量的缺失值数量 (一列中缺失值的数量)感兴趣，从而将大于一定比例缺失值的变量排除。

```
> unlist(lapply(data, function(x) sum(is.na(x))))/ncol(data)
ptid              sex                    lactate
0.0000000         0.3333333              0.3333333
```

上述语句提示，ptid没有缺失值，sex和lactate含有33%的缺失值。

4　缺失值的回归模型

统计分析中建立回归模型是数据分析中较为常用的方法。然而，在回归模型拟合中缺失值的细节总是被忽略。少量数据的缺失，按照函数的默认处理方式是较为可靠的。但当出现在大量数据缺失时问题可能就会出现了，分析人员必须了解在建模中如何处理缺失数据。这里我将说明na.omit()和na.exclude()的差异。为了利于说明，我将用患者的id进行乳酸的回归分析。当然，这没有任何实际意义。

```
> model.omit <- lm(ptid ~lactate, data = data, na.action = na.omit)
> model.exclude <- lm(ptid ~lactate, data = data, na.action = na.exclude)
> resid(model.omit)
```

1	2	3	5
0.3895652	-0.6052174	-0.3773913	0.5930435

```
> resid(model.exclude)
```

1	2	3	4	5
0.3895652	-0.6052174	-0.3773913	NA	0.5930435

```
> fitted(model.omit)
```

1	2	3	5
0.6104348	2.6052174	3.3773913	4.4069565

```
> fitted(model.exclude)
```

1	2	3	4	5
0.6104348	2.6052174	3.3773913	NA	4.4069565

可以看到，函数na.exclude()在数据缺失处用NA替代残差和拟合值。而函数na.omit()只是排除缺失值。就此而言，na.exclude()可以看成是给缺失值做了位置标记。

5 一些关于缺失值的高级函数

有些情况下当你不想简单地删除缺失数据，或缺失数据可能具有特殊的临床意义时，我们需要使用一些关于缺失值的高级函数。在我们所举的例子中，缺失的乳酸值可能表示患者休克已经完全纠正(乳酸是组织灌注不足、缺氧的生物指标，对于血流动力学稳定的患者，临床医生通常不会去查乳酸值)。因此，乳酸NA显示病情稳定的患者。因为NA包含重要的信息，所以添加新的类别(称为"NA"的新的类别)来代替原有缺失值是明智的。你可以试试tree程辑包中的na.tree.replace()函数来达到这种目的[2]，虽然这个函数还有一定的局限性，因为它只能用于离散变量缺失值。我创建一个新的数据框进行说明。

```
>install.packages("tree")
>library(tree)
>data.discrete<-data.frame(ptid=c(1,2,3,4,5),lactate=c("low",NA,"moderate",NA,"high"),death=c("y","y",NA,"n","y"))
```

```
> na.fail(data.discrete)
Error in na.fail.default(data.discrete) : missing values in objects
> newdata.discrete<-na.tree.replace(data.discrete)
> na.fail(newdata.discrete)
```

	ptid	lactate	death
1	1	low	y
2	2	NA	y
3	3	moderate	NA
4	4	NA	n
5	5	high	y

数据框data.discrete包含三个变量和最后两个为含有NA的离散变量。利用函数na.fail()返回的错误提示表明data.discrete数据框中含有缺失数据。利用函数na.tree.replace()，一个名为newdata.discrete的数据框被创建出。接着我们可以看到函数na.fail()返回了一个新的数据框。正如你所看到的，缺失值被字符串值"NA"所取代。na.tree.replace()的不足之处在于当任何一个连续变量包含NA，这个函数将停止运算。

注意，因连续变量中包含NA，将返回一条错误信息。这个问题可以用gam程辑包中的函数na.gam.replace()解决。注意安装gam程辑包同时需安装foreach程辑包[3]。

```
> install.packages（"gam"）
> library(foreach)
> library(gam)
> newdata<-na.gam.replace(data)
> na.fail(newdata)
```

	ptid	sex	lactate
1	1	m	0.200
2	2	f	3.300
3	3	NA	4.500
4	4	f	3.525
5	5	m	6.100

注意，newdata通过函数na.fail()的检测，返回新的数据集。变量sex中的缺失值被字符串值"NA"所取代，变量lactate中的缺失值被非缺失乳酸值的平均值所取代。

6   总结

本文阐述了在R中处理缺失数据的一些基本技能。R中的缺失值不能使用逻辑运算符来作比较，因此，特定函数is.na()是判断一个对象是否包含缺失数据的基础。在数据框中有各种处理数据缺失的技巧。一些有用的代码可以对缺失函数进行定位，利用函数lapply()可以对缺失数据进行计数以及判断其位置。lapply()是R语言中比较常用的函数，它能替代比较消耗内存的循环函数。回归模型一般会默认把包含有缺失数据的观察值删除。函数na.omit()和na.exclude()在处理含有缺失数据的观察值时存在差异，前者将包含缺失数据的观察值的残差和拟合值简单删除，而后者作为位置占用符。一些高级程辑包也可以用于处理缺失数据，本文列举了tree程辑包里的na.tree.replace()函数和gam程辑包里的na.gam.replace()函数。

参考文献

[1]   Montez-Rath ME，Winkelmayer WC，Desai M. Addressing missing data in clinical studies of kidney diseases［J］. Clin J Am Soc Nephrol，2014，9：1328-1335.

[2]   Ripley B. Tree：classification and regression trees［R package version 1.0-26］. 2007.

[3]   Hastie T. Gam：generalized additive models.［R package version 1.06. 2.］. 2011.

（章仲恒，张晓玲）

第四十一章　一图抵千言：缺失数据的可视化方法

摘要： R语言在处理缺失数据上有许多强大的功能，前面已经探讨了一些较为粗浅的方法，但有时候这样处理后仍难以满足临床大数据研究的需要，此时则需要用到更为高级的方法。该文章着重于使用高级方法来处理缺失数据，探索数据缺失的形式及其于其他变量之间的关系。缺失数据根据产生的原理不同可分为以下三种类型：完全随机缺失(MCAR)，随机缺失(MAR)和非随机缺失(NMAR)。MICE和VIM这两个程辑包提供了较为强大的函数来进行缺失数据模式的研究。特别是VIM程辑包，对于缺失数据的可视化提供了完整的解决方案。另外分析缺失数据与其他变量之间的关系对后期数据处理也是有帮助的。

243

1 引言

之前的章节对如何使用R语言来处理缺失数据进行了初步探讨，但有时候这些功能并不能满足复杂数据类型的处理，R语言为缺失数据的处理提供了许多高级的解决方案，本文就着重介绍一下这些方案，其中重点讲述了缺失数据的可视化方法[1]。本文首先建立了一个包含五个变量的数据框，其中三个变量含有缺失数据，且三个变量分别代表不同的数据缺失类型，接着我们讲述如何对这些数据进行探索研究。

2 缺失数据分类

统计学家通常将缺失数据分为三类。完全随机缺失(MCAR)指一个变量缺失值的存在与其他任何观察到的和未观察到的变量均无关[2-3]。换而言之，该缺失模式没有任何规律可循。随机缺失(MAR)指一个变量缺失值的存在与其他观察到的变量相关，而与未观测到的变量无关。非随机缺失(NMAR)指一个变量缺失值既不是MCAR，也不是MAR，即缺失值产生与为观察到的变量也有关。例如，一个血流动力学稳定的患者一般会较少检测其乳酸值，因为乳酸值在这类患者中一般是正常的，这就导致了乳酸的缺失值与其自身值有关，而该自身值恰恰为未观察到的数据。

3 模拟数据框

模拟建议一个包含200个观测值的数据框。该数据框仅仅用来说明R语言是如何工作的，并没有任何临床意义。以下是该数据框包含的五个变量：年龄(age)、性别(sex)、乳酸值(lac)、白细胞数(wbc)和C反应蛋白(crp)。在每次模拟中，均设定一个seed，使读者可以复制结果。

```
> set.seed(123456)
> age<-round(abs(rnorm(200, mean = 67, sd = 19)))
> set.seed(12345)
> sex<-rbinom(200, 1, 0.45)
> set.seed(12356)
> sex.miss.tag<-rbinom(200, 1, 0.3) #MCAR
> sex[sex.miss.tag==1]<-NA
> sex[sex==1]<-"male"
> sex[sex==0]<-"female"
> set.seed(12456)
```

```
> lac<-round(abs(rnorm(200, mean = 3, sd = 4)),1)
> set.seed(13456)
> lac.miss.tag<-rbinom(200, 1, 0.3)
> lac[lac<=3&lac.miss.tag==1]<-NA # NMAR
> set.seed(23456)
> wbc<-round(abs(rnorm(200, mean = 12, sd = 4)),1)
> set.seed(123)
> wbc.miss.tag<-rbinom(200, 1, 0.3)
> wbc[wbc.miss.tag==1]<-NA
> set.seed(1234)
> crp<-round(abs(rnorm(200, mean = 50, sd = 100)),1)
> set.seed(3456)
> crp.miss.tag<-rbinom(200, 1, 0.4)
> crp[wbc<=12&crp.miss.tag==1]<-NA # MAR
> data<-data.frame(age,sex,lac,wbc,crp)
```

　　所有观测值中年龄是完整的，不包含缺失数据。假设人口的平均年龄为67岁，而标准差为19。abs()函数用来避免负数出现。round()函数用于保留一定位数的有效数字。性别变量属于二分类变量，我们假设其分布遵从二项式分布。性别变量含有缺失数据，我们设定其缺失类型为MCAR。lac服从正态分布，平均值为3，标准差为4，其缺失类型设定为NMAR，我们假定其缺失值发生在Lac≤3时可能性更大。wbc呈正态分布，以及其缺失值属于MCAR。crp呈正态分布，其缺失值发生在wbc≤12时更多，属于MAR。crp缺失数据产生的基本原理是，在临床试验中，医师们首先会测定白细胞数值，对于白细胞数高的，他们才将会进一步测定crp，这样就会导致crp的缺失依赖白细胞计数。

4　使用md.pattern()函数探索缺失数据模式

　　mice程辑包中的md.pattern()函数可用于制作显示缺失模式的表格[4]。

```
> install.packages("mice")
> library(mice)
> md.pattern(data)
```

	age	lac	crp	wbc	sex	
58	1	1	1	1	1	0
42	1	1	1	1	0	1
7	1	0	1	1	1	1
32	1	1	1	0	1	1
20	1	1	0	1	1	1
5	1	0	1	1	0	2
16	1	1	1	0	0	2
4	1	0	1	0	1	2
9	1	1	0	1	0	2
3	1	0	0	1	1	2
3	1	0	1	0	0	3
1	1	0	0	1	0	3
	0	23	33	55	76	187

在输出表格主体中，"1"代表非缺失值，"0"代表缺失值。第一纵列显示了独特缺失数据模式的数目。在我们的例子中，有58个观察对象不含缺失数据，42个观察对象仅性别变量有缺失数据。最右侧纵列显示了在特定缺失模式下缺失变量的个数。例如，在第一行中没有缺失值，则显示为"0"。最后一行统计了每个变量的缺失值数目。例如，年龄变量没有缺失值，显示"0"。而crp变量有33个缺失值。在研究中可能会剔除一些缺失值较多的变量，此时这个表格就可以提供有用的参考信息。

5 缺失数据模式的视觉呈现

尽管以上表格简洁有效地展示了缺失模式，但人们仍希望以图形来显示它。VIM程辑包内有功能强大的用于直观显示缺失数据模式的函数[5]，这些函数对于研究缺失值或插补值有帮助。研究缺失数据模式对选择一个合适插补方式来估计缺失值是非常有必要的。因此可视化工具应在插补运算之前进行，通常在缺失数据插补后还会进行诊断以明确该插补值是否合理。能进行缺失数据可视化的函数有以下三个：matrixplot()，scattMiss()和aggr()。

```
> install.packages("VIM")
> library(VIM)
> matrixplot(data)
Click in a column to sort by the corresponding variable.
To regain use of the VIM GUI and the R console, click outside the plot region.
Matrix plot sorted by variable 'wbc'.
```

matrixplot()函数提供了与用户的交互的功能。当"Click in a column to sort by the corresponding variable."的消息弹出时，单击wbc纵列，结果显示如图1。在该图形中，缺失值标记成红色。连续的变量重新调整，标记为灰色。浅色用于标记较小值，深色用于标记较大值。从图中可以看出crp的缺失值仅出现在低白细胞水平时，这与之前建立该数据框的规则相一致。因为选择了wbc变量来排序，所以首先显示的是缺失值，非缺失值根据wbc大小降序排列。

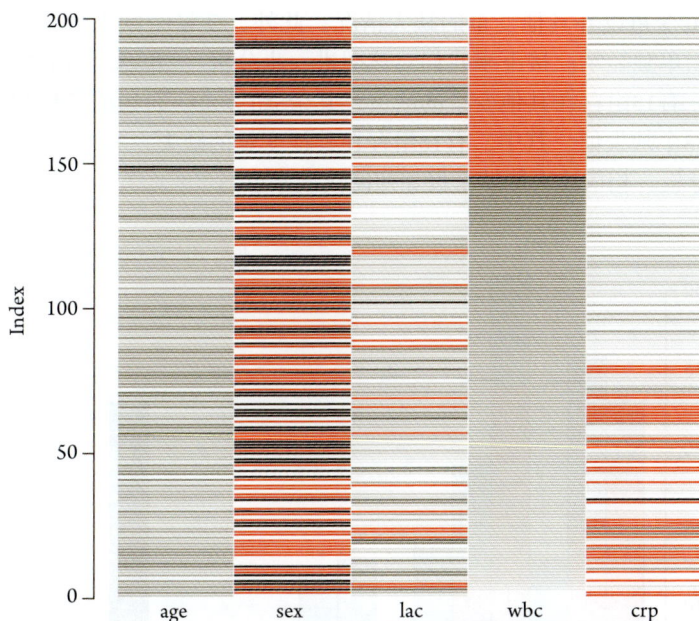

图1　非缺失值与缺失值的矩阵图，该矩阵用变量**wbc**进行排序

```
> barMiss(data) # similar function histMiss(data)
Click in in the left margin to switch to the previous variable or in the right margin to switch to the
next variable.
To regain use of the VIM GUI and the R console, click anywhere else in the graphics window.
> nrow(data[lac<=1&!is.na(lac),])
[1] 23

> table(complete.cases(data[lac<=1&!is.na(lac),]))
FALSE          TRUE
18             5
```

```
> table(complete.cases(data[is.na(lac),][,c("age","sex","wbc","crp")]))
FALSE          TRUE
16             7
```

　　barMiss()函数和histMiss()函数生成的图形是一致的，以下仅对barMiss()函数进行说明。默认情况下，barMiss()函数同样提供了交互功能，点击图形边缘(左右)可选择要显示的变量。接下来，将我们对lac变量进行展示。图2展示了用条形图来突出其他变量的缺失分布情况，其水平轴是lac值。每个条形图显示了除lac变量以外其他变量的缺失情况。此外，变量lac缺失值的信息在右边的条形图单独显示。接下来我们对该图进一步分析。当lac≤1时有23组观测值。其中，有18组存在其他变量的缺失，其余5组完整。右边的条形图显示了变量lac有23个缺失值。其中，有16组存在其他变量的缺失，其余7组完整。经过这样的分析，相信读者能够掌握如何阅读该条形图。

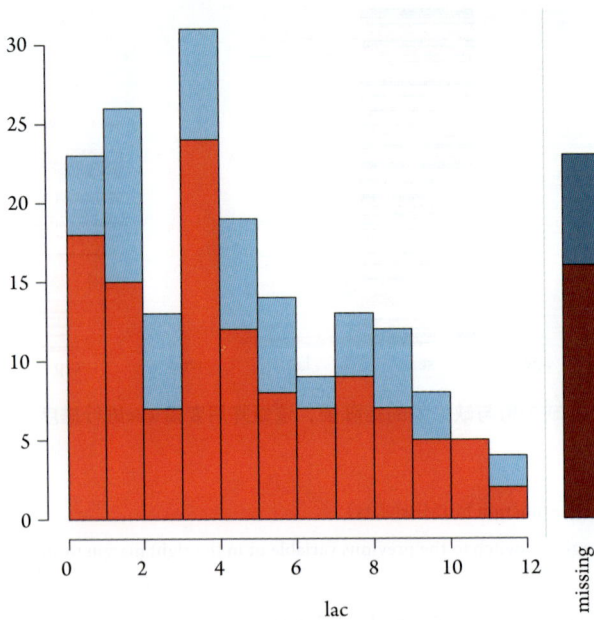

图2　条形图通过将每个条形分成两部分来突出其他变量的缺失值，一部分代表缺失值，另一部分代表非缺失值

```
> aggr(data, numbers = TRUE, prop=FALSE)
```

　　aggr()函数产生的缺失数据模式显示在图3。左边的显示板展示了每个变量缺失值的个数。正如预期的那样，变量年龄没有缺失值，而lac的缺失值有20多

个。右边的显示板表达了与md.pattern()函数生成的表格一样的信息。有58组完整的观测值，并没有数据缺失，有42组观测值仅存在性别变量缺失。

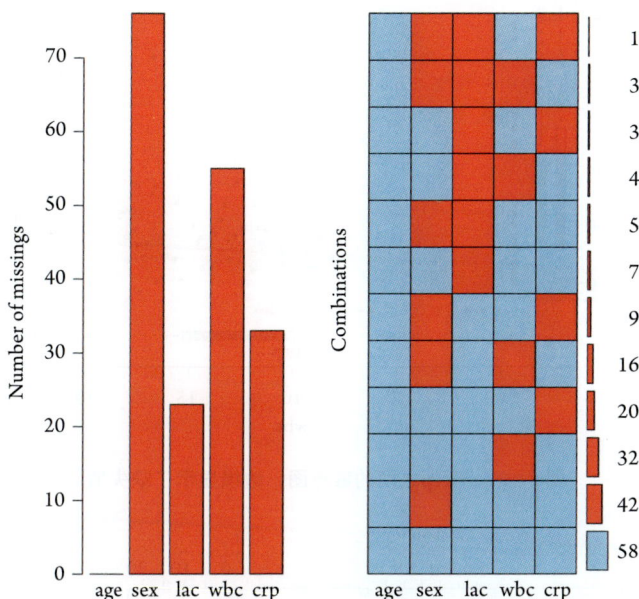

图3　aggr()函数生成的缺失数据模式

> marginplot(data[c（"wbc"，"crp"）], pch=c(20), col=c（"green"，"red"，"blue"）)

marginplot()函数的结果显示在图4。非缺失值标记为绿色，缺失值标记为红色。crp有33个缺失值，且相对CRP缺失值的wbc平均值为9左右，而crp值完整的wbc值平均值大约为13左右(对比横列的红、绿色箱线图)，显而易见，crp值缺失依赖于wbc值的大小。反过来，wbc值缺失并不受crp值影响(对比纵列的红、绿色箱线图)。

> marginmatrix(data)

marginmatrix()函数是marginplot()函数的扩展(图5)，只不过我们将所有的变量两两之间的关系用矩阵的形式表示，其中每幅图的解读和图4一样。

> spineMiss（data）

Click in in the left margin to switch to the previous variable or in the right margin to switch to the next variable.

To regain use of the VIM GUI and the R console, click anywhere else in the graphics window.

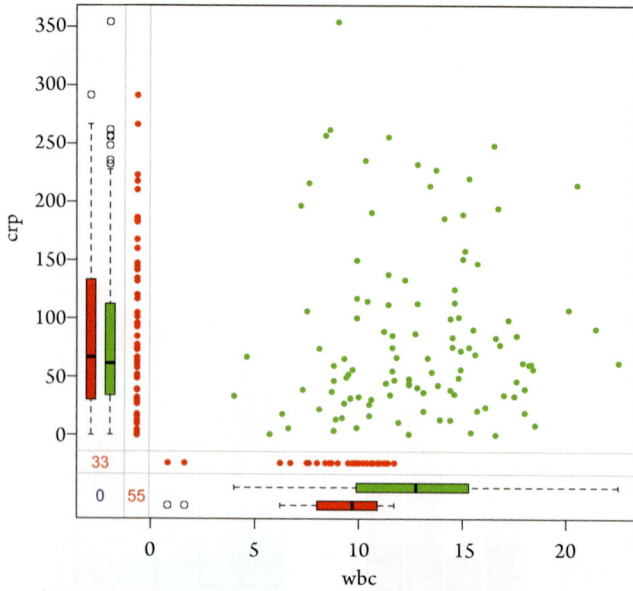

图4 **wbc**与**crp**之间的散点图，边缘显示了缺失值

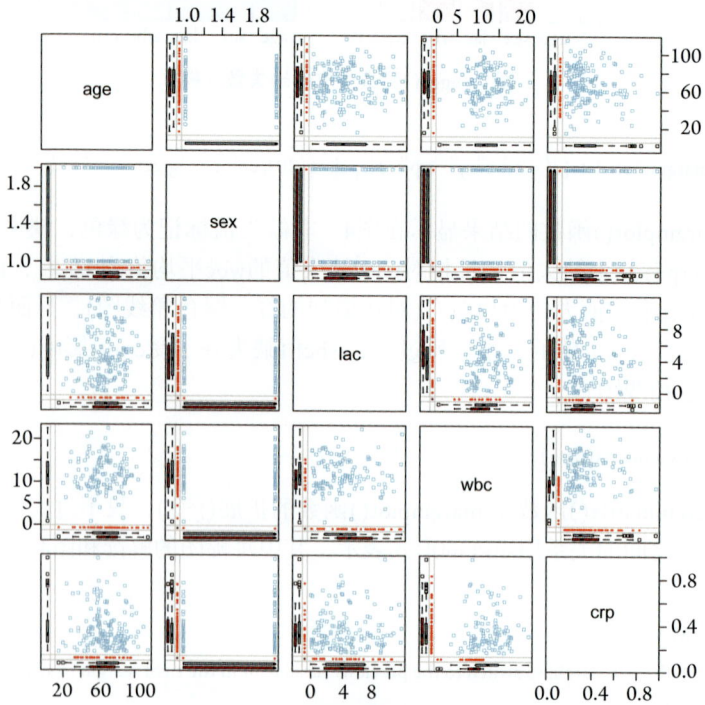

图5 散点图矩阵，在每个控制板边缘显示缺失值信息

　　spineMiss()函数生成的图形与barMiss()函数生成的相似。棘状图通过将每个单元格分成两部分来突出其他变量的缺失值(图6)。此外，关于指定变量(lac)的缺失值信息显示在右侧。该函数的纵轴以比例的形式来替代barMiss()函数条形图上的计数值。

```
> scattmatrixMiss(data)
```
Click in a diagonal panel to add to or remove from the highlight selection.

To regain use of the VIM GUI and the R console, click anywhere else in the graphics window.

Highlighted missings in any of the variables 'age', 'sex', 'lac', 'wbc', 'crp'.

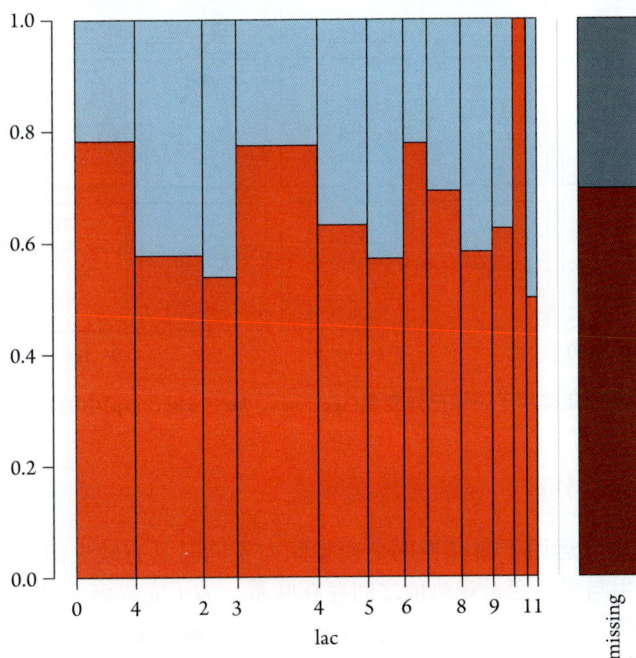

图6　棘状图通过将每个单元格分成两部分来突出其他变量的缺失值，
此外，变量**lac**的缺失值信息显示在右侧

　　scattmatrixMiss()函数通过已知变量(age、sex、lac、wbc和crp)中被标记的缺失值来生成散点图矩阵(图7)。变量被标记的缺失值可以通过单击对角面板来添加或删除。这些对角面板展示了非标记观测值及标记观测值的密度图。红十字符号代表任一变量(年龄、性别、wbc、lac、crp)的缺失值。

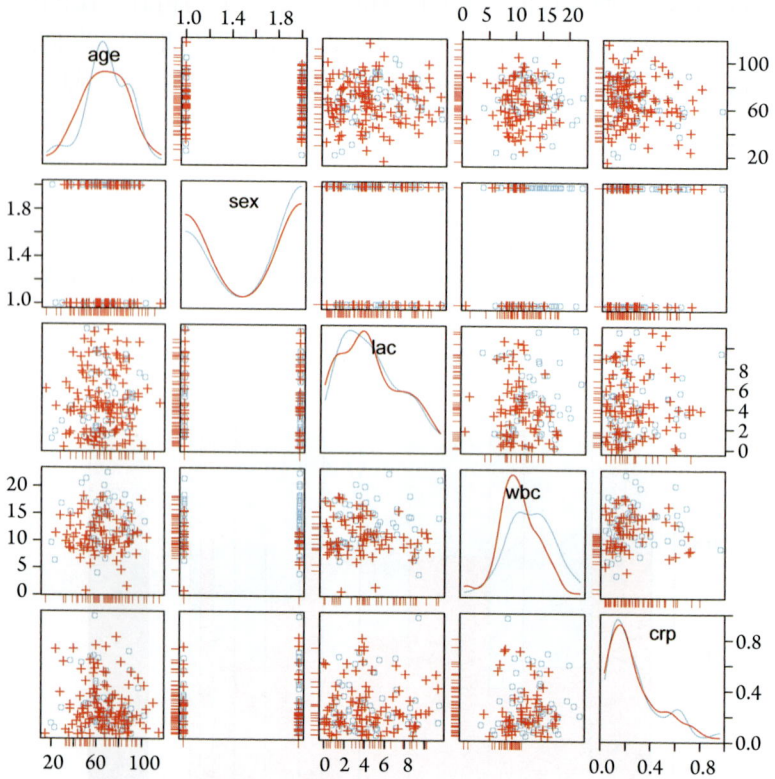

图7　散点图矩阵用于强调已知变量(age、sex、lac、wbc、crp)中的缺失值

6　运用相关系数矩阵研究缺失数据模式

相关系数矩阵运用于研究当两个变量倾向于同时具有缺失值，或某一变量缺失值的产生与另一变量观测值之间存在联系。为了完成该类对比，需要建立一个影子矩阵，所谓影子矩阵就是指用"1"代表缺失值，"0"代表非缺失值。如下一行语句用is.na()函数来判断对象数据框是否含缺失值，其中缺失值返回"1"，否则返回"0"。

```
> shadow<- as.data.frame(abs(is.na(data)))
```

接着，创建一个新的数据框，该数据框仅保留含有缺失数据的变量。

```
> miss.shadow<-shadow[,which(unlist(lapply(shadow,sum))!=0)]
> round(cor(miss.shadow),3)
```

	sex	lac	wbc	crp
sex	1.000	0.008	-0.044	-0.070
lac	0.008	1.000	0.024	0.009
wbc	-0.044	0.024	1.000	-0.274
crp	-0.070	0.009	-0.274	1.000

以上表格中这些变量没有很强的相关性，可以放心地得出以下结论：一个变量缺失值的产生与另一变量缺失值并无关联。接着，我们来研究某一变量缺失值产生和另一变量观察值之间是否存在关联。在运行cor()函数之前，cor()函数的第一个赋值对象仅仅保留连续变量，即将sex剔除，因为我们研究缺失数据是否依赖于其他变量的值，该命题要求其他变量为连续变量。再次使用round()函数使输出更加简洁。

```
> round(cor(data[!names(data)%in%c("sex")], miss.shadow, use="pairwise.complete.
obs"),3)
```

	sex	lac	wbc	crp
age	-0.031	0.055	0.082	-0.077
lac	-0.101	NA	0.163	0.029
wbc	-0.073	-0.115	NA	-0.413
crp	-0.019	-0.030	0.012	NA

通过以上表格，我们可以发现crp与wbc之间存在负相关(r=-0.413)，这意味着当wbc处于低水平值时，crp缺失值更容易出现。该命令有点复杂。"names(data)%in%c("sex")"代码返回一个逻辑向量，该逻辑向量对于与"sex"匹配的names(data)中的每个变量名行结果为TRUE，反之为FALSE。"！"符号可反转逻辑向量的值。然而，相关性的分析并不能取代采用专业知识来判断缺失值是否为NMAR。换而言之，运用学科知识来判断对于排除NMAR也是至关重要。

7　总结

缺失值在临床大数据研究中无处不在，而有时缺失模式隐含的机制可能是复杂的。在这类情况下，一些高级技术在处理缺失值上是有帮助的。缺失数据按照机制来分可以分为以下三种：MCAR、MAR和NMAR。前两种类型允许使用其他协变量来估算插补值，而最后一种类型则需要外在的专业知识来判断。可运用表格的形式来探讨数据缺失模式。此外，VIM程辑包具有多个函数，可用于缺失数据的图形显示。缺失值与其他变量之间的关系对于缺失值隐含的机制提供了进一步的线索，该机制可采用相关性分析来探索。

参考文献

[1]　Kabacoff R. R in Action. Manning Publications Co., 2011.

[2]   Montez-Rath ME, Winkelmayer WC, Desai M. Addressing missing data in clinical studies of kidney diseases. Clin J Am Soc Nephrol 2014, 9: 1328-1335.

[3]   Dziura JD, Post LA, Zhao Q, Fu Z, et al. Strategies for dealing with missing data in clinical trials: from design to analysis[J]. Yale J Biol Med , 2013, 86: 343-358.

[4]   Buuren SV, Groothuis-Oudshoorn K. mice: Multivariate Imputation by Chained Equations in R. 2011.

[5]   Templ M, Alfons A, Kowarik A, et al. VIM: Visualization and Imputation of Missing Values. [R package version 4.0.0.]. 2013.

(章仲恒，何潇)

第四十二章　缺失数据的单一插补

摘要： 目前处理缺失数据最常用的方法为完整病例分析(complete case analysis)，许多统计软件包中均默认采取此种方法进行模型构建。但研究表明该方法会使结果出现偏差，而且该方法丢弃了许多有用的信息。因此，人们发明了许多插入丢失数据的方法来弥补这些不足。本文主要讨论单一插补。插入平均值、中位数、和众数是最简单的。但这些方法与完整病例分析一样会导致样本平均值和方差的偏倚。此外，这些方法忽略了变量之间的相互依赖关系。回归插入可以保证插入值和其他变量之间的关系。纵向缺失数据的处理还有许多复杂的方法。本文主要讲述如何使用R代码进行单一插补，同时针对我们的读者大多为非统计学专业，文中避免了一些复杂的公式计算和推演。

1　引言

在大数据临床研究中，数据缺失是普遍存在的。尽管许多原创性研究没有明确地报道他们是如何处理数据缺失的[1-2]，但在许多统计软件中都有默认处理缺失数据的方法。因此，不同的数据包会有不同的方法处理数据丢失(或者说缺省方法不同)，并且用不同的统计软件包处理的结果可能不完全相同。一般情况下这虽然不会导致严重的后果，但是有违科学的公正和严谨。对于这种现象，最好的方法就是在研究方法中明确地阐述如何处理缺失数据。为方便起见，许多研究者将数据不全的病例删除(成行删除)，这也是在许多回归分析软件包默认的处理方式[3]。这种方法仅仅在缺省的数据量不大，或者数据缺失方式为完全随机缺失(missing completely at random, MCAR)和随机缺失(missing at random, MAR)才能获得相对可信的结果。完整病例分析的另一个缺点就是丢弃了一些有用的信息，因为含有缺失数据的观察对象都被删除，而这些信息不全的观察对象含有许多其他有用的信息，这在变量(每一列代表一个变量)数目较多的情况下将会是一个大问题。因为病例删除是基于一个或几个变量缺失，所以可能导致大量的病例被删除。此外，完整病例分析会导致不可预测的偏倚[3-5]，解决该问题的方法就是数据插入，缺失的数据被插入的数据替代。由于数据插入是当前研究的一个热点，所以有越来越多的数据插入方法被发明。本文旨在介绍一些最基础的缺失数据的插入方法。多重插入将在接下来的章节中进一步介绍。

2　数据模拟

　　为了更好地展示如何进行数据插补，我们首先模拟了150例观察对象。该数据框包含3个变量：性别(sex)、平均动脉压(map)、乳酸(Lac)。为了使读者能够得到与本文相同的结果，我们给每一次随机模拟设定了seed值。

```
> set.seed(12365)
> sex<-rbinom(150, 1, 0.45)
> sex[sex==1]<-"male"
> sex[sex==0]<-"female"
> set.seed(123567)
> sex.miss.tag<-rbinom(150, 1, 0.3) #MCAR
> sex.miss<-ifelse(sex.miss.tag==1,NA,sex)
> set.seed(124564)
> map<-round(abs(rnorm(150, mean = 70, sd = 30)))
> map<-ifelse(map<=40,map+30,map)
> set.seed(12456)
> lac<- rnorm(150, mean = 5, sd = 0.7) -map*0.04
> lac<-abs(round(lac,1))
> set.seed(134567)
> lac.miss.tag<-rbinom(150, 1, 0.3)
> lac.miss<-ifelse(lac.miss.tag==1,NA,lac)
> data<-data.frame(sex.miss,map,lac.miss)
```

在这些数据中，乳酸被假设为与平均动脉压具有相关性。血乳酸值反应了组织的灌注情况，而后者与平均动脉压有关。我们假定平均动脉压与乳酸的关系为负相关。为了增加随机性，我们使用rnorm()函数生成截距。我们假设性别变量的缺失符合MCAR。

```
> sd(lac.miss,na.rm=TRUE)
[1] 1.105589
> summary(lac.miss)
```

Min.	1st Qu.	Median	Mean	3rd Qu.	Max.	NA's
0.100	1.200	2.100	2.051	2.800	4.600	47

以上输出结果中我们发现乳酸有47个缺失值，其平均值为2.051，标准差为1.11。

```
>library(car)
>scatterplot(lac ~ map | lac.miss.tag, lwd=2,
  main="Scatter Plot of lac vs. map by # missingness",
  xlab="Mean Aterial Pressure (mmHg)",
  ylab="Lactate (mmol/l)",
  legend.plot=TRUE,
  id.method="identify",
  boxplots="xy"
  )
```

图1是反应乳酸和平均动脉压关系的散点图，乳酸的缺失值以红色三角标注。黑色和红色曲线各代表了未缺省和缺省的值的非参数回归拟合。图中显示，缺失的乳酸值均匀地分布在乳酸的取值范围中，并独立于平均动脉压。这符合MCAR的特征。

3　用平均值、众数或中位数估算缺失值

用平均值、中位数或者众数替代缺失值是一种快速简便的方法。R软件中VIM程辑包中的initialise()函数可以完成这项工作。但是，它主要在一些函数的内部使用，而且相对于其他进行单一插入的方法来说并没有什么优势。比如我们希望用平均值给连续变量插入缺失值，以下一段代码返回一个lac.mean变量，该变量包含了完整数据信息，lac.miss中的缺失值用其他值的平均值替代。round()函数用于将结果保留一位小数。

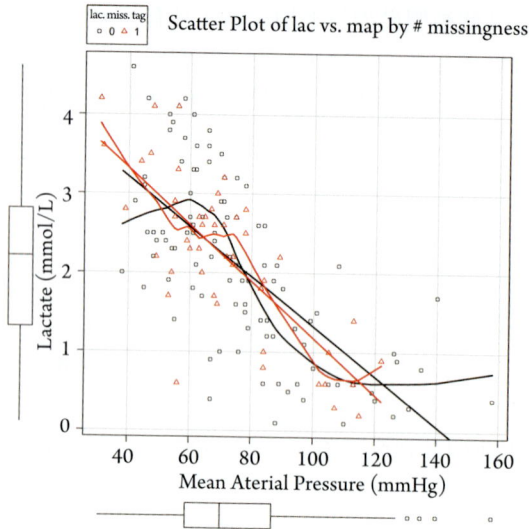

图1 散点图反应乳酸和平均动脉压之间的关系，红色
三角标注的为乳酸的缺失值

> lac.mean<-round(ifelse(is.na(lac.miss),mean(lac.miss,na.rm=TRUE),lac.miss),1)

接下来，我们用可视化方法检查该缺失值用平均值替代后其分布情况。

```
> scatterplot(lac.mean ~ map | lac.miss.tag, lwd=2,
  main="Scatter Plot of lac vs. map by # missingness",
  xlab="Mean Aterial Pressure (mmHg)",
  ylab="Lactate (mmol/l)",
  legend.plot=TRUE, smoother=FALSE,
  id.method="identify",
  boxplots="xy"
)
```

不出所料，所有插入的值都是乳酸的平均值2.1 mmol/L(图2)，因此该新样本的平均值和标准差与实际样本相比都存在偏倚。众数和中位数的插入也可以用同样的方法插入，这里就留给读者自行实践。虽然这些粗略的方法给缺失值插补提供了方便，但是这种方法低估了方差值(小于实际值)，忽略了变量之间的关系，最终使一些统计值(比如均数标准差)产生偏倚。因此，这些粗略估算的方法只能用于处理少量数据缺失，不能被广泛使用。

258

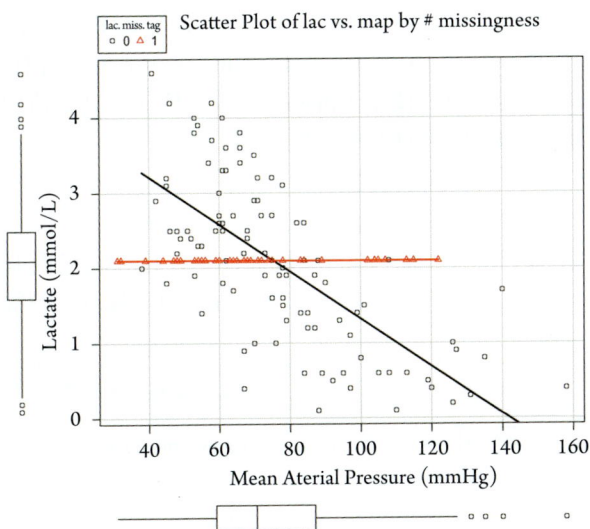

图2　乳酸和平均动脉压关系散点图，缺失值用观察到的乳酸值的平均值来插补

4　回归插补

依赖于一个或多个变量的回归插补法可能产生更精确的数值。首先，研究者需要为目标变量设定回归方程，含有缺失值的目标变量作为应变量，其他变量作为协变量。利用完整数据进行回归拟合得到回归系数，缺省值就可以根据该拟合的回归模型计算得出。用我们模拟的数据进行举例，乳酸和平均动脉压之间可以建立一个线性回归模型。之后，缺省的乳酸值可根据回归方程得出。

```
> fit <- lm(lac.miss ~ map, data = data)
> lac.pred <- predict(fit,newdata=data)
> lac.regress<-round(ifelse(is.na(lac.miss),lac.pred,lac.miss),1)
> scatterplot(lac.regress ~ map | lac.miss.tag, lwd=2,
  main="Scatter Plot of lac vs. map by # missingness",
  xlab="Mean Aterial Pressure (mmHg)",
  ylab="Lactate (mmol/l)",
  legend.plot=TRUE, smoother=FALSE,
  id.method="identify",
  boxplots="xy"
            )
```

　　第一行语句拟合了一个线性回归模型，使用了data数据框，该模型存储在fit中。第二句使用predict()函数用回归模型fit去预测乳酸值并存储在矢量lac.pred中。接下来的语句中我们使用了ifelse()函数，使缺失乳酸值用回归模型估算的值替代，而非缺失乳酸值用原先数据替代。接下来的scatterplot()用来绘制图。因为估算值没有设定随机误差，所以都分布在了回归线上(图3)。跟估算平均值相比，这样看起来更具合理性。然而，这种方法增加了乳酸和平均动脉压之间的线性相关性。插补值与随机抽样一样存在随机误差，因此上述方法必定与实际不相符合，因此你也可以使用mice()函数对回归线增加一些随机误差[6]。

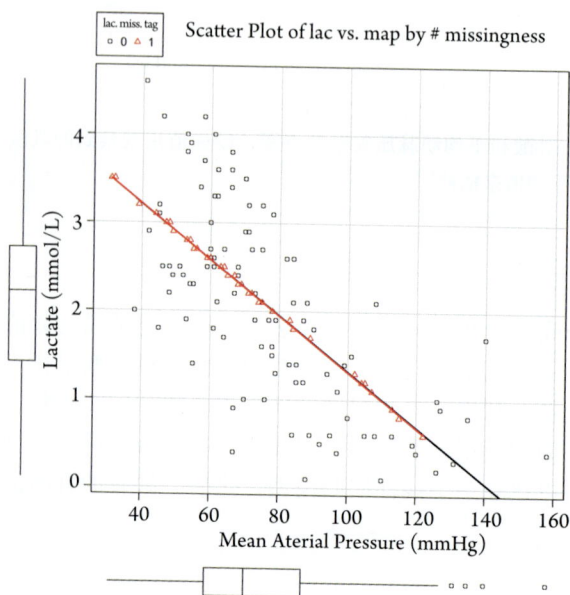

图3　乳酸和平均动脉压关系散点图，缺省值用预先设定好的回归模型预测值插补

```
> library(mice)
> imp <- mice(data[, 2:3], method = "norm.nob",m = 1,
  maxit = 1, seed = 123456)
> lac.stoc<-complete(imp, action = 1, include = FALSE)$lac.miss
> scatterplot(lac.stoc ~ map | lac.miss.tag, lwd=2,
  main="Scatter Plot of lac vs. map by # missingness",
  xlab="Mean Aterial Pressure (mmHg)",
  ylab="Lactate (mmol/l)",
```

```
legend.plot=TRUE, smoother=FALSE,
id.method="identify",
boxplots="xy"
              )
```

　　mice()功能的核心是method="norm.nob"参数，我们设定了"norm.nob"值后，该函数首先估测线性回归的斜率、截距和残差，然后再根据这些拟合系数生成插补值。残差的使用为预测值提供了随机误差，因此从图4我们可以发现这些插补值不再落在一条回归直线上，而是围绕回归线分布。然而，这种方法的一个局限性是可能出现负值，有悖常理。

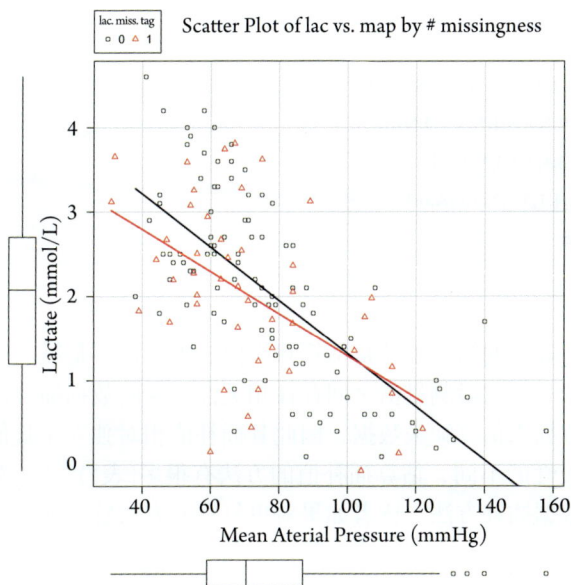

图4　缺省值用线性回归模型预测，注意，加上了残差来反应预测值的不确定性

5　指示法(indicator method)

　　指示法也可以处理缺省值，但这似乎是一种鸡肋的方法，但历史上存在过这种方法，所以此处一并讨论。顾名思义，指示法就是将缺失值进行指示标记，如可以将缺省值设置为0，这样就不再有缺失值，从而保留了每个观察对象里的有用信息。指示法在R语言中能够简单实现。指示法曾风靡一时，因为它简单易行并且能保留全部资料组。另一方面，它允许被观察和缺失数据之间存在系统误差。然而，指示法可能导致回归模型中不可预测的偏差，甚至在只有较少缺失值的情况下[4]，这是其广为诟病的原因[7]。

6 纵向数据的缺失插补

longitudinalData程辑包中的imputation()函数提供了强大的纵向数据缺失插补计算公式[8]。纵向数据以同一变量重复测量值之间的相关性为特征。因此，与上述提及的方法相比，插补值取决于重复测量的邻近数值而显得更为可靠。比如对于一个给定的患者，其某个时点的乳酸缺失值与临近时间点的乳酸缺失值存在较高的相关性。

假设我们有四名患者，每日测量他们的血乳酸水平。但在数据收集过程中出现了许多缺失值。用R代码生成此数据矩阵的方法如下：

```
> matMissing <- matrix(
  c(NA,1.8,NA,2.3,2.2,NA,1.4,NA,NA,1.1,
  9.4,8.4,NA,9.6,7.7,NA,8.1,NA,7.9,NA,
  3.1,NA,4,3.3,3.1,3.4,2.4,3,NA,2.1,
  5.1,4,5.6,NA,NA,4.1,4.4,NA,NA,6.2
  ),4,byrow=TRUE
  )
```

分析这样的资料的第一步就是估算缺失值。由于这些是纵向数据，因此可以认为缺失数据与其前后测量值之间存在相关性。纵向数据插补法采用同一观察对象未缺失数据来估算缺失数据，因此其插补值相对独立于其他观察对象。根据假定该相关性的不同，估算插补值的方法有很多(表1)[9-11]。本文将阐述几种简单的纵向数据插补方法。读者如果对更复杂的方法感兴趣，可以参考参考文献[9]。

```
> library(longitudinalData)
> par(mfrow=c(2,2))
> matplot(t(imputation(matMissing,"crossMean")),
  type="b",ylim=c(0,10),
  lty=1,col=1,main="crossMean",
  ylab="Lactate values (mmol/L)")
> matlines(t(matMissing),type="o",col=2,lwd=3,pch=16,lty=1)
> matplot(t(imputation(matMissing,"trajMean")),
  type="b",ylim=c(0,10),
  ylab="",
  lty=1,col=1,main="trajMean")
```

```
> matlines(t(matMissing),type="o",col=2,lwd=3,pch=16,lty=1)
> matplot(t(imputation(matMissing,"linearInterpol.locf")),
    type="b",ylim=c(0,10),
    lty=1,col=1,main="linearInterpol.locf",
    xlab="Measurement time points",
    ylab="Lactate values (mmol/L)")
> matlines(t(matMissing),type="o",col=2,lwd=3,pch=16,lty=1)
> matplot(t(imputation(matMissing,"copyMean.locf")),
    type="b",ylim=c(0,10),
    lty=1,col=1,main="copyMean.locf",
    xlab="Measurement time points",
    ylab="")
> matlines(t(matMissing),type="o",col=2,lwd=3,pch=16,lty=1)
```

表1 纵向数据的各种插补方法

插补方法	简述说明
横断面插补	
横断面均值	用某一时点观察值的均值来插补该时点的缺失值。
横断面中位数	用某一时点观察值的中位数来插补该时点的缺失值。
横断面热卡法	随机选取一个某一时点观察值来插补该时点的缺失值。
纵向插补	
纵向均值	用某一个观察对象观察值的均值插补该对象的缺失值 (一个观察对象称为一个轨迹)。
纵向中位数	用某一个观察对象观察值的中位数插补该对象的缺失值 (一个观察对象称为一个轨迹)。
纵向热卡法	随机选取一个某一观察对象观察值插补该对象的缺失值。
终末数值前向插补(LOCF)	用缺失数值前一个非缺失值来插补该缺失值(轨迹内插补)。
线性插入	缺失值两端最近数值用直线连接。
样条插补	缺失值两端最近数值用三次样条曲线连接。
纵横插补法	
拷贝平均法	线性插补和样本人群均值轨迹的插补相结合。
线性回归	通过拟合模型的方法来预测缺失数据。

　　par()函数在设置绘图参数方面有着强大的功能，设置的参数将会应用到随后的绘图过程。mfrow=c(2,2)表示画出的图按照2(行)×2(列)排列。为了形象说明每一种插补方式的特点，笔者使用matplot()函数将实际观察到的和插补的乳酸值标于图上。我们注意到matplot()里面的第一个参数是imputation()函

数返回的一个矩阵。Imputation()的第一个参数是一个含有缺失数据的矩阵，每一行代表一条轨迹(trajectory)。第二个参数设定了插补值的具体计算方式，在一系列的例子中笔者依次使用了"crossMean"，"trajMean"，"linearInterpol. locf"和"copyMean.locf"。不同的插补方法会得到不同的插补值(图5)。为了区分观察值和插补值，我们采用matlines()函数用红点和红线标出观察值。

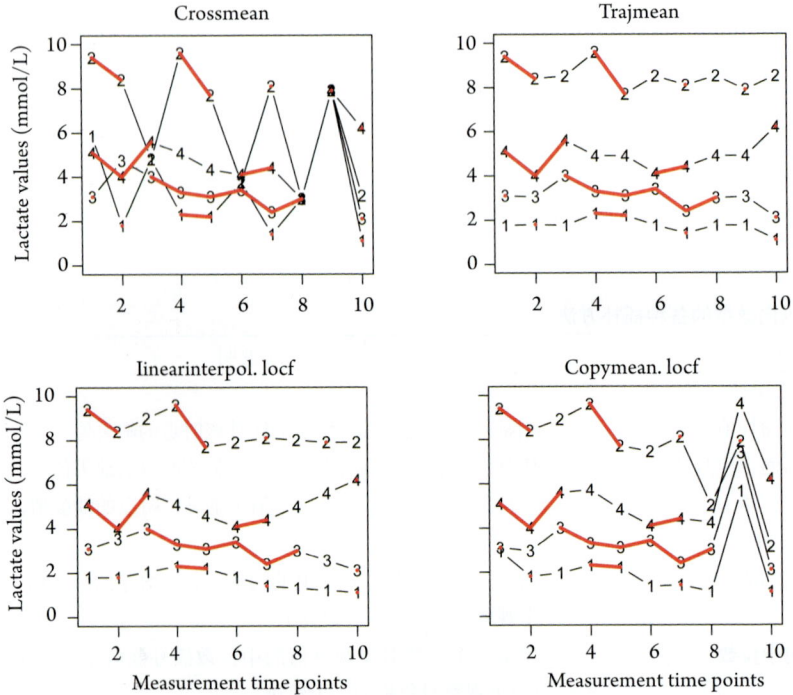

图5 纵向数据的不同插补方法

7 总结

数据缺失在临床大数据研究中是普遍存在的。当数据缺失完全随机，且缺失值所占比例不大时，运用完整病例分析法获得可靠的结果。但当变量较多时，完整病例分析法通常会导致数据信息丢失。这时，数据插补法不失为得到更可靠结果的一种选择。本文介绍了几种简单的数据插补法。平均值、中位数和众数插补法虽然比较简单，但它们会使估算样本的统计值出现偏倚，并且这些方法没有考虑到缺失值与其他变量的依赖关系。回归法考虑到了数据之间的依赖关系，但是对缺省值的变异程度估算不准确，变异程度可以通过增加回归模型的随机误差来调整。指示法通过将缺省值设置为0来实现，但这种方法有一定的局限性。纵向数据比较特殊，其缺失值可以通过不同计算方法进行插补。总之，缺失数据的插补是一个热门的研究领域，目前没有哪种方法具有绝对优势，插补方法的选择主要取决于研究者对数据的了解程度。从本文的模拟数据来看，拷贝平均法(copy mean)可能是一个不错的选择[9]。

参考文献

[1]　Wood AM1, White IR, Thompson SG. Are missing outcome data adequately handled? A review of published randomized controlled trials in major medical journals[J]. Clin Trials, 2004, 1: 368-376.

[2]　Bell ML, Fiero M, Horton NJ, et al. Handling missing data in RCTs, a review of the top medical journals[J]. BMC Med Res Methodol, 2014, 14: 118.

[3]　Demissie S, LaValley MP, Horton NJ, et al. Bias due to missing exposure data using complete-case analysis in the proportional hazards regression model. Stat Med, 2003, 22: 545-557.

[4]　Knol MJ, Janssen KJ, Donders AR, et al. Unpredictable bias when using the missing indicator method or complete case analysis for missing confounder values: an empirical example[J]. J Clin Epidemiol, 2010, 63: 728-736.

[5]　Masconi KL, Matsha TE, Erasmus RT, et al. Effects of Different Missing Data Imputation Techniques on the Performance of Undiagnosed Diabetes Risk Prediction Models in a Mixed-Ancestry Population of South Africa[J]. PLoS One, 2015, 10: 139-210.

[6]　van Stef B, Karin GO. mice: Multivariate Imputation by Chained Equations in R. Journal of Statistical Software 2011, 45.

[7]　van der Heijden GJ, Donders AR, Stijnen T, et al. Imputation of missing values is superior to complete case analysis and the missing-indicator method in multivariable diagnostic research: a clinical example[J]. J Clin Epidemiol, 2006, 59: 1102-1109.

[8]　Genolini C. longitudinalData: Longitudinal Data. 2015.

[9]　Genolini C, Écochard R, Jacqmin-Gadda H. Copy Mean: A New Method to Impute Intermittent Missing Values in Longitudinal Studies[J]. Open Journal of Statistics, 2013, 3: 26-40.

[10]　Twisk J, de Vente W. Attrition in longitudinal studies. How to deal with missing data[J]. J Clin Epidemiol, 2002, 55: 329-337.

[11]　Engels JM, Diehr P. Imputation of missing longitudinal data: a comparison of methods[J]. J Clin Epidemiol., 2003, 56: 968-976.

(章仲恒，范昊哲)

第四十三章　MICE程辑包进行多重数据插补

摘要： 多重插补(multiple imputation, MI)是处理数据缺失较为高级的方法。多重插补优于单一插补，因为和单一插补相比，多重插补考虑到了缺失数据的不确定性。但多重插补在医学文献上未得到广泛应用，因为广大研究人员对该方法仍然不太熟悉，而且在计算上存在一定困难。本文将逐步讲解如何运用R语言的MICE程辑包进行多重插补。多重插补的第一步首先用mice()函数创建m套完整的数据框。接下来在每一套数据框中进行统计描述和统计分析，比如可以利用with()函数进行单变量分析及回归模型的建立。with()函数实质上给数据分析提供了一个环境。最后，用pool()函数将从每一套数据框中得到的统计结果整合到一起。

1　引言

　　多重插补(MI)是处理数据缺失较为高级的方法。和单一插补相比，多重插补通过缺失数据的插补产生了m个数据框。换句话说，一个原始数据框中的缺失数据，被m个插补值替换产生m套完整的数据框，这样插补产生的不确定性就被纳入到了分析中。从这m套数据框中估算出来的统计量最后整合成为一个。恰当地运用多重插补可以得到一个和真实总体非常接近的估算值，而单一插补因为偏倚和忽略了估算值的不确定性而饱受争议[1]。然而，多重插补因为未被广泛熟悉以及计算上的难度而未得到广泛应用。为了使临床医生更加熟悉多重插补，本文旨在介绍如何运用R数据包对缺失数据进行多重插补。首先我们将介绍一下多重插补的基本原理。

2　多重插补的基本原理

多重插补的过程就是将缺失数据用多个可能的数值替代。与单一插补相比，多重插补的过程更需要考虑估算缺失值引起的不确定性。多重插补会生成多套数据框，再从每个数据框中估算感兴趣的统计量。比如，你对多因素模型中某一协变量的系数感兴趣，那么从m套数据框中就能估算出m个回归系数。最后，再把这些估算的回归系数值整合到一起成为最后的结果，该方法充分考虑到了估算缺失值导致的不确定性。和单一插补相比，这样的插补值和实际值之间的差异会比较小。

多重插补的第一步是为含有缺失值的目标变量建立预测模型，该预测模型利用其他变量作为自变量(图1)。而含有缺失值的目标变量即为应变量。在默认情况下，预测平均值配对法(predictive mean matching)用来作连续变量的插补值预测，逻辑回归用来作二分类变量的插补值预测[2]。一般来讲纳入预测模型来估计插补值的自变量应该具有以下特征：1)对缺失有一定的预测作用；2)与需要进行插补的变量有相关性；3)本研究中的结局变量[3-4]。

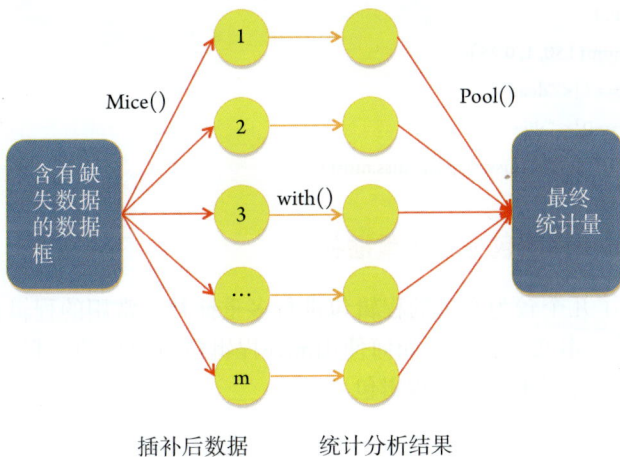

图1　mice程辑包对含有缺失数据的数据框进行多重插补的工作原理，特别注意其中mice()，with()和pool()函数的序贯性使用

3 举例

笔者借鉴了曾经做过的一个关于乳酸和死亡率之间的关系的研究来作为一个例子说明如何进行多重插补[5]。那个研究的病例数超过3万，采用了MIMIC-II数据库进行研究[6]，而当前这个例子仅有150例类似的患者，假定其中包含了大约30%的乳酸缺失值。下面一段语句生成一个数据框实例，用于展示如何使用R语言进行多重插补。

```
> set.seed(12365)
> sex<-rbinom(150, 1, 0.45)
> sex[sex==1]<-"male"
> sex[sex==0]<-"female"
> set.seed(123567)
> sex.miss.tag<-rbinom(150, 1, 0.3) #MCAR
> sex.miss<-ifelse(sex.miss.tag==1,NA,sex)
> set.seed(124564)
> map<-round(abs(rnorm(150, mean = 70, sd = 30)))
> map<-ifelse(map<=40,map+30,map)
> set.seed(12456)
> lac<- rnorm(150, mean = 5, sd = 0.7) -map*0.04
> lac<-abs(round(lac,1))
> set.seed(134567)
> lac.miss.tag<-rbinom(150, 1, 0.3)
> lac.miss<-ifelse(lac.miss.tag==1,NA,lac)
> set.seed(111)
> mort<-rbinom(150, 1, 0.25)
> mort[mort==1]<-"dead"
> mort[mort==0]<-"alive"
> data<-data.frame(sex.miss,map,lac.miss,mort)
```

4 利用mice程辑包进行多重插补

R提供了几个较为有用的程辑包进行多重插补。常用的程辑包有amelia，mice和MI[7]。本文主要介绍如何使用mice程辑包对模拟的资料组进行数据插补。首先我们下载和安装该程辑包。

```
> library(Rcpp) #Rcpp package is mandatory
> library(mice)
> imp <- mice(data, seed=12345)
```

以上语句的最后一行进行了确实数据的多重插补，mice()函数的第一个赋值参数是包含有缺失数据的数据框。第二位置设置了一个seed，以便读者复制得出结果。由mice()插补得出的结果储存在imp对象中，imp包含了m个包含插补值的完整数据框，以及其他和插补算法有关的信息。接下来我们进一步分析一下imp里面的内容。

```
> imp
Multiply imputed data set
Call:
mice(data = data, seed = 12345)
Number of multiple imputations: 5
Missing cells per column:
sex.miss        map      lac.miss       mort
43                0         47             0

Imputation methods:
sex.miss        map      lac.miss       mort
"logreg"         ""        "pmm"          ""


VisitSequence:
sex.miss      lac.miss
1                3


PredictorMatrix:
              sex.miss      map     lac.miss     mort
sex.miss         0          1         1           1
map              0          0         0           0
lac.miss         1          1         0           1
mort             0          0         0           0
Random generator seed value:  12345
```

由上述的输出可以看出，我们调用了mice()函数，并且该函数生成了5组插补后的完整数据。原始数据框中包含了43个性别缺失值和47个乳酸缺失值。性别变量为而分类变量，因此采用了逻辑回归法进行插补。乳酸为连续变量于是采用了预测均值匹配法。访问序列可以这样定义：visitSequence=(1:ncol(data))[apply(is.na(data), 2, any)]。该参数决定了变量插补的顺序。在运行示例中，性别缺失值是首先插入的，然后是乳酸缺失值。预测矩阵中包含0和1，用来详细说明哪些变量是用来推断目标变量的。行表示目标变量(将要被插补的变量)。"1"值表示用来预测目标变量的列变量。比如，第一行为sex.miss表示被插补的目标变量是性别，后面跟随的第一个数值为0，因为性别变量不能用于构建模型来预测其本身，后面三个"1"对应的分别为map、lac.miss和mort，说明这三个变量都被纳入预测模型用于性别的预测。map和mort行所对应的均为"0"，意味着没有变量是用于预测平均动脉压和死亡率，因为这两者没有缺失值。用户可以随意调整预测矩阵来定义用来预测缺失数据的变量，其表达式可以参考：predictorMatrix = (1 - diag(1, ncol(data)))。假如你不想用死亡率来预测性别，可以用下列方法来更改预测矩阵：

```
> predmatrix<-1-diag(1, ncol(data))
> predmatrix[c(2,4),]<-0
> predmatrix[1,4]<-0
> predmatrix
```

	[,1]	[,2]	[,3]	[,4]
[1,]	0	1	1	0
[2,]	0	0	0	0
[3,]	1	1	0	1
[4,]	0	0	0	0

　　某一变量的插补值可以通过下述方法来查看。这里使用了head()函数来使查看前6行输出内容，否则输出内容将有47行。

```
> head(imp$imp$lac.miss)
```

	1	2	3	4	5
2	3.9	2.3	3.0	1.9	2.7
5	3.6	1.8	3.5	4.0	3.3
8	1.0	1.9	2.1	1.0	0.5
11	1.1	1.8	0.1	0.6	0.1
17	2.9	3.7	1.9	2.2	0.4
20	3.8	3.8	2.5	4.0	4.2

　　在上面的输出矩阵中我们可以看到mice()函数插补的每一个值。在该例中我们没有明确指出插入值的数量，其默认结果为5个。第一列表示原始资料中含有缺失数据的行数。如果矩阵中包含负值，你则需要检查一下预测插补值的方法是否可靠。通过以下代码，你同样可以查看5个完整资料数据的任何一个。同样使用head()来节省篇幅。用action=4来指定当前查看第4组的插补值。

```
> head(complete(imp, action=4))
```

sex.miss	map	lac.miss	mort
male	126	0.2	alive
male	55	1.9	alive
female	89	0.6	alive
female	158	0.4	alive
female	63	4.0	alive
female	48	2.5	alive

5　插入之后的统计分析

现在，你手头有5个完整的资料组，传统的统计分析可以进行了。在一般研究中，第一步通常是进行双变量分析，以便找出哪一个变量是和你所感兴趣的预后相关的。下面的例子说明了如何进行t检验以及多变量回归分析。

```
> ttest<-with(imp,t.test(lac.miss~mort))
> ttest
call :
with.mids(data = imp, expr = t.test(lac.miss ~ mort))
call1 :
mice(data = data, seed = 12345)
nmis :
```

sex.miss	map	lac.miss	mort
43	0	47	0

```
analyses :
[[1]]


    Welch Two Sample t-test

data:  lac.miss by mort
t = 0.61547, df = 59.653, p-value = 0.5406
alternative hypothesis: true difference in means is not equal to 0
95 percent confidence interval:
 -0.3059795 0.5779093
sample estimates:
mean in group alive                          mean in group dead
2.135965                                     2.000000
                  [···output deleted to save space···]
```

with()函数的一般形式是with(data, expr)，它让R的表达式在一个特定的数据环境中进行，而不是用户工作环境。在我们的例子中，t.test()函数在imp对象包含的5个完整数据组中进行。否则，如果不用with()函数，t.test()将在原始不完整的资料组中进行。以上结果仅仅展示了插补后的第一套完整数据资料，剩下的四套为了节省篇幅而省略了。

接下来，我们看看如何用逻辑回归来找出与死亡率相关的变量。注意在R中逻辑回归用glm()函数来调用。

```
> fit<-with(imp,glm(mort~sex.miss+map+lac.miss,family = binomial))
> fit
call :
with.mids(data = imp, expr = glm(mort ~ sex.miss + map + lac.miss,
   family = binomial))

call1 :
mice(data = data, seed = 12345)
nmis :
sex.miss      map      lac.miss      mort
43             0         47            0
analyses :
[[1]]
Call:  glm(formula = mort ~ sex.miss + map + lac.miss, family = binomial)
Coefficients:
(Intercept)      sex.miss2        map           lac.miss
0.99982          -0.30750        -0.01772       -0.33645
Degrees of Freedom: 149 Total (i.e. Null);  146 Residual
Null Deviance:          165.3
Residual Deviance: 162.1          AIC: 170.1
[···output deleted to save space···]
```

现在，我们看到罗列出来的对象包括从五个逻辑回归及相关信息得出的结果，其中要注意的是有五套逻辑回归，这里我仅仅展示了第一套插补资料的分析结果。在第一套估算中，lac.miss的回归系数是-0.33。注意sex.miss后面跟着一个"2"，说明水平"1"作为了参考基线，这是R在进行回归分析时处理二分类自变量的一种方法。程序到此并没有结束，我们接下来要将这5套数据得出的统计量进行整合。

```
> pooled <- pool(fit)
> round(summary(pooled),2)
```

	est	se	t	df	Pr(>|t|)	Lo 95	Hi 95	nmis	fmi	lambda
(Intercept)	0.22	1.67	0.13	20.57	0.90	-3.27	3.70	NA	0.44	0.39
sex.miss2	0.01	0.51	0.01	18.45	0.99	-1.07	1.08	NA	0.47	0.41
map	-0.01	0.01	-0.89	35.14	0.38	-0.04	0.02	0	0.31	0.27
lac.miss	-0.22	0.33	-0.69	16.09	0.50	-0.91	0.47	47	0.50	0.45

　　mice程辑包中的pool()函数用于将所有估算值结果进行整合，它的赋值可以是一个拟合的模型对象，例如上述语句中我们直接给了fit对象。pool()函数返回一个类似于模型的对象(这里我们可以把它看成是一个模型拟合后返回的对象值)，因此可以使用summary()函数来查看整合后的回归系数和相关的统计量。为避免输出结果保留太多的有效数字，我们使用了round()函数来保留2位小数。

6　总结

　　本文介绍了如何使用mice程辑包进行多重插补，在多重插补生成完整数据资料的时候我们充分考虑到了插补导致的不确定性，这主要体现在插补值是按照一定分布进行抽象的 。插入的方法有各种各样，用户可以选择最合适的方法。在大多数研究中，默认设置即可符合要求。with()函数为R表达式运行提供了数据环境，在这里环境的主体就是插补后的完整数据资料。用with()函数我们可以进行t检验等二变量分析，也可以进行多因素回归分析，但任何分析都会得到m份相关的研究者感兴趣的统计量。接着，用pool()函数整合来自每一个完整插补数据框的统计量。从pool()中得到的统计量充分考虑到了插补导致的不确定性。

参考文献

[1] Donders AR, van der Heijden GJ, Stijnen T, et al. Review: a gentle introduction to imputation of missing values[J]. J Clin Epidemiol , 2006, 59: 1087-1091.

[2] Morris TP, White IR, Royston P. Tuning multiple imputation by predictive mean matching and local residual draws[J]. BMC Med Res Methodol , 2014, 14: 75.

[3] White IR, Royston P, Wood AM. Multiple imputation using chained equations: Issues and guidance for practice[J]. Stat Med , 2011, 30: 377-399.

[4] Moons KG, Donders RA, Stijnen T, et al. Using the outcome for imputation of missing predictor values was preferred[J]. J Clin Epidemiol , 2006, 59: 1092-1101.

[5] Zhang Z, Chen K, Ni H, et al. Predictive value of lactate in unselected critically ill patients: an analysis using fractional polynomials[J]. J Thorac Dis., 2014, 6: 995-1003.

[6] Zhang Z. Accessing critical care big data: a step by step approach[J]. J Thorac Dis., 2015, 7: 238-242.

[7] Buuren SV, Groothuis-Oudshoorn K. mice: Multivariate Imputation by Chained Equations in R[J]. Journal of Statistical Software., 2011, 45: 1-67.

(章仲恒，范昊哲)

统计学 四重奏

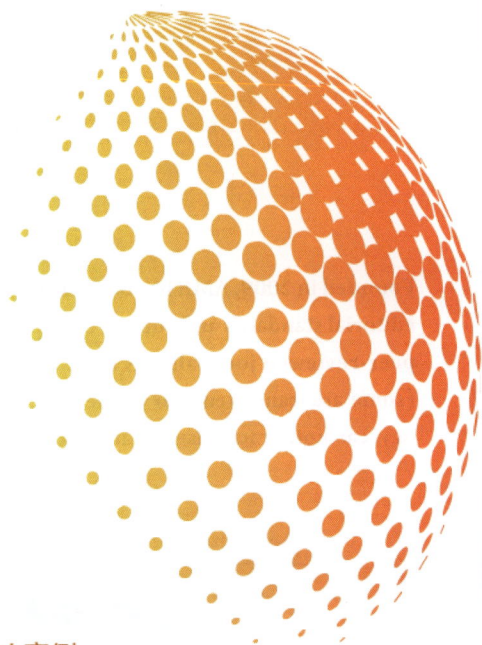

一套几乎不含公式的统计学工具书

以"局部解剖学"思维解析临床科研成功案例

不谈原理、只讲实操，还您一个"接地气儿"的统计学

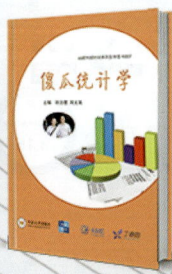

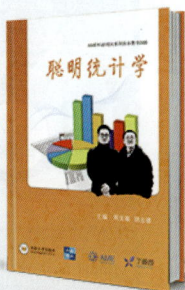

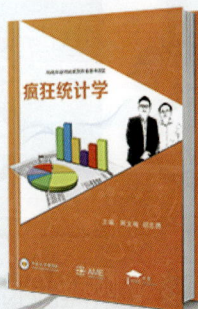

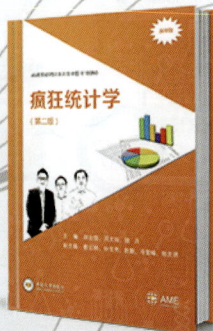

傻瓜统计学

聪明统计学

疯狂统计学

疯狂统计学（第二版）

AME
Publishing Company

AME Medical Journals

Founded in 2009, AME has been rapidly entering into the international market by embracing the highest editorial standards and cutting-edge publishing technologies. Till now, AME has published more than 60 peer-reviewed journals (13 indexed in SCIE and 18 indexed in PubMed), predominantly in English (some are translated into Chinese), covering various fields of medicine including oncology, pulmonology, cardiothoracic disease, andrology, urology and so forth (updated on Jun. 2021).

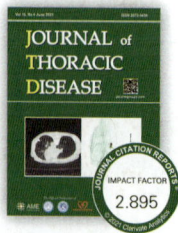

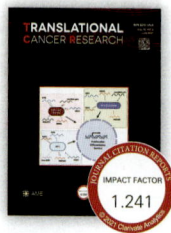

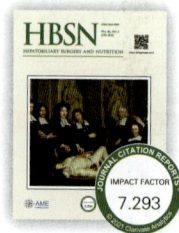

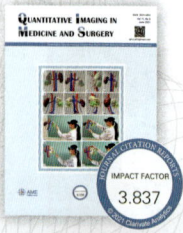

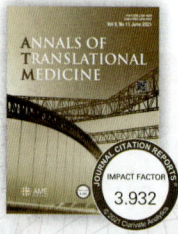

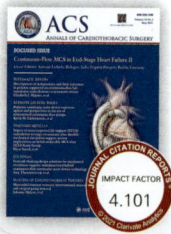

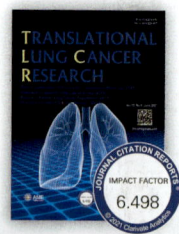

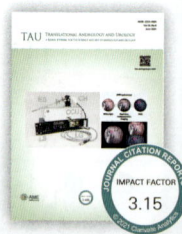

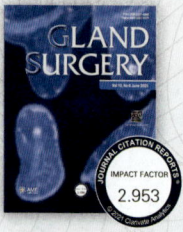

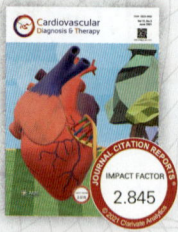

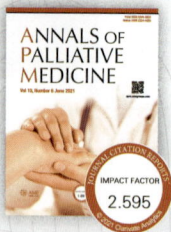

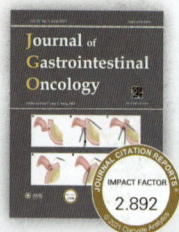

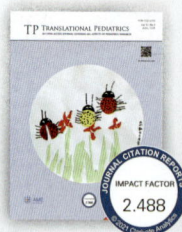

JOURNAL of THORACIC DISEASE — IMPACT FACTOR 2.895

TRANSLATIONAL CANCER RESEARCH — IMPACT FACTOR 1.241

HBSN HEPATOBILIARY SURGERY AND NUTRITION — IMPACT FACTOR 7.293

QUANTITATIVE IMAGING IN MEDICINE AND SURGERY — IMPACT FACTOR 3.837

ANNALS OF TRANSLATIONAL MEDICINE — IMPACT FACTOR 3.932

ACS ANNALS OF CARDIOTHORACIC SURGERY — IMPACT FACTOR 4.101

TRANSLATIONAL LUNG CANCER RESEARCH — IMPACT FACTOR 6.498

TAU TRANSLATIONAL ANDROLOGY AND UROLOGY — IMPACT FACTOR 3.15

GLAND SURGERY — IMPACT FACTOR 2.953

Cardiovascular Diagnosis & Therapy — IMPACT FACTOR 2.845

ANNALS OF PALLIATIVE MEDICINE — IMPACT FACTOR 2.595

Journal of Gastrointestinal Oncology — IMPACT FACTOR 2.892

TP TRANSLATIONAL PEDIATRICS — IMPACT FACTOR 2.488

AME Publishing Company | Academic Made Easy, Excellent and Enthusiastic 破窗千里目、快乐搞学术